一起读《内经》（二）

主　编　孙　洁

副主编　李秋芬　应敏丽

编　委（以姓氏笔画为序）

王茹一　李东旭　杨德威

岑秉融　俞海跃　徐裕坤

龚瑜轩

全国百佳图书出版单位

中国中医药出版社

·北 京·

图书在版编目（CIP）数据

一起读《内经》. 二 / 孙洁主编 . —北京：中国中医药
出版社，2021.11
ISBN 978 - 7 - 5132 - 6936 - 0

Ⅰ . ①一… Ⅱ . ①孙… Ⅲ . ①《内经》—研究
Ⅳ . ① R221

中国版本图书馆 CIP 数据核字（2021）第 071389 号

中国中医药出版社出版

北京经济技术开发区科创十三街 31 号院二区 8 号楼
邮政编码　100176
传真　010-64405721
河北品睿印刷有限公司印刷
各地新华书店经销

开本 880 × 1230　1/32　印张 10　字数 206 千字
2021 年 11 月第 1 版　2021 年 11 月第 1 次印刷
书号　ISBN 978 - 7 - 5132 - 6936 - 0

定价　49.00 元
网址　www.cptcm.com

服 务 热 线　010-64405510
购 书 热 线　010-89535836
维 权 打 假　010-64405753

微信服务号　**zgzyycbs**
微商城网址　**https://kdt.im/LIdUGr**
官 方 微 博　**http://e.weibo.com/cptcm**
天猫旗舰店网址　**https://zgzyycbs.tmall.com**

如有印装质量问题请与本社出版部联系（010-64405510）
版权专有　侵权必究

周　序

　　《黄帝内经》（简称《内经》）是中医学理论体系的渊薮，是一部综合论述中医理论的经典著作，全面总结了秦汉以前的医学成就，奠定了中医学的发展基础，系中医四大经典之首。它的著成标志着中国医学达到了由经验医学上升为理论医学的新阶段；它以生命为中心，从宏观角度论述了天、地、人之间的相互联系，讨论和分析了医学科学最基本的命题——生命规律，并创建了相应的理论体系，确立了防治疾病的原则；它不仅是一部经典的中医名著，更是一部博大精深的文化巨著，包含了哲学、天文、历法、地理、农业、生物、物候、气象、兵法、心理等多个学科的丰富知识，是一部围绕生命问题而展开的百科全书。

　　《内经》在中医学界具有崇高的地位，后世有成就的医家无不尊此书为瑰宝，奉之为"医家之宗"。但是，《内经》文词古奥，旨意深邃，故唐代王冰谓"其文简，其意博，其理奥，其趣深"，给中医初学者带来诸多不便，甚至成为初学者的拦路虎。爱徒孙洁副教授有感于此，潜心研习《内经》，感悟颇多，在繁忙的临床诊疗工作之余，组织了《内经》读书会活动，引领医院内有志一同的中医规培学员和研究生一起学习《内经》。学习交流的音频则被学员自发整理，而形成《一起读〈内经〉》一书。综览该书样稿，着实爱不释卷。是书言简意赅，要而不繁，深入浅出，通俗易懂，既为初习《内经》者之入门阶梯，又乃刚入医门者之临证参考。中医爱好者若能获此一书，专心学习，致力实践，定将步入提高中医理论水平、启发临床思路的通衢大道。

因此，乐为之序。

周安方

2021 年 7 月 26 日于武汉

王 序

　　随着中医药事业的发展，其在防病治病中的独特优势和作用越来越得到显示。中医药事业要快速高质量发展，培养人才是关键，将"读经典、跟名师、重临床"作为培养中医人才的重要途径，已成为人们的共识。其中，学习经典，居其首位。但是如《内经》《伤寒论》《金匮要略》《神农本草经》等经典著作大多成书于汉末以前，文辞古奥，初学者往往望而生畏。尤其是作为中医学理论渊源的《内经》，多论理法，而鲜论方药。很多青年中医虽然有心学习，却往往粗读数页，便觉枯燥，感觉难以用于临床而弃之，殊为可惜。

　　孙洁副教授是我工作室的主要成员之一。他性好岐黄，耽于典籍，在诊务之余，最喜抄、读《灵》《素》。在跟随我临诊期间，切磋交流，常以《内》《难》立论，辨析各种临床问题，显示出他扎实的经典理论功底。他勤奋好学、思维敏捷，给我留下深刻的印象。尤为可贵者的是，他热心传承，还带领青年中医师们共同进行了"经典温课"，一起学《内经》、用《内经》，坚持不懈，时达三年之久。他发布在微信公众号上的讲稿，我十分关注，时有读之，不乏颇有新见者。近闻他预备将讲稿整理付梓，心甚慰之。

　　书稿既成，揽卷读之，则较当初之讲稿，又多了一分严谨。更重要的是，该书从临床实践为切入点，用通俗的语言，较为系统地讲解了《内经》重点条文，既有理论探讨，更重视临床应用，可作为经典指导临床，培育中医思维方式的蓝本，很适合于注重学习《内经》的临床中医人员。

　　作为一位名临诊多年的中医，我很愿意将这本书推荐给各位初上临床的青年中医后继人才，故而乐为之序。

王坤根

2021 年 8 月 30 日于杭州

前　言

　　读书的时候，听李今庸老先生讲，当年还是青年教师的他，和湖北中医学院（现湖北中医药大学）最早几届的学生一起在夏日的傍晚讨论《内经》，当真是心向往之。

　　那时的我，年轻气盛，总觉如果不能深研《内经》，就不必开口言医。后来才知道，《内经》之博大精深，略通已不易，遑论深研。于我本人而言，虽然从本科到博士，《内经》选读这门课反反复复地上了三次，却实在谈不上有深入的研读；反倒是真正走上临床岗位后，才渐渐地有了一些体悟。于是，也会在有意无意之间，运用《内经》的思想去解决一些临床问题。但是在研读《内经》的时候，总还是有一种浮于表面、难以深入的感觉。即使是耳熟能详的条文，也仅仅停留在对文字的熟悉，仿佛条文是条文、临床是临床，不能将二者连贯起来。

　　对于这种困境，我一直没有找到很好的解决方法。

　　在 2015 年的一次晨间查房提问中，我发现新来的规培学员竟然不知道"诊法常以平旦"这样最经典的《内经》原文，并且再一次从他们的口中得知很多学校的一些专业已经不再开设《内经》相关课程了。于是，怀着试试看的心理，我集结了一批有兴趣的中医规培学员和研究生，开始了我们的《内经》读书会。

虽然最开始只是以老师的身份，带领他们重新学习《内经》，但是在这个过程中，我却惊喜地发现这种读书会的形式正是将条文与临床打通的良法。既然于人于己都有益，这个完全自发的活动也就一直坚持了下来。而每次交流的音频，也逐渐有学员自发或有组织地整理了出来——时间既久，竟然渐成规模。虽然这些文字终究还是浅陋，但对于初学《内经》者来说，却胜在平实而易懂。相信也有很多和我们一样的朋友，或者没能系统学习《内经》，欲入门径却望而生畏的；或者是虽然反复研读，却始终难解真意的；或者是面对各家注言解说，莫衷一是，不知所从者。因此，我们反复讨论，决定把这本记载了我们所惑、所思、所悟、所得的读书交流"笔记"结集出版。

希望本书的出版，对那些和我们一样喜欢《内经》的青年中医师和学生，甚至中医爱好者有所裨益，激发出读者对于条文更深的理解和更新的思路。

这是一件有趣、有意义的事情。

如果这本书确实让您对《内经》有新的理解，或者是产生了一些有意思的想法，可以通过我的公众号"从头学中医"随时和我联系。

让我们一起成长！

孙 洁

2021 年 4 月

编写说明

　　本书选取《黄帝内经素问》(简称《素问》)和《灵枢经》中重点条文，分为三册。第一册包括人与天地、阴阳、五行、脏腑、精气神等内容；第二册重点阐释病因病机；第三册包括病证、诊治、治法、养生等内容。

　　本书旨在帮助初学者理解《内经》重点条文的文意，结合临床应用，开阔思路。本书所做校勘解释，凡未特殊说明者，皆遵照湖北中医药大学李今庸先生主编的《新编黄帝内经纲目》。李老精于小学、校勘，其书中对原文的校释皆有详细说明，于我们这样一本书来说，相信是足够用了。

　　书中对历代注家的引用，均在文中直接给予说明，而不是按大多数学术著作那样以注释的形式出现，这样也许更显得亲切，更方便阅读。

孙　洁

2021 年 4 月

目　录

第六讲　病　因

一、百病之所始生

夫百病之所始生者，必起于燥湿寒暑风雨，阴阳喜怒，饮食居处。气合而有形，得脏而有名。(《灵枢·顺气一日分为四时》)

这一段是病因理论的总纲。病因有哪些？首先，有燥湿、寒暑、风雨。这些病因跟"六气之变"其实是类似的。自然界当然还有这六种以外的其他各种气候变化，但以此六者为代表。要注意的是，我们不能说这里的"燥湿寒暑风雨"是一种异常的气候变化。因为异常或者不异常，实际上还跟每个人的耐受情况有关。像江浙这边，马上又要下大雨了。这个雨一下起来，如果让一个青海的人过来，他就会觉得，哇！这里太湿了！他受不了。对于他来说，这就是六淫。但是对于一个江浙的本地人来说，这就是六气。

即使对于江浙人来说，有体质好的人，他可能觉得这场雨没什么好担心的，能够耐受；而体质不好的人，就会生病。所以我们不能说这是异常的气候，只能说是六气之变，或者六气太过。只有对于某一个具体的个体来说，才能有变和过。对于整个人群来说，这个变和过的范围就要大很多。

在燥湿寒暑风雨之后，还有阴阳、喜怒、饮食、居处这些病因。一般句读的时候，都是"阴阳喜怒，饮食居处"。但实际上，阴阳和喜怒，饮食和居处，当然是不同的含义，如果说一定要分的话，就是并列的两个字作为一对关系。

这里的"阴阳"是什么意思呢？一般来说，我们看到"阴阳"，首先觉得它是总纲。不管什么病因，都是分阴阳的。八纲辨证，也是首先分阴阳。但是在这里，"阴阳"是指男女之事，也就是房事。

这段条文首先讲"阴阳"，是说伤于房事。然后"喜怒"，就是伤于情志。这里是以"喜怒"来代指七情。毕竟"喜怒"是七情里面最常见，或者说最具特点的两极。再往后是"饮食"，最后是"居处"，也就是人的生存环境。这就是《内经》对于病因的基本概括。

（一）中医的病因分类法

在《类经·疾病类·病气一日分四时》里，张介宾对病因做了一个总结："燥湿寒暑风雨，外感也；阴阳喜怒饮食居处，内伤也。"这就是最基本的病因分类方法：外感和内伤。既然讲到病因的分类，我们就不由自主地会想到中医学最常用的三分法：外因、内因、不内外因。

在《内经》里是怎么进行病因分类的呢？应该说主体还是二分法。具体来说，就是分阴阳。在《素问·调经论》里面说："夫邪之生也，或生于阴，或生于阳。"这是《内经》对邪气的阴阳二分法。哪些邪气是"生于阳"呢？"其生于阳者，得之风雨寒暑"。外为阳，风雨寒暑还是代表的外邪。一般我们认为，寒是阴邪。但是，它从外而来，所以还是先放在"生于阳"这一类里。"生于阴者"呢，就是"得之饮食居处，阴阳喜怒"。

《金匮要略·脏腑经络先后病脉证》说"千般疢难，不越三条"，通常被引用来作为三分法的鼻祖。我们来看看这段原文，"一者，经络受邪入脏腑，为内所因也"，这跟现在的内因概念当然是不一样的；"二者，四肢九窍，血脉相传，壅塞不通，为外皮肤所中也"，和现在的外因概念也是不一样的；"三者，房室金刃，虫兽所伤"，这个跟现在的不内外因倒是有几分类似之处。可见，到了《金匮要略》，虽然提出了一个三分法，但是这个三分法跟现在讲的内因、外因、不内外因是不一样的。经络受邪也好，还是四肢九窍血脉相传也好，其实都还是由外邪作用于人体，然后产生的一系列后果。但这个内因里面，也并没有强调情志和饮食损伤。

跟现在的病因三分法最类似的病因分类是什么时候出现的呢？就是晋代的《补阙肘后百一方》："一为内疾，二为外发，三为他犯。"这个跟现在的分法已经非常接近了。现在课本上通常讲的三因分类，是宋代陈无择在《三因极一病证方论》里第一次系统提出来的。

这是好漫长的一个发展过程啊！从《内经》的成书年代一直到北宋，病因分类才和现在的外因、内因、不内外因的分类方法比较像。六淫为外所因——那个时候还没有时邪的概念出现。时邪这个概念是到什么时候才提出来的？这是在温病学说出现之后才有的。最早是吴又可提出"疫气致病"，然后才逐渐地有温热，有湿温，然后才有"时邪"的概念。

从这几种病因的分类方法，我们可以看出来，虽然说引起疾病的病因无非外邪、饮食、居处、阴阳、喜怒，但是对它的分类和认识，对于中医学来说是经历了一个很明显的发展过程。每当这个时候，我都会把这些学说列出来，让大家看一看。目的是想告诉大家，也告诉我自己：中医学是在不停发展的。不要总是说我们现在去学《内经》，学的是两千年前，甚至三千年前的东西。不是的，我们在学《内经》的时候，一定会有我们自己的认识，那我们学到的这个《内经》，就是 21 世纪的《内经》，就绝对不会是古人看到的那个《内经》。虽然说在学习的时候，我们要知其本意，但只知道本意有什么用呢？还要知道在当下的医疗环境和形势下，我们要怎样去运用。所以也不用着急，不用担心中医学的发展问题。只要是我们现在拿来用的，就一定是新的。想要做到修旧如旧，是做不到的，一定是新的。这就是中医学的发展，没什么好担心的。

（二）中医发病观

1. 天地之气的变化能生万物

更重要的是，这段话还提出了中医学的发病观，就是"气合而有形，得脏而有名"。这句话咱们应该看起来非常眼熟，因为在第一讲"人与天地"，我们学习过另外一句话："气合而有形，因变以正名。"（《素问·六节藏象论》）我们来复习一下这句话是什么意思。

"气合而有形"，天地万物无非都是阴阳二气相感而成，然后才有具体的形状和外在表现，我们才知道是这么一个东西。桌椅板凳也好，山川河岳也好，无非是"气合而有形"。这个形体形成以后，怎么去命名它、认识它呢？"因变以正名"。因为在阴阳相合的过程中，必然有其特定的、具有自身特点的气机变化。气机变化特点，就是该事物区别于其他事物的根本之所在。所以说"因变以正名"——因为气机变化的特点，就决定了它的名称。

比方说，我们可以用八卦来概括天地万物的各种事物和现象变化。以坎卦为例。为什么要叫作"坎"呢？因为它具有"坎"的气化特点。"坎"象征的是水，那么它就具有水的变化特点。水的变化特点是什么？它是纯阴吗？它不是纯阴，它是阴中蕴藏真阳的这么一个变化特点，这种特点就叫作坎。同时，这个卦象也提示我们，水是世间能够接触到的至阴之物。而像这样的至阴之物，却隐藏着"阴中含阳"的道理，这就是它的气化特点。所以说"因变以正名"。其他万物都是一样。这个东西叫作草，或者那个东西叫作树，都是因为有它独特的气化特点，才可以区别于万物而得其名。

具体到人呢？姚止庵的《素问经注节解》说得非常好："气不合则形不成，是故形生于气也。"人的形体也无非都是"气"

的化生。人的身体是由父母给的先天精气相合而生的,"常先身生,是谓精"。再有水谷之精气和天地之精气相合,三个不同来源的气一起相合,就形成了人的身体。

气合则形成,成了形以后,就有特定的气机变化,这是它的"常"。姚止庵接着说,"气不变则病不生,是故病始于变也"。气机之变,有常有变。常,就是正常、恒常的。变,就是异常的。不能守常即为病。道家修炼法门里经常讲"守常"。"真常须应物,应物要不迷",这是吕洞宾《敲爻歌》里的话。养生要守常,不能守常就会得病。既然气机变了,就一定有某种特定而具体的变化方式。或者这么变,或者那么变。比方说,"怒则气上",气往上走了,称为气逆,这是一种变;"恐则气下",气往下走了,称为气陷,这又是一种变;太阳经气受邪,叫太阳病;少阴经气受邪,叫少阴病。每个人的病都一定会有具体的气机变化特点,那么就可以"因变以正名"。这里就强调,看病首先要正名。因为正了名,就知道了疾病的气机变化特点,知道得的这个病是怎么回事儿。随之而来,自然就知道该怎么治这个病。

2. 人身与邪气斗争而生百病

理解了"气合而有形,因变以正名"在人身的具体含义以后,我们再来看这段文字里的"气合而有形,得脏而有名",就比较好理解了。这是从另外一个角度来讲人身气机的常变。既然人身之气有变,这种变一定就要落实到五脏中的某一脏。气机的变化,对于天地万物来说,无非是阴阳五行;而对于人身来说,也无非是阴阳五行。但这个五行,如果具体落实到人体,就是五脏。所以"得脏而有名"。因其气变客于某脏，则知其为何病。比方说痹证，是"风寒湿三气杂至，合而为痹"。可同样是痹，风寒湿邪若是客于心，是心痹；客于肺，是肺痹。这就是"得脏而有名"。气机的变化一定是具体体现在某个地方的。有人说，邪气可不可以不客于五脏啊？比如客于骨、客于脉。当然可以。但筋骨血脉也是五脏系统的一部分，也是合于五脏的。人身哪有五脏范围之外的东西呢？这就是"气合而有形，得脏而有名"的含义。

这段文字反映了中医学对发病的基本认识。生病一定要有正气和邪气的相互作用，气合而有形嘛！既包括正气自身的变化，还包括邪气和正气之间关系的变化。当然不包括邪气和邪气之间的变化——它们自己打架，那跟我们没关系。邪气一定要作用于人体，才可能生病。这些气机的变化，具体影响到了某一个脏腑功能的变化，"得脏而有名"，它就发展为一种疾病了。可见，这里讲的是正邪相争而发病。

我们也可以用《内经》的条文解释，"两虚相得，乃客其形；两实相逢，众人肉坚"。一定是天地之虚邪与人身之正气虚弱同时出现，才可能得病。如果天地既无虚邪，人体又复气血旺盛，怎么可能得病呢？那就是"两实相逢，众人肉坚"了。肉坚，当然就是没有病。这就是对"气合而有形，得脏而有名"的具体解释。

二、三部之气的伤人规律

黄帝问于岐伯曰：夫百病之始生也，皆生于风雨寒暑，清

湿喜怒。喜怒不节则伤脏，风雨则伤上，清湿则伤下。三部之
气，所伤异类，愿闻其会。岐伯曰：三部之气各不同，或起于
阴，或起于阳，请言其方。喜怒不节则伤脏，脏伤则病起于阴
也；清湿袭虚，则病起于下；风雨袭虚，则病起于上，是谓三
部。至于其淫泆，不可胜数。(《灵枢·百病始生》)

"夫百病之始生也，皆生于风雨寒暑，清湿喜怒。"这个分
类方法，跟前面那段条文讲的分类略有不同。这里没有提到阴
阳，也没有提到居处。但实际上其意思都涵盖其中了，我们在
后面再体会。

这也是对病因进行了三部分类法。我们看看这个三分，跟
我们熟悉的三分是不是一样的。

先来看看这里的"三部之气"是什么意思。"喜怒不节则
伤脏"，为什么伤脏呢？《类经·疾病类·百病始生邪分三部》
是这么解释的："喜怒不节，五志病也，内伤于脏，故起于阴。"
喜怒不节，这是五志之病，所以是"内伤于脏"。为什么"喜
怒不节"这种情志病会伤脏呢？情志过激会引起五脏气机异常
变化，所以"脏伤则病起于阴也"。"清湿袭虚，则病起于下"。
"袭虚"，是说一定是有正气不足在先，才能为外邪所伤。"清
湿"在正常情况下都有，但是如果正气虚了，它就变成了邪气。
从六气的阴阳属性上看，寒湿均为阴邪，所以易伤于下。"风雨
袭虚，则病起于上"，风雨之邪为阳邪，所以就容易伤于上。

可见，"三部之气，所伤异类"的三分法，一个是伤脏，
两个是由表所伤，分别是阳邪伤上和阴邪伤下，这样分成三

部。"受病之始，只此三部"（《类经·疾病类·百病始生邪分三部》），一开始得病都是由这三种原因来的。"至于其淫泆，不可胜数"，这三种邪气伤人的各种传变、各种变化多种多样，可以变生百病。

这里唯一的疑问就是，为什么风雨袭虚，就病起于上呢？风为阳邪，其性轻扬，易袭阳位。雨伤人，为什么也会"起于上"呢？一般认为，雨应该是湿邪，或者是寒邪，应该属于阴邪。实际上，"雨水"的药性是阴中有阳。从这个角度讲，"雨"也可以归为阳邪。这是一个理由。第二个，这里是一个简单的文法上的对应，就是用"风雨"来对"清湿"而已，不用太纠结。最后，就像张景岳在《类经·疾病类·太阴阳明之异》里的另外一段注文里有提到的，虽然说"清湿袭虚，则病起于下；风雨袭虚，则病起于上"，但并不是绝对的，"上非无湿，下非无风，但受有先后耳"。只是说清湿易从下而起，风雨伤人易从下而起，仅此而已。并不是说"风雨"一定只能伤上，"清湿"一定只能伤下。那么这里的风雨、寒湿，这种不严格的阴阳分类，可能也只是一个提示作用。

举个外邪伤人的例子——风邪

风客淫气，精乃亡，邪伤肝也。因而饱食，筋脉横解，肠澼为痔。因而大饮，则气逆。因而强力，肾气乃伤，高骨乃坏。（《素问·生气通天论》）

这段话我们现在临床上用得比较多。比如对男科来说，非常强调房劳所伤，经常会引用"因而强力，肾气乃伤，高骨乃坏"。再比如说肛肠科，只要是跟痔疮有关的中医文献里面，基本上都会引用"因而饱食，筋脉横解，肠澼为痔"。实际上这段话还是非常难以理解的，不同的解释非常多。

1. 风邪伤肝

先来看第一句："风客淫气，精乃亡，邪伤肝也。"首先要理解什么是"风客淫气"。"风"，这里就是指风邪。从外而来，谓之"客"。"风客"的意思就是"从外而来，感受风邪"。争议点在于"淫气"。"淫"往往理解为太过，除此之外，还有"混乱"的意思。这里的"淫气"怎么理解呢？《太素》里的解释很有趣："风客淫情之气……淫情之气，遂令阴盛，施精不已，故精亡也。"这明显是涉及房劳损伤的问题，是说在房事的时候受风邪所伤。"遂令阴盛"中，"阴盛"指的是阴道强盛。房劳太过，就会"施精不已"，所以会导致"精亡"。《太素》的这个解释现在用得非常少了。

更多人是取《素问经注节解》里面的解释。"淫，乱也"，淫气就是乱气。这个乱气是怎么来的呢？"风邪客于经络而气为之乱也"。之所以会乱，是因为有风邪所客。如果在原文的"风客"后边加个逗号，就容易理解了。"风客，淫气"，因为风邪所客，所以气机紊乱。气机紊乱，就不能卫外，则邪气更容易深入。人体最为深藏的是精，所以就会伤精。精伤之后，就易伤肝。为什么伤肝，这里没讲，注文里就讲"真精必动而消散也"。但事实上，伤肝很容易理解。因为风和肝本来就同气相求，风邪所客，当然首先伤肝。这个伤精，也可以理解为伤肝之精气。

王冰的注又有所不同。他说，风邪所客以后，"风气应肝，故风淫精亡则伤肝也"。他认为"淫气"指的是风气太过。风客入里以后，邪气太盛——这里的"邪气"当然就是风邪——风邪太过，木火相煽，就能够生热，热盛了就伤阴，于是"热盛则水干"。"水干则肾气不营，故精乃亡也"。这个解释是后世注家引用最多的一个。因为这个解释能够很好地解释为什么精乃亡，因为木能生火，所以它能化热，热能伤精，于是"精乃亡"。

《素问悬解》则认为之所以感受风邪，首先是因为虚。因为体虚，然后才会感受风邪，客于皮毛。"淫气"指的是"传变"，是"淫泆不已"的意思。风邪侵入人体以后，会产生各式各样的传变，这个传变逐渐地深入，先在皮毛，然后在肌腠，然后再入于肌肉，入于经脉，入于脏腑，入于骨髓，最后才伤精，他认为是这样导致最后"精液乃亡"的。

你看，就是一个"风客淫气"，就有很多解释。但是，把这四个解释合起来看，都指向同一个事实：先有体虚，风邪所客，因而会伤人正气，所以"精乃亡"。必须要指出，"精乃亡"指的是精气亏虚，而不是指肾精消亡。虽然王冰的注里有"亡者无也"的说法，但是如果已经无精了，这个人就不能活了，也不会存在邪伤肝了，更不会有后面这些病机演变了。

2. 伤肝而饱食

"因而饱食，筋脉横解，肠澼为痔"。"因而饱食"是说，在已经"风客淫气，精乃亡，邪伤肝"的基础上，又出现了

"饱食",然后才会出现下述的病变。后面的这几句话,全部都是在"风客淫气"的基础上发生的。反过来看,"精乃亡"的"亡",就不能理解为消亡的意思,只能理解为损伤的意思。在这里再一次强调了"发病以正气为先"的意思,这也是《内经》反复强调的基本原则。在"精乃亡,邪伤肝"的基础上,又因而饱食,就会出现"筋脉横解",然后"肠澼为痔"。

这里有几个问题。第一,筋脉横解是什么意思?大多数情况下,注家都认为"解"同"懈怠"的"懈",是指松弛的意思。"横",就是阻塞不通的意思。接下来就要理解什么叫作"肠澼",以及"肠澼"和"痔"之间到底有什么关系。

在《太素》里是这么解释的:"澼,音僻,泄脓血也。"这认为肠澼就是从肛门里排出脓血这类的症状。因为肝主于筋,藏血,前面既然已经伤肝了,再加上饱食,吃了很多东西进去,谷气盛迫而不能运化,那么就"筋脉解裂"。这是指筋脉破损了,"解裂"了,当然会出血,所以说"广肠漏泄脓血,名之为痔也"。这个看起来也很好理解的样子。问题在于"筋脉横懈"能不能理解为"筋脉解裂"呢?后世的大多数注家,都不是这么理解的。但是在现代的一些医家,简单地说,有时候我们要在期刊上发文章的话,把"横解"理解为破裂的就比较多了。因为,把筋脉横解理解为破裂,那么痔疮出血也好,还是脓血也好,就都能够很好地解释了。

丹波元简在《素问识》里面,对于"肠澼"的解释更为合理,他说"肠澼二字,《素》《灵》中凡十见"。就是说在《内经》中,"肠澼"这两个字一共出现了有 10 次。大多数情况下都是指赤白滞痢，指的是痢疾。只有在这一篇里面，说是"肠澼为痔"。丹波元简认为肠澼应该也指的是"肠垢脓血，出从谷道"，是指便脓血。便脓血在中医来说不就是痢疾吗？中医的痢疾和西医的痢疾不一样。中医的痢疾，不强调传染性，强调的是便出脓血，还有腹痛而便出不爽，里急后重，这就是痢疾的特点，也叫滞痢。为什么"肠澼"以后会有痔呢？《灵素节注类编》注曰"而为肠澼痔漏"，是把肠澼和痔并列起来作为"筋脉横解"的后果。这样好像容易理解一些。就是说在肠澼的基础上，同时可能也发生了痔疮。并不是说因为肠澼所以发生痔疮。

为什么会发生痔呢？肝伤以后，复加饱食，筋脉横解而懈怠。懈怠的原因是脾气困乏。饱食难运，故而脾气困乏。脾气困乏就失于运化，失于运化就生湿，湿邪下注就为肠澼，发为痔漏。这个解释从病理上来说可能更通畅一些。如果按照这个解释，就是先伤肝气，正气已然受伤，这个时候又因而饱食。本来肝木损伤的话，脾土就容易受病，再加上饱食，脾就更加容易异常而为病。脾困就容易生湿。那么，湿邪和热邪相合——风客淫气已经有热了，湿邪本身久郁也可以化热——湿热流于下焦，就肠澼为痔。肠澼和痔应该是两个并列的概念。

我们举些实例来看一下。这个案例是《王九峰医案》里面的：

> 饮食自倍，肠胃两伤，经脉横解，肠澼为痔。素本善饮，湿甚中虚，肠澼延绵不已，虚气下坠，升降失常，滞下甚多，

胀而不痛。此属虚也，气血交亏，湿郁化热。白头翁汤去川黄柏，加冬术、生地、阿胶、黄芩、甘草、炮姜、伏龙肝。

这个医案前面讲了很多病因，"饮食自倍，肠胃两伤，经脉横解，肠澼为痔"，这就是引用的两段《内经》原文。"素本善饮"，这个人本来就喜欢喝酒。一般来说，古文里讲的善饮，都是指的喝酒。"湿甚中虚"，因为酒客家就多湿热，再加上他本身"饮食自倍，脾胃乃伤"，中焦本来就虚弱。于是他就得了什么病呢？"肠澼延绵不已"。从这句话上看，"肠澼"很明显指的不是痔疮，应该是指下利脓血的痢疾。久痢以后，虚气下坠，升降失常，滞下甚多，胀而不痛，这些都是痢疾的发病特点。所以，本案的"肠澼"指的是痢疾。再看看用方，是白头翁汤加减，加一些扶正的药，加了一些温中、养阴的药。可以看出来这是一个治疗痢疾的医案。可见，以王九峰的理解来说，他认为"肠澼"就是痢疾的意思。

我们再来看看《续名医类案》引薛立斋的医案：

薛立斋治一男子，痔疮肿痛，便血尤甚，脉洪且涩。经云：因而饱食，筋脉横解，肠澼为痔。盖风气通于肝，肝生风，风生热，风客则淫气伤精，而成斯疾。遂与黄连、当归、黄芪、生地、防风、枳壳、白芷、柴胡、槐花、地榆、甘草，治之渐愈，次以黄连丸而瘥。

薛立斋引用的就是这段条文，"因而饱食，筋脉横解，肠澼为痔"。对于薛立斋来说，他认为肠澼为痔，也是可以指痔疮。

那么，这个痔疮是怎么生成的呢？"风客则淫气伤精，而成斯疾"。他也是认为，"肠澼为痔"是基于前面的"风客淫气"而来的。从他的用药中，可以看到一组药是祛风的，一组药就是化湿的。薛立斋的医案，是最遵从《内经》原意的医案之一。从这里也可以看到薛立斋对《内经》这段条文的观点：第一个，"肠澼为痔"是继发于风客淫气之后的；第二个，痔疮和肠澼是可以并列存在的。"因而饱食，筋脉横解"，是引起了湿邪所困证，最后发为痔疮。从这个医案中，大致可以反推出薛立斋的观点。

3. 伤肝而大饮

"因而大饮，则气逆"，古人说"饮"一般都是指喝酒。既然是喝酒，拼命喝酒，那就能够引起气逆。酒为水谷之悍气，其性属阳，极其剽悍滑疾。所以它就喜欢往上走，上之太过则为气逆。再加上，这是在"风客淫气，精乃亡"，肝气受损的情况下发生的。在《类经·疾病类·生气邪气皆本于阴阳》里讲"酒夹风邪"。前面已经伤于风邪了，风性轻扬，本来就容易往上走，再加上酒之剽悍，"则因辛走肺，故肺布叶举而气逆上奔也"。可见，这个气逆从《类经》的角度上讲，应该表现为肺气上逆的症状，比如咳喘之类。我们讲"因而大饮，则气逆"，除了肺气上逆症状以外，还可以有肝气上逆的症状。

《新编黄帝内经纲目》里注"因而大饮"的时候，讲的是喝水，喝水太多就容易停饮。饮停中焦，再复受风邪所伤，也容易上迫于肺，而出现咳喘。再加上脾为生痰之源，肺为储痰之器，现在中焦既然有大量的停饮，那么停饮也很容易影响到肺。要是有风为中介，引动水饮上逆，就更容易影响到肺了。

4. 伤肝而强力

"因而强力，肾气乃伤，高骨乃坏"。"强力"，自从王冰注为"强力，谓强力入房也"，基本上都把"强力"解释为房劳所伤。"高骨"，就是腰高之骨。但是大多数注家没有明确指出所谓的"腰高之骨"到底是哪块高骨。腰上高出来的骨头很多，比方说髂前下棘、腰椎棘突、髂后上棘等，都是高骨，到底哪一个是所谓的"腰高之骨"呢？大多数人还是认为就是腰椎。"高骨乃坏"，就会有腰痛如折、腰酸腰痛、腰膝酸软等腰椎症状的表现。至于为什么"因而强力"，就会出现"肾气乃伤，高骨乃坏"，只要是把"强力"理解成房劳，就很容易理解。

可并不是所有注家都认为"因而强力"是房劳，也有的理解成"勉强用力"。比方说，只能挑 50 千克的担子，却一定要挑 75 千克，这也是强力。这种强力，也能伤肾。因为这种强力，可以伤筋伤骨，也可能会影响到肾。尤其是伤骨，就直接影响到肾。伤筋的话，要通过肝，再影响到肾。

这几个条文放在一起来看，就知道这不是只教我们看病的。虽然说现在只要是讲痔疮，都会引用这个"肠澼为痔"。但在这里，是用来举例说明邪气伤人及其传变的。外邪所伤以后，因为同气相求的原则，会伤其本脏。在伤其本脏的情况下，还会有传变。传变就很复杂，"至于其淫泆，不可胜数"。比如，就得看还有没有再受别的邪气所伤。"因而饱食"，这是饮食所伤；"因而大饮"，这叫伤于酒食，也算是饮食之一；"因而强力"，这是劳伤。不管是房劳所伤也好，还是其他过力劳伤，都算是劳伤。那么，还可以是什么呢？因而久思，因而暴恐，诸如此类都可以，这里不过是举例而已。这一点应该是我们要充分理解的。所以不要把这段条文当作仅仅是讲这几个病而已。

更关键的是"因而强力，肾气乃伤，高骨乃坏"这句话。大家只要一引用这句话，就是强调房劳，好像房劳很可怕。但是我非常欣赏《素问经注节解》里的这段话：

> 男女媾精，万物化生，人生之大伦，天地之正道也。若行所当行，不妄贪纵，何至败坏。唯好色之人，纵恣行乐，精血渐亏，力既不能，犹或借资异物，勉强从事，乃伤乃坏，岂非无力而强用其力之故哉，况又强力于其邪入之后乎。

房劳是会伤人，但不可以没有房事，只要适度就可以了。一定是"因而强力"才会伤人致病，这里强调的是不能强力为之，"岂非无力而强用其力之故哉"，应该是这样的状态才会致病。否则的话，就是"孤阴不生，独阳不长"了，那也是要得病的。

三、"过用"是生病的根本原因

黄帝问曰：人之居处动静勇怯，脉亦为之变乎？岐伯对曰：凡人之惊恐恚劳动静，皆为变也。是以夜行则喘出于肾，淫气病肺；有所堕恐，喘出于肝，淫气害脾；有所惊恐，喘出于肺，淫气伤心；度水跌仆，喘出于肾与骨。当是之时，勇者气行则已，怯者则着而为病也。故曰：诊病之道，观人勇怯、骨肉皮肤，能知其情，以为诊法也。

故饮食饱甚，汗出于胃；惊而夺精，汗出于心；持重远行，汗出于肾；疾走恐惧，汗出于肝；摇体劳苦，汗出于脾。故春秋冬夏，四时阴阳，生病起于过用，此为常也。(《素问·经脉别论》)

这段条文分为两段。每一段都是先举例，然后来论证某一个观点。这些例子，现在临床上用得还真是不多。但是这里有两个观点非常重要。第一段要论证的观点是"当是之时，勇者气行则已，怯者则着而为病也"。这是一个非常重要的发病观点。第二段的主要观点是在举了各种出汗的例子以后，提出"生病起于过用，此为常也"。这是中医发病理论中最基本的规律之一。这两个观点是学习这段条文最关键的切入点。

(一)勇者气行则已，怯者则着而为病

"人之居处动静勇怯，脉亦为之变乎？"开篇黄帝就问，人的居住环境、日常活动、性格特点等因素会不会在脉象上表现出来呢？这个"脉"是不是仅仅是指脉诊？不是的，它是指所有的外在表现。当然有影响了。"有诸内必形诸外"，这些居处、动静、勇怯，都会有外在的表现，从而可以被我们观察到。

具体来说，有哪些外在表现呢？比如说"夜行则喘出于肾，淫气病肺；有所堕恐，喘出于肝，淫气害脾；有所惊恐，喘出于肺，淫气伤心；度水跌仆，喘出于肾与骨"。这些只是举例，关键是对于"勇者气行则已，怯者则着而为病"这句话，怎么去理解呢？这个是在学习内科学也好，或者学习任何一个疾病

的发病也好，我们反复强调的。在分析这句话之前，先复习一下其他几段条文。

一个是《金匮要略·水气病脉证并治》里面讲的"阴阳相得，其气乃行，大气一转，其气乃散"。这句话也是被反复引用的。人体的正气只要充足，并且能够正常运行，那么这些郁积的病气也好，外感的邪气也好，自然就消解了，这个病自然而然就好了。这就指的是"勇者气行则已，怯者则着而为病"的另一层含义。也就是说，除了强调本身的性格特点以外——"勇怯"是一种性格特点——也强调病人自身的气化特点。气机流畅，气化旺盛，就不容易得病。如果不旺盛，就容易"着而为病"。同样的风雨寒暑，这个人生病，另外一个人不生病；同样的七情，这个人生病，那个人不生病。区别就是人和人之间有正气的勇怯不同。

"勇者气行则已，怯者则着而为病"，只是讲到了发病。回顾病因、五脏阴阳气血等相关条文，就会发现这些内容的核心观点都是基于"气一元论"而来的。

有这么一篇文章，我觉得可以给大家一个参考。论文题目是《元整体观之探析》。我们学中医学的时候，肯定都学过整体观。在我刚开始学中医基础理论的时候，是这么理解整体观的。世界上的一切都是整体。比如教室是一个整体，但是教室对于整个学校来说，它是整体的一部分。然后，教室里面有很多桌椅板凳，它们和整体是在一起的，也是整体的一部分。但这不是整体观，或者说这不是中医学的整体观，它是拼凑起来的。对于这种整体观，在这篇文章里给了一个定义，叫作"合整体观"。它是合在一起的整体观，不是真的整体观。

在学方剂学的时候也讲整体观。一个方子是一个整体，是很多药合在一起的。但每味药自身也是一个整体，里面有自己的四气五味。可是，一旦成了一个方子，每味药就不是独立的药了。难道你舀这一瓢药液起来，或者喝一口药，分出这一部分是某药，那一部分是某药？不是的，它是"元整体观"，是整个已经合为一体，不分彼此了。

之所以中医学，或者说中华文化里能够有这样的整体观，是因为我们认为世间的万物，本身都是同样的一个基础化生而来的，这个基础就是气。"气一元论"就是元整体观的一个最基础的特点。如果掌握了整体观，就能够比较好地去掌握其他中医学理论了。

我们来从头复习一下。从最开始天地万物之所成，小到人身，大到宇宙，无非都是"气合而有形，因变以正名"。具体到人，正常情况下是"气合而有形"，得了病就是"得脏而有名"。如果得了病，就是"两虚相得，乃客其形"。因为邪气和正虚的相互作用，才会得病，但是正气和邪气已然是一个相互作用的整体。

比方说寒邪，穿的衣服不够多，在外面受冻了，是感受了六淫的寒邪，可是如果马上到屋子里面来，烤上火了，没有寒邪了，为什么还是感冒了呢？因为寒邪已经对人身的气机造成了影响。或者，用通俗的话说，已经侵袭了人体。寒邪已经留连肌腠了，这个时候可以用发表的方法让寒邪外出。但是如果没有这些治疗措施，只是烤烤火，寒邪就不一定会出去了。那么，火、寒邪和人体都是不同气的相互作用，它们相互作用的最终结果决定了发病还是不发病，是大病还是小病。这就是"两虚相得，乃客其形"。其他如饮食、情志、药物等邪气，也是类似的。它们都会作用于人身的气机，与人身的正气相互作用，最终决定发病还是不发病。

如果发病了，又应当怎么治疗呢？"阴阳相得，其气乃行，大气一转，其气乃散"。只要让病人的正气足够充盛，气机流转足够通畅，不就可以了吗？即使说有水液停滞，有各种痰湿水饮之阴邪，但是只要大气能够运转，这些阴邪自然能够消散。这就决定了在临床上，不能一见到痰，就单纯地去化痰。化痰有用，但是不足够有用，不是最有效率的方法。温阳化气，扶助正气，从而运化痰邪，治疗就更有效率。"病痰饮者，当以温药和之"，说的就是这个道理。

怎么去把握诊治的法度呢？还是要基于气。"审察病机，无失气宜"，这是《素问·上古天真论》里说的。看病，就是要搞清楚疾病的气机变化是什么样的，这就是病机。然后调整失调的气机，使之"无失气宜"，最后能让人身之气处于一个合适的状态，这个病就好了，人就应该恢复到一个"阴平阳秘，精神乃治"的状态。恢复到阴和阳本身应该有的状态，阴阳都平和、静谧、稳定，这就是阴平阳秘，也就是整体观。

如果以"勇者气行则已，怯者则着而为病也"为核心进行发散，就知道之所以会有这样的发病观出现，是因为有气一元论为基础的整体观，有这样一个"元整体观"。这个元整体观的名字提得非常好。如果一定要讲中医学创新的话，我觉得这可能是一个比较有实际意义的创新。

(二)生病起于过用,此为常也

接下来第二段重点讲的是"生病起于过用,此为常也"。当然,这句话是最后结论,是在举了五个例子以后总结出的论点。五个例子都是汗证:"饮食饱甚,汗出于胃;惊而夺精,汗出于心;持重远行,汗出于肾;疾走恐惧,汗出于肝;摇体劳苦,汗出于脾。"为什么说饮食饱甚,就汗出于胃?因为食入于胃。饮食自倍,肠胃乃伤。这个时候胃气本来就不足,当然就有可能出现胃的各种病变,可以汗出于胃,也可以出现胃的其他病变,以此类推。

这些例子都是劳伤。我们先回顾一下五劳所伤。《素问·宣明五气》里说:"久视伤血,久卧伤气,久坐伤肉,久立伤骨,久行伤筋,是谓五劳所伤。"把这两段文字对比一下就会发现,这里举的五个例子,跟"五劳所伤"不能一一对应。只有两个是对应的,"疾走恐惧,汗出于肝""持重远行,汗出于肾"和"久立伤骨,久行伤筋"是相对应的,其他都是不对应的。说明这只是一个举例,劳伤的可能性非常多。也提示我们在临床上,不要说因为"久视伤血",就认为只有久视才能伤血。其实这些都只是举例而已,或者说都只是事物的一方面而已。久视最容易伤血,或者说是伤血最常见的原因之一,但不是唯一原因。

《类经·疾病类》对这五个例子是这样解释的:"饮食饱甚,则胃气满而液泄,故汗出于胃。"胃气满,就不能存胃津,所以汗出于胃。"惊则神散,神散则夺其精气,故汗出于心",也有注家认为，惊肯定伤心啊，心神不定的时候，汗就出于心，这也是解释之一。总之，我们要能理解到在"惊而夺精"的时候，心是会受病的。但是，"惊而夺精"不仅仅只引起"汗出于心"一种后果。惊还可以伤肾，惊还可以伤胆，还可伤其他脏腑。在看这些条文的时候，脑袋里都要有这一个印象：这不是唯一的、绝对的。

"持重远行则伤骨，肾主骨，故汗出于肾"，这和五劳七伤是一致的。"肝主筋而藏魂，疾走则伤筋，恐惧则伤魂，故汗出于肝"。张介宾在《类经·疾病类·动静勇怯喘汗出于五脏》中对这五种汗的解释已经很清楚了。关键是从这段条文里，是怎么推出来"生病起于过用"的？"生病起于过用"才是这段文字想要表达的核心内容。

我们看看前面讲的，饮食、七情、劳逸，这些常见的致病因素都是"生病起于过用"。从饮食上来说，"饮食自倍，肠胃乃伤"，太过就容易受伤。除了饮食太多会伤人致病，五味偏嗜也是饮食所伤的重要病因。五味入口，各走其所喜，那么有它相应的气化特点，就分别走其本脏。比如酸味太过，酸木之气，气化太盛反而伤肝。这就是《素问·至真要大论》中说的"气增而久，夭之由也"。以上这些都是《内经》中与饮食相关的"生病起于过用"。

我们再看看七情。还是简单地举几个《内经》的条文："喜怒不节，寒暑过度，生乃不固。"其中"喜怒不节"就是指情志的过度。还有《素问·举痛论》中的九气之变，"怒则气上，喜则气缓，悲则气消，恐则气下，寒则气收，炅则气泄，惊则气乱，劳则气耗，思则气结"。还有《灵枢·口问》中的"悲哀愁忧则心动，心动则五脏六腑皆摇"。悲哀愁忧是正常的情志，可是如果这个情志太过，就反而伤"心"。虽然悲哀愁忧对应的是肺，但七情总由心所主，所以悲哀愁忧可以伤心。心伤以后就引起"五脏六腑皆摇"。七情太过也是会导致疾病的。

关于劳逸，劳伤不仅包括五劳所伤，"因而强力"也是劳伤之一。

关于药物，大毒治病、小毒治病、常毒治病，都要强调用药不能太过。为什么可以用这些药物治病呢？就是用偏性治偏性。如果用药太过，就是纠正太过，那更加是"生病起于过用"了。我每次讲到这段条文时都反复强调：中药，过去不叫中药，叫毒药。没有西药之前就叫药，或者毒药。我们要很严肃地跟病人讲，中药是有副作用的。有时候，医生的一句话对病人的影响非常大。很多中医在开完方子以后，说，"没事，你吃吃吧，我给你调调看，反正中药没有副作用。"这句话从中医嘴里就不应该说出来！人参吃了也会死人的，有没有副作用关键还是在一个"度"上。

有细心的同学发现，这里饮食、七情、劳逸、药物，怎么没有提到六淫呢？当然包括六淫了，但是我们前面讲"生病起于过用"，既然是过用，就是为我之用。我们不能操纵天气，所以这句话更多讲的是自身的养生，或者说自身的气血变化。对于天地来说，也是这样，在正常情况下，它就是有六气，过之就是六淫。六淫，从大的方面讲，也是"生病起于过用"，但是它不是人身的过用，它是天地的过用。

这段话强调的两个关键点，"勇者气行则已，怯者则着而为病"和"生病起于过用"。这二者也是有关系的，而它们之间的关系必然是基于气一元论的，总之还是气机的变化导致的。大家可以好好想想这两者之间的关系，会非常有意思。

最后讲一段非常简单的条文。其实也是对前面"生病起于过用"的一个具体举例，就是《素问·五脏生成》：

> 是故多食咸，则脉凝泣而变色；多食苦，则皮槁而毛拔；多食辛，则筋急而爪枯；多食酸，则肉胝皱而唇揭；多食甘，则骨痛而发落，此五味之所伤也。故心欲苦，肺欲辛，肝欲酸，脾欲甘，肾欲咸，此五味之所合也。（《素问·五脏生成》）

"多食咸"，是五味太过。前面"气增而久，夭之由也"，讲的是五味太过则伤其本脏。我们看看，这里是不是伤其本脏。"是故多食咸，则脉凝泣而变色"，多食咸伤的是血。咸属水，血属火，是水克火的关系。

"多食苦，则皮槁而毛拔"。苦属火，火属心，这是伤心。"皮槁而毛拔"，肺主皮毛。这是火克金的关系。

"多食辛"，辛属金，金克木，"筋急而爪枯"。

"多食酸"，酸属木，木克土，"则肉胝皱（音支除）而唇揭"。胝是增厚，皱是皱缩，胝皱就是增厚、皱缩，那么这是肌肉之变。唇揭，也是脾病，脾开窍于口。

"多食甘"，甘属土，土克水，"骨痛而发落"。

这些五味太过，都是伤其所胜之脏。因为"气增日久，夭之由也"。既然五味各走其所喜，那么它的气化特点就分别与五行相应，可以增其本行之气。以肝为例，如果多食酸，那么肝木的气化就会更旺盛。肝气旺盛，过犹不及，就伤其本脏，同时还会伤其所胜之脏。这个规律，不仅仅是体现在五味过极，还体现在七情过激上面。七情过激，也是先伤其本脏，再伤其所胜之脏，这也有相关条文。这些都是"生病起于过用"的具体举例。

大家再想一下，"多食咸，则脉凝泣而变色"中的"色"，应该变成什么色比较合理？应该是变成黑色。因为肾水色黑。肾水太过以克心火，就表现出肾水的颜色了。如果是变成黑色，再加上"脉凝泣而变色"，我们就知道，这是指血脉不通，是瘀血证的表现。

四、百病皆生于气

帝曰：善。余知百病生于气也，怒则气上，喜则气缓，悲则气消，恐则气下，寒则气收，灵则气泄，惊则气乱，劳则气耗，思则气结，九气不同，何病之生？

岐伯曰：怒则气逆，甚则呕血及飧泄，故气上矣。喜则气和志达，荣卫通利，故气缓矣。悲则心系急，肺布叶举，而上焦不通，荣卫不散，热气在中，故气消矣。恐则精却，却则上焦闭，闭则气还，还则下焦胀，故气不行矣。寒则腠理闭，气不行，故气收矣。灵则腠理开，荣卫通，汗大泄，故气泄。惊则心无所倚，神无所归，虑无所定，故气乱矣。劳则喘息汗出，外内皆越，故气耗矣。思则心有所存，神有所归，正气留而不行，故气结矣。（《素问·举痛论》）

这段话有几个校勘：第一个，"寒则腠理闭，气不行，故气收矣"，这个"气不行"应该根据《针灸甲乙经》校成"营卫不行"。这样就跟下文"炅则腠理开，荣卫通，汗大泄，故气泄"，在文字上面正好对应，文义也更通一些。"神有所归，正气留而不行"，应该校成"神有所止，气留而不行"，这也是根据《针灸甲乙经》而来的。

（一）气化异常是所有疾病的共同特点

开篇就是黄帝先提问，说"余知百病生于气也"。"百病生于气也"，这是我们要重点强调的一个观点。

古人经常讲"百病"如何如何，或者是讲百病可能会如何发病，或者是怎样去治疗。这个"百病"往往是一个约数，意思是说有很多很多病，并不一定是说所有的病。但是，放在这段话里，"百病生于气也"，可能就是指所有的病，没有哪个病是例外的。

任何一个学科都有一个最基础的逻辑基石。先不谈这个学科是不是正确的，或者是不是符合生活、自然实际的。只要它能成为一个学科，它必然是一个逻辑上能够自洽的理论系统。而这个理论系统就必须要有一个最基础的逻辑基石。在这个逻辑基石的基础上，通过严密的逻辑论证，发展出整个理论。否则，就不能把这个理论称之为一个理论，只能说是一系列的观点。比如欧氏几何，它的逻辑基石是五大公理。这五大公理一旦发生变化，比方说，过直线外一点能引且只能引一条直线平行于已知直线，这个被改变以后，就会导致出现非欧几何、黎曼几何等，它整个系统就会完全变掉。

假如我们认为中医学的理论系统，也是同样符合这个要求的话，它的基石是什么呢？或者说，这个理论系统里面，类似于欧式几何理论里面的五大公理是什么呢？毫无疑问，就是"气"。

在《吴医汇讲》有提到"《灵》《素》之言，汪洋浩瀚，其要旨止归一气字"。《灵枢经》和《素问》里面讲的所有话，确实对于经典来说是厚了一点。一般认为经典是很薄的一本小册子。像《论语》，它很薄;《易经》，它很薄;《黄帝内经》呢，它不但不薄，还很厚。那么，这样一本汪洋浩瀚的书，讲了这么多东西，到底讲了什么内容？整本《黄帝内经》反反复复讲的，就是一个"气"。这个"气"，可不仅仅说就是指人体，就是指生理、病理，或者发病、养生，而是可以扩展到整个宇宙万物。这个在一开始讲人与天地相应的时候，已经是反复强调过了。具体到这一节，针对发病来说，就是"百病皆生于气"。

张介宾在《类经·疾病类·情志九气》中说："气之在人，和则为正气，不和则为邪气。凡表里虚实，逆顺缓急，无不因气而至，故百病皆生于气。"从这句话来讲，其中的"气"，就一定不是气血的"气"。气血的"气"怎么可能是外面的邪气呢？这个邪气，毫无疑问也包括了天地六气、六淫。六气、六淫，都不在人身体里面，怎么可能是人身气血的一部分呢？这个"气"，是指包括人身之气在内的天地万物之气。

在这里，我就不得不做一个小的辨析：有没有必要区分所谓"广义的气"和"狭义的气"。一般来说，广义的气，是天地宇宙万物之气；狭义的气，是人身气血精津液之类精微物质的气。但是有的时候，即使把它作为狭义的气而论，我们也很难分得清楚哪一些是物质，哪一些是功能；哪一些是五谷之气，哪一些是五脏之气。既然分不清，就出现了一个问题。就是我们在学习中医学的过程中，会觉得中医学是缺少逻辑的。持这样观点的人，我相信不止一个。有没有逻辑呢？当然有。逻辑必须要基于它的基础逻辑基石，就是"气生万物"这个逻辑基石来的。

我们回到《类经》这句话，"气之在人，和则为正气，不和则为邪气"，这句话并没有说哪个气是好气，哪个气是坏气。因为气的变化方式，以及最后所处的状态不同，它就具备各种不同的特点，从而化生世界的万物。这个就是我们所说的气。

人身气血精津液的"气"，也就是天地宇宙万物的气，它本身也是广义的气的一种体现。五谷之气进入人体，经脾胃的运化，变成人体的正气。这个正气可以是气，可以是血，可以是津，可以是液，当然也可以是脏腑之精，也可以是肾精。一旦这个气不能正常流行了，就不处于正常的状态了。正如《丹溪心法》所说，正常情况下应该是"气血冲和，万病不生"。如果它不处于正常的状态，就是"一有怫郁，诸病生焉"。

再回到"百病生于气"这句话。这个气是不是指"气血"的"气"呢？不能理解得这么狭隘。如果以"百病生于气"为主题词去查文献，可以查出很多文献，但是这些文献，基本上都是探析气虚、气实、气升、气陷、气逆、气乱，这些气血之气的变化。我们要讲"百病生于气"，可不只是气血之气的变化。这些文章的理解就有些片面了。为什么这么说呢？我们接下来看看在"百病生于气"后面讲的"九气之变"，就知道了。

"寒则气收，炅则气泄"，这跟气机的变化有关系吗？没有，一点关系都没有。《灵素节注类编》里讲："此言九气致病，惟寒热二气兼括外感，故现腠理营卫之证，其余七气，皆内伤情欲，盖心之所之，气亦至焉，情欲起于心，而气随心变，则伤而致病。"因为外感六淫之气，从大类上看，无非也就是寒和热。之前讲外感诸因，也提到"风雨寒湿"用来总概外感之气，道理是一样的。后面几个气是与五脏情志有关的。中医学的五脏是五神脏，一定要能出神明，才是中医学的脏。不出神明，就不能叫作脏，顶多只能叫作器。

其实我们开始学习《内经》到现在为止，都反复在讲"气"。天地万物，无非一气。因气的运动变化特点而分阴阳。并不是有一部分气是阴的，还有一部分气是阳的，而是当气所处的状态不一样的时候，它就可以分别是阴，或者是阳。阳的气机特点是向上和向外，阴的气机特点是向下和向内。从大的方面来讲，就是这么分阴阳。而如果精细地划分，其气升腾的力量比较显著的，就是五行的火。正在升腾过程中的，用《四圣心源》的话来说是"升之一半"的气机变化，就是木行的变化。反之，气机初降则为金，气机降到极致就是水。可以看出，这正好就是水、火、木、金。

在这中间有一个能斡旋气机升降，既升且降的，就是土。根据气机的升降变化，就可以把五行概括出来。而五行对应到人体，就是五脏。五脏的每一脏，因为它本身的功能特点，会络属人体的一些器官，或者是功能变化，从而形成相应的系统，这就是五脏系统。比如肝系统、心系统。但是过去不这么叫。所谓的肝系统，我们都把它统于肝木之下。

以肝木为例，它外应于春，属于厥阴，其味酸，合于胆，窍于目，其合筋，其液泪，其志怒，其臭臊。这就把人体主要的器官和生理功能通过五行的归属概括起来了。如果五脏的每一脏都这么概括起来，基本上人体的所有的生理变化就概括其中了。但尚有未及之处。比如说肝木克脾土，五行里木就是克土的。可是在人体，肝木克脾土是通过经络、气血的联系和配属实现的。脏腑经络联系在一起，就是中医学理论的核心了。

人在正常情况下，应该是五行系统运作正常。如果这个五行系统因为各种原因不能正常运转，就是生病了。这就是"百病生于气也"。往大了说，天地之间有六气，"天有四时五行，以生长收藏，以生寒暑燥湿风"，这是六气。六气太过就变为六淫。伤人则太过，不伤人就不是太过。伤这个人，和伤那个人有区别吗？有！在此为六气，在彼则为六淫，没有绝对的概念。假设这个世间存在一个机构，是负责来抓坏人的。我们给他下一个命令，让他抓一个六淫回来，他是抓不回来的。因为六淫本来就是一个相对的概念。

在九气之变中，就把它概括成为"寒则气收，炅则气泄"。六淫这六种邪气，必然都是有阴阳属性的。根据阴阳属性，就可以概括在寒炅二字之间，这也是"水火者，阴阳之征兆也"的实际应用。

按照内因、外因、不内外因的病因三分法，六淫是属于外因。饮食情志是比较常见的内因。对于饮食来说，五味入口，各走其所喜。那么分别走于五脏，"气增而久，则夭之由也"。因为它入某脏，就有该脏的气机变化特点。如果某一味摄取太多了，那么这一个气机变化特点就太过了。比如辣椒的性味是辛、温的。因为辛，其气散；因为温，其气热、燥。吃了辣椒，首先会脸红，然后会出汗，并且头上出汗最多。如果还继续吃，会"营气不从，逆于肉理，乃生痈肿"，于是就长痘了。这就是吃太多辣椒的后果。这就是"气增而久，则夭之由也"，五味太过是可以致病伤人的。

在情志方面，七情分别与五脏相对应。《素问·举痛论》里就明确提出怒则气上、喜则气缓、悲则气消、恐则气下、惊则气乱、思则气结。六种情志分别具有相应的气机变化特点。对于劳倦，是劳则气耗。

如果得病了，就是"一有怫郁，诸病生焉"。总之是气的运行出了异常。这是对人体而言。可是对于人体与天地之间相互的关系总而概括呢？无论从六气到六淫，还是饮食、情志、劳倦伤人，它们的共同点就是"百病生于过用"。人不可能没有七情。如果五脏不生神，就不是五脏了。人有喜怒忧思悲恐惊，可是不能太过。反过来说，人体气机当然就应该有上有下、有出有入、有消耗有产生，这样才是一个正常的气机系统。或者用现代的话说，是好的生态系统。可是如果这个生态系统里的某一个环节发生了变化，比如说怒之太过，气升太过，就会导致薄厥证，以此类推。

可见，所有的病都是"百病生于气也"，这是中医发病理论的一个基本原则。

（二）九气之变

接下来，我们就具体来讲一讲九气之变。一讲到九气之变，大家可能首先想到情志致病。"怒则气下""恐则气下"……这段文字实在太有名了。那么，为什么情志致病是这样的特点呢？

其实，五志过极有这样的气机变化特点，本身就是由这五种情志自身的气化特点决定的。在讲五志与五行相对应的时候，曾经讲过为什么"怒"是属木的，为什么"喜"是属火的，因为"怒"是阳在阴下，气机不达，这样的一种气机变化。"怒"这个情志，本身就具有气机容易向上的一种特点。而忧的气机是向内而收敛的；恐是发于内而气陷的。它们本身就有这样的气机变化特点。《举痛论》里这一段讲的"怒则气上，喜则气缓……"，只是对这一现象再次强调。更重要的是，讲了它们的致病特点。比如说"喜则气缓"，"喜"的特点是"活泼而现于外"，所以才应于"火"行。可是"火"行所应的"喜"，如果过度了，它会产生什么样的病理后果呢？"喜则气缓"，喜志太过，心气就耗散于外了，这是它"活泼而现于外"气机特点的必然后果。

1. 怒则气上

"怒则气逆，甚则呕血及飧泄，故气上矣。"这句话有没有解释为什么说"怒则气逆"啊？没有。它其实不是解释"怒则气逆"的，它是讲"怒则气逆"的后果，"甚则呕血及飧泄，故气上矣"。

"怒则气逆"为什么会有这些后果呢？王冰说："怒则阳气逆上而肝气乘脾，故甚则呕血及飧泄也。何以明其然？怒则面赤，甚则色苍，曰盛怒而不止，则伤志，明怒则气逆上而不下也。""怒则阳气逆上"，是木行太过。木克土，肝气乘脾，所以会有呕血和飧泄。呕血，是气机上行，夹血以冲上。气为血之帅，气往上走了，血就被带着往上走，于是呕血、飧泄。怒则肝木太过，横克脾土，所以会有飧泄。怎么知道这个人是怒了？又怎么知道这个人怒了以后会产生气上的反应呢？"怒则面赤，甚则色苍"。一生气，脸就红了，这就是外在的表现。脸怎么红了？气血上冲。血怎么来的？随气而至。所以"怒则面赤"说明怒有气上的特点。"甚则色苍"，为什么色苍？气上而不下，血留于上而不行，所以其色苍。当然，也可以从五行的角度去解释。苍在五行对应的是木，可是具体到人体，为什么木行的苍色会在怒的时候表现于面呢？还是由于本身气机变化导致的气血变化特点。

《类经·疾病类·情志九气》里讲："怒，肝志也。怒动于肝，则气逆而上，气逼血升，故甚则呕血。肝木乘脾，故为飧泄。"意思也是差不多的。这两个注家，应该说是诸多注家的代表了，都非常准确的解释了为什么怒了以后会呕血和飧泄。

但是，《素问》里的这些话都只是举例说明而已。也就是说"怒则气上"会呕血和飧泄，只是举例以明之。那会不会有别的什么症状？当然会有，就拿《内经》原文来说说吧。

阳气者，大怒则形气绝，而血菀于上，使人薄厥。(《素问·生气通天论》)

薄厥，厥就是倒地不识人的一种表现。这就是俗称的"气得发晕"。当然，气到扑通一声倒地的是比较少的。气得发晕，觉得脑子里面一片空白，或者是做出错误的决定，这是很常见的。

盛怒者，迷惑而不治。(《灵枢·本神》)

盛怒之下，气血相并，那么精神就必定被扰乱，迷惑而不治——不知道自己在干什么了——在这个时候做出的决定就往往是错误的。

刚则多怒，怒则气上逆，胸中蓄积，血气逆留，腠皮充肌，血脉不行，转而为热，热则消肌肤，故为消瘅，此言其人暴刚而肌肉弱者也。(《灵枢·五变》)

这还是怒则气上的问题。可是气上以后，出现了不同的病理表现，"胸中蓄积，血气逆留"。这回没有冲到头，而是冲到胸中了。于是就"腠皮充肌，血脉不行，转而为热"，气血郁于胸中而化热。"热则消肌肤，故为消瘅"，一讲到消瘅，我们总喜欢把它跟糖尿病对应起来，但这二者绝对不能简单地对应。"此言其人暴刚而肌肉弱者也"，是说如果这个人具有"暴刚而肌肉弱"的体质特点时，怒就容易导致消瘅的病变。"暴刚而肌肉弱"，是说这个人容易发火，但是正气并不充盛，是"肌肉弱"的。如果他容易发火，正气又很充盛，又会怎样呢？最理想的状态就是"勇者气行则已，怯者则着而为病"。他就不会因为这次发怒而得病。传说有很多将军都是火暴脾气，最后也活到了高寿的年纪，这就是勇者气行则已。再差一点的，气血虽然旺盛，但是调节能力差，就会"大怒则形气绝而血菀于上，使人薄厥"，他就扑通一声倒下了。那些气血本弱，但是性情又暴躁的，就发为消瘅。

我们还可以再想一想，"怒则气上"会不会还有别的什么表现呢？那就变化多端——太多了。在《素问悬解》里讲，还能影响到肺。既然可能影响到肺，也会影响到心。在《保命歌括》里面，转引张子和的话："子和云：怒气所至，为呕血，为飧泄。"这是原文里有的。"为煎厥，为薄厥"，这也是原文里有的。后面还有："为阳厥，为胸满胁痛，食则气逆而不下，为喘渴烦心，为消瘅，为肥气，为目暴盲，耳暴闭，筋纵，发于外为疽痈。"哇，够多的。

我们可以把这段文字好好想一下，分析一下这些表现是怎么由"怒则气上"引起来的呢？这必然有它的气机特点。如今是个社交社会，现在每个人跟别人打交道的机会，是远远多于历史上任何一个朝代的。这意味着七情比以前要来的更复杂，对控制情绪的要求也会更高一些。

我们看到这种暴怒，摔盆子、打碗，完全失态的暴怒都非常少见了。因为现在的社交礼仪要求我们不能这么干。于是就出现了一种新的情况，怒则气上，却不能上。欲上不能上的时候，会发生什么情况呢？郁，郁怒。大家想一想，是怒则气上，容易化火呢？还是郁怒容易化火？当然是郁怒容易化火。怒则气郁化火，这就是一种新的病理变化。

还有，我们经常讲肝气横逆犯脾。如果肝气不郁结，它何以横逆？那些脾气发出来的将军，听说胃口都挺好的，比如"廉颇老矣，尚能饭否"的廉颇。倒是家庭妇女，她们的胃口不好，因为要压制自己的怒。看老公不爽了，要发脾气，她得控制；看儿子不爽了，她也要发脾气，还得控制。这必然郁结难解，就是郁怒。现在郁怒的病人是越来越多了。

怒则气上，应当如何去治疗呢？既然是上的话，就需要让上逆之气降下来。可以用一些让它下的药，比如重镇药。但是，"怒则气上"是一种正常的、应该有的表现。如果强行地、针锋相对地把它压下来，也许这个人不怒了，可是气机既没有通畅，也没有调达。所以，只压制是不行的，还要疏解。那就要行气，还要缓急，"肝苦急，急食甘以缓之"。

如果是食疗，应当以缓急为主。这个人总不可能一天到晚发火吧。用一些甘味的食材，就能够起到这样的作用。为什么甜点可以让人心情愉快，就是这个道理。

如果食疗控制不了，怎么办呢？既然已然郁怒化火了，就用加味逍遥散。加味逍遥散既有清，又有降；既有疏，又有补；也有甘味，这个方子挺合适的。这也就是为什么现在一讲情志病，去中国知网上一搜索，十篇文章里有五篇用的逍遥散类方，就是这个道理。为什么要提到加味逍遥散呢？加味逍遥散就是丹栀逍遥散，是清肝火、疏肝气的代表方。因为要控制不要发火，郁而化火。如果没有控制这种怒呢？将军之怒，想发怒就发出来了，再用丹栀逍遥散有用吗？那多半是没用了。这时候要用龙胆泻肝汤，还可以用镇肝熄风汤，一边养阴，一边重镇。

为什么提到这些思路呢？因为治疗怒则气上，绝对不仅仅只是吃药和吃东西。我们总说中国人最喜欢吃，什么东西都往嘴里吃。但绝对不仅仅是吃。

首先，我们强调天，天时。四时阴阳寒暑的变化也可以成功克制"怒则气上"的情况。秋士感阴则悲。什么时候感阴则悲？秋士，秋天的文人容易悲，悲了以后他的气机自然就下了。从七情的角度上讲，悲是属金，金克木。

所处的地域也可以影响到气机的变化。北方人就容易发火一些，南方人就不太容易发火。但是，这也不是绝对的。很多南方人是易得消瘅的这种人，而很多北方人是易得薄厥的人，他们七情的表达方式不一样。

当然还可以用药石，还能以情制情。比如以悲胜怒，在很生气的时候，遇到一件很悲哀的事情，立马就不生气了，以此类推。并且，起居、体质、针刺等都有一定的影响。

就前两天，我们在病房里讨论一个病人。有个规培学生是学西医的，他问："好神奇，为什么针灸可以治这样的病？吃药我倒能理解，针灸怎么能治这样的病。"我就告诉他："其实针灸在中医眼里跟药物作用是一样的，都是调其气而已。"

想要让气降下来，可以用针刺，比如泻太冲，也可以用导引。中医治疗疾病，无非是调其气，具体的治疗方法就可以非常多样化。

我们来看看古人是怎么调上逆之怒气的。

一妇年四十余，有孕，因怒郁，遂吐黑血水数碗，胃口痛如刀割，且多痰涎，饮食至痛处隔住不下，或吐血，或吐苋菜水，胃脘时开时闭。此怒则气逆，郁则气结，痰凝血滞于胸也。治之不得法，必成血膈，宜行血开郁顺气。用归身一钱，川芎七分，栀子五分，乌药三分，沉香一分，水煎服。(《周慎斋遗书》)

肝气升逆，宜降，青皮、枳壳、降香、厚朴、香附、苏子。(《类证治裁》)

比方说《周慎斋遗书》中这个四十多岁的孕妇。孕妇往往有点"孕妇气"。怀孕了以后情绪比较敏感，爱生气。这个病人不但生气了，而且是郁怒。郁怒以后，这个问题就大了，"吐黑血水数碗"，而且"胃口痛如刀割"，可能是胃出血或者是十二指肠出血。"且多痰涎，饮食至痛处隔住不下，或吐血，或吐苋菜水。"文中没有交代这个人是吃了苋菜，还是没吃苋菜。按照文义推测，很可能是吐出我们现在说的"洗肉水样"的东西，而不是真的指苋菜水。"胃脘时开时闭。此怒则气逆，郁则气结，痰凝血滞于胸也。治之不得法，必成血膈。"怎么治呢？"宜行血开郁顺气"，用当归身、川芎、栀子、乌药、沉香。

我们看一下这个方子。前面的病机很简单，尤其是放在"怒则气上"这个语境下看的话，病机就很容易理解。这个方子首先是养血行血，用当归和川芎。然后还要降气，降气用乌药和沉香。当归、川芎、乌药、沉香都是刚药，或者说是阳药，药性比较燥一些。当归稍微润一点；川芎是燥的，是上下俱至的；乌药、沉香也是偏燥的。这种情况下，虽然能够降，但是不够，还要清，所以要再加栀子五分，就是这么一个方子。

这个医案提示对"怒则气上"可以怎么治呢？可以开郁、散结、理气、降气，还要清火清热。哪些药物可以降气呢？《类证治裁》里说"肝气升逆，宜降"，有青皮、枳壳、降香、厚朴、香附、紫苏子。当然还有这个医案里的乌药、沉香，非常多。这种把药一类、一门的归类，是古人写书或者临证教徒弟的时候常用的方法。这个就相当于医学生刚上临床的时候，上级医生讲，凡是看到病人吐了，都先给他用点胃复安（甲氧氯普胺）是类似的，可以看作是中医的对症处理，思路是类似的。

但是中医从来不以此为重点，因为这与我们追求的真正的治病之道是相违背的。治病要必求于本。怎么能上去就对症处理呢？头痛医头、脚痛医脚，是最被中医所诟病的。可是话又反过来说，初上临床的时候，又有几个人能抓住真正的病机真谛呢？在这个时候，知道一些对症处理的法门，实际上是上手最快的方法。这种类型的书可以读一下，但是不能以此为规制。

我记得当初学国画的时候，画蝴蝶。蝴蝶是粉蝶，翅膀上有一种粉的感觉，如果用水墨，很难表现出这种粉的感觉。如果能用水墨把粉的感觉表现出来，水平就很不错了。怎么办呢？不要紧，画匠们有一种方法。就是用水墨画上去以后，半干未干的时候，用软纸在上面揉搓，之后就有一种粉的感觉。这个方法非常好，但是这个方法是写在那本书的最后一行，而且还要加上一句：匠气太足，不建议用。这个就是我们中国人的观点，虽然画得看起来很漂亮，真的有粉的感觉，但不是我们要追求的。这里也是一样，虽然把这些降气的药物列出来，临床用起来好像非常舒服，但不是我要追求的，不是"大道"。它很容易让初上临床的医生走上另一个极端。就是只要看到"怒则气上"，上去就用降气的药。这样不合适，没有去抓它的根本，就可能治不好病，甚至适得其反。

但这个确实是上手最快的法门之一。当年培训赤脚医生的时候，培训的书都写着类似的内容。一个小册子，就告诉你用这几味药。比如呕吐，一、二、三……三个方子，五味药。你就记住这个，别的都不用记，80%的病人可能都可以搞定了。剩下的20%怎么办？有上级医院啊。但那是培养赤脚医生，不是培养科班出身的医生。

现在医院里用的协定方也类似于这种情况。应该说，那些书里记载的可以称为通治方，它比协定方的层次可能还要高一点，对辨证的要求也不一样。通治方也是时方派的重要用药思路之一，就不深入讲了。

2. 喜则气缓

"喜则气和志达，荣卫通利，故气缓矣。"这句话我们最喜欢了，说明这个人一点病态都没有，这就是我们应该有的状态啊！但是不宜太过。太过，就会心气涣散而不能收藏。《灵枢·本神》讲"喜乐者，神惮散而不藏"，这就是喜得太过。喜志太过，跟所有情志一样，都可能有两种情况：一种是太开心了，神惮散而不藏，故而为病，这是因喜而病；还有一种是因为气血的变化异常，导致喜不自胜，喜志过极，这是因病而喜。有时候开心，不见得是真的开心。学牵正散的时候，讲病人有苦笑面容，我们知道那不是真的笑。可有的人看起来真的开心，哈哈哈地笑个不停。但这种笑也可以不是真心的笑，而是气血逆乱的笑。这个时候就是病了。

因喜而病，如果是过喜导致的，用什么方法去纠正它呢？喜则气缓，惮散而不收藏，那就要收藏它，收养心肾之阴。一方面养，一方面要收涩，这是一种治疗方法。还有另外的思路。什么时候会过喜？心志太过。心属火，容易导致心火独亢于外，这个时候要清心火。

一提到心火独亢于外，大家有没有什么联想？心火独亢于外，它的潜台词是一定有阴的不足。因为阴是制阳的，现在阳亢了，那么阴肯定不足。就需要泻心火，养心阴。还可以根据水克火的五行关系，来以恐治喜，以情治情。

除了过喜以外，还有一种情况，就是类似怒不能发则为郁怒的情况。如果喜不能发，就变成郁喜。如果是郁喜，有两点：第一，心神就惮散不藏；第二，郁结更易化火，反为伤阴。所以应该要清，要养。那么，用清心火、养肾阴就可以了。

如果是因病而喜，什么样的病会导致狂喜不止？心火太盛。心气"实则笑不休"，这是《灵枢·本神》里的原话。这个时候要泻心火。既然要泻心火，我们不由自主就要想到补肾阴，因为补肾阴是帮助泻心火的最好办法，补阴以制阳，这是阴阳五行本身的制衡。

比方说这个医案，是《辨证奇闻》记载的。

案：过喜大笑不止，至唾干津燥，口舌生疮，渴欲饮水，久之形槁，心头出汗，人谓阴虚火动，谁知阳明火炎乎……用通泉饮：炒枣仁、麦冬一两，天冬、人参、丹参三钱，柏子仁三钱，北味、甘草、远志一钱，当归五钱。三剂痊愈。此补心气又生津液，何必补肾以通源。(《辨证奇闻》)

这个病人笑到什么程度呢？笑到口干舌燥，"唾干津燥"。同时"口舌生疮，渴欲饮水，久之形槁，心头出汗"，大家都说这是阴虚火动，"谁知阳明火炎乎"，然后用通泉饮。我们来看看这个方子：酸枣仁、麦冬、天冬、人参，这些都是养阴的，而且都是入心经的，是养心阴的；然后丹参也有养心之阴血，当然还兼活血之用；柏子仁养心血；五味子收敛心阴的，当然也可以养心阴；甘草、远志、当归，这一派心经之药，以养为主。这个方子是温的还是凉的？这是治以甘寒，佐以甘温，是甘而偏凉的。效果怎么样，三剂痊愈。

下面这个医案就更有趣了，是一个以情相胜案。有一段时间我对这种医案特别感兴趣，我就在想，如果真的可以七情相胜，那么一个顶尖的医生是不是可以不通过药物，只通过心理调节就能把病治好呢？这跟现在的心理咨询颇有相似之处。我当时找了很多这种医案。最后的结果，当然是非常失望的。这类医案都非常难以复制。我们看下面这个医案。

德清陈云瞻尚古《簪云楼杂说》载：先达李其姓，归德府鹿邑人也，世为农家。癸卯获隽于乡，伊父以喜故，失声大笑，乃春举进士，其笑弥甚，历十年擢谏垣，遂成痼疾，初犹间发，后宵旦不能休，大谏甚忧之，从容语太医院某，因得所授，命家人结乃父云"大谏已殁"。乃父恸绝几殒,如是者十日,病渐瘳。伴为邮语云"大谏治以赵大夫,绝而复苏"。李因不悲,而笑症永不作矣。盖医者意也。过喜则伤,济以悲而乃和,技进乎道矣。(《景景医话》)

这个人家里历代都是农民,"世为农家"。古代人能当农民是不容易的,因为农民是自由人,可以"朝为田舍郎,暮登天子堂",是有科举考试资格的。这个农民家里就有考试资格,他的儿子"获隽于乡"。"获隽"的意思就是说考中乡试。乡试中了当然开心啊——失声大笑——太开心了。而且他儿子运气特别好,没过两年又"春举进士",马上又考中了进士。于是"其笑弥甚",就更开心了。"历十年",他笑了十年。然后儿子升官了,升成"谏垣"。这个官,我不知道具体是什么官,但从后面讲"大谏",证明他至少是"谏官"中的头儿。放到现在的话,至少也是检察院院长,还是比较厉害的。儿子科举和仕途一直很顺,他的"失声大笑"反倒成了痼疾。"初犹间发,后宵旦不能休"——天天笑,从早笑到晚,还是挺难受的一件事情。他儿子,就是医案里提到的大谏,很担心,就跟太医院的赵大夫讲了老父亲的情况。赵大夫告诉他一个方法,"因得所授",太医院医生自己没这么干,自己不能这么说,而是授其辞,让"大谏"同学自己派家里人送信回去说:你儿子死了。于是,"乃父恸绝几殒,如是者十日,病渐瘳"。他父亲的病就慢慢好起来,也不笑了。不笑了以后,就又让人送信说,你儿子被赵大夫治好了,"绝而复苏",死过去又活过来了。"李因不悲",

既然儿子没死，就没什么好悲的了，但是也不笑了，病就好了。

这个医案背后的内容很丰富，值得我们学习，包括对现在如何处理医患关系，建立个人品牌都有很好的帮助或者启示。

薛己的这个医案，是关于治小孩的病，也值得一读。

案：薛己治一小儿，喜笑常作不安，面赤饮冷，手足并热。先用黄连泻心汤二服，稍定，又用六味地黄丸料煎服，顿愈。常服此丸则安，月许不服，仍前病作，又服愈矣。（《奇症汇》）

心气实则笑不休，这个患儿是典型的心火上炎证。治以清心，用黄连泻心汤，只用了两副药。小儿是稚阴稚阳之体，苦寒药不能用得太久。用了以后，稍微好了一点，这个时候改用六味地黄丸，滋肾水以胜心火，然后就痊愈了。

这个方子也给我们很多启示：有先后次第的启示。如果这个病人一开始就用六味地黄丸，好不好？也许能起效，但是没那么快。这就提示我们，对于阴虚火旺的病人，在养阴的同时，苦寒清热还是需要用的。

3. 悲则气消

"悲则气消"是最难解的一句话。说它难解，是因为这段话有几个逻辑点，到现在为止，我看各个注家的解释也好，现代人对七情的研究也好，没有哪个人能够对它进行明确解释，就变成了一段悬案。我们来看看这句话："悲则心系急，肺布叶举，而上焦不通，荣卫不散，热气在中，故气消矣。"

难就难在"心系急"上面。什么叫作"心系"？"心系"这个词，一直没有一个准确的定义。那是不是没有定义呢？不是。只不过定义了和没定义差不多——因为我们还是不懂。在《太素》里面讲，"所谓心系，肺下悬心之系，命曰心系"。这认为心和肺是什么关系呢？肺为华盖，撑于上，然后底下有心系，心就像个吊灯一样这么吊着，吊着心的那个东西，就叫作心系。

为什么"悲则心系急"呢？不知道。这个逻辑点没有任何一个注家提到它。现代人本着一如既往的较真精神，就有很多人来研究，但好像也没研究出一个结果来。

"心系急"以后，产生了"肺布叶举"。关于"肺布叶举"又有争论了。《新校正》中对王冰的注又再做解释。王冰的注说："肺布叶举，谓布盖大叶。"肺布叶举就是肺叶举。"布盖大叶"的"叶"，是"肺叶"。然而，《新校正》不同意这个观点，认为"肺布叶举"是整个肺叶张开上举。布是分布、张开的意思。但是，不管是张开、分布，还是说肺叶本身的分布和上举，我们都很难想象它和"心系急"之间有什么关系。这是第二个解不了的逻辑点。这个逻辑点往后的条文，就比较通顺了。

"肺布叶举"了以后，上焦就不通，气机就不能下。"肺布叶举，肺位心上，主行荣卫阴阳之气。今肺布叶举，而致上焦不通。"(《黄帝素问直解》)上焦不通以后，就不能够布散荣卫。"上焦开发……若雾露之溉，是谓气"，这是上焦的功能。现在上焦不通了，还能有雾露之溉吗？没有了，荣卫就不能行了，所以"荣卫不散"。《类经·疾病类·情志九气》里特别指出："肺主气而行表里，故为营卫不散。""荣卫不散，则气郁于中"，所以就郁而化热，"而致热气在中"。到了"热气在中"，我们就能够理解了。"热气在中"，就能销烁正气。壮火食气，所以

"气消矣"。

在"悲则气消"的过程中，肺的气机变化特点是什么？悲伤之后，肺气先向上，因其上而营卫闭塞不通，最后导致气郁而化热，热邪销烁肺气，所以"气消"。它是一个先上后消的过程，和"恐伤肾"的气机变化是刚好对应的。

因悲而病怎么治疗呢？降气。为什么要降气？因为"气消"起于肺布叶举。肺能肃降了，就不会再有上焦不通。没有上焦不通，营卫就能散，就不会出现"热气在中"。没有"热气在中"，就不会气消了。

如果是因病而悲，应该怎么治疗呢？大家想想，什么样的疾病，它的气血变化会导致悲？首先，气血不足容易悲，因为"怯者则著而为病"。那就可以用益气养血的方法来治疗。善悲忧的人，没有特别壮实的。这是双方面的，一方面气血不足容易悲忧，另一方面，悲忧就气消，气血和情志相互影响。还记不记得小时候哭鼻子的场景？哭鼻子以后，别的后果我都不记得了，就记得哭完以后特别累。这就是悲忧的特点。

对于这种因悲忧而气消，可以用加味参苏饮这一类的方子来治疗。它的药味组成是：人参、紫苏子、沉香、桑皮、瓜蒌皮、橘红、半夏、丹参、柏子仁、薏苡仁、生姜。这个方子首先养气，其次行气降气，还有一个是开散。用了半夏、橘红、瓜蒌皮，这都是开散、散结的药物。方药既能散，又能降，就不会有气郁于中，那就既不会荣卫不散，也不会悲则气消了。这是一个不错的思路。

关于因病而悲，最典型的方子就是耳熟能详的甘麦大枣汤了。

乡先生程虎卿内人，妊娠四五个月，调昼则惨戚悲伤，泪下数欠，如有所凭，医与巫兼治，皆无益。仆年十四，正在斋中习业，见说此证，而程省元皇皇无计，仆遂告之。管先生伯同说，记忆先人曾说此一证，名曰脏躁悲伤，非大枣汤不愈。虎卿借方看之，甚喜对证，笑而治药，一投而愈矣。（《金匮玉函要略辑义》）

这是一位怀孕四五个月的妇女，到了白天就很伤心，"泪下数欠，如有所凭，医与巫兼治，皆无益"。这个时候呢，"仆年十四"，医案作者当时还很年轻，"正在斋中习业"。作者刚开始学医，类似现在大一、大二的同学。"见说此证，而程省元皇皇无计"，程省元就是病人丈夫。"仆遂告之"，作者就告诉病人的丈夫，前人曾经说过这么一个证，"名曰脏躁悲伤，非大枣汤不愈"。十三四岁孩子说的话，大人也不能信啊。于是"虎卿借方看之"，这个乡先生程虎卿就把他的书、笔记本拿过来看看，验证一下。"甚喜对证"，一看，太合适了。"笑而治药"，非常开心地就把这个药买回来了，然后"一投而愈矣"。非常好的案，给这个十三岁的医学生、初学者留下了非常深刻的印象，以至于写医集的时候，就把它写进去了。

看完这个案，为什么我说大家要珍惜现在的机会啊？这个案证明了在当时不是每个人都能看到《金匮玉函经》。在现在，古人传下来的书，只要有心想看，都可以看得到。从来没有一个时代像我们现在这样，拥有这么多典籍可以随时阅读，而且还有精注本、精校本，最好的版本给我们看。要珍惜这样的时候。你看看，人家这位多可怜啊。大家可能觉得他的见识少，不识此证也算正常。其实，就在我查资料的时候，我至少看到过两个类似的案，都是一方名医，不知道甘麦大枣汤。这不是他们不好学，是因为没有机会看到这本书。

孙思邈说，老早听说张仲景的《伤寒论》很好，想要去求，但是"江南诸师，秘而不传"。还好孙思邈活得够久，到写《千金翼方》的时候，终于能够得窥一斑。在《千金翼方》里，就把他得到的《伤寒论》条文全部都摘抄于其中，成为现在校勘《伤寒论》的一个重要版本依据。孙思邈尚且如此，何况其他的普通医生呢？所以我们一定要珍惜现在这么好的读书条件。

4. 恐则气下

接下来讲"恐则气下"。"恐则精却，却则上焦闭，闭则气还，还则下焦胀，故气不行矣"。这里有个校勘，"气不行"也可以是"气下行"，基本上大多数注家是同意用"气下行"的。可是很多经典的注家都还是按照"气不行"来校，因为这样就很好解释"还则下焦胀"。"胀"，就是气不行。如果是气下行的话，就不是下焦胀了，而应该是遗溺、阳痿、遗精，诸如此类的症状，应该有精微不固的表现。所以，很多人还是校成"气不行"。然而，"气不行"也好，"气下行"也好，并不太影响我们理解全文。因为毕竟前面写的还是"恐则气下"，所以下行这个总的气机运行特点是不可以被否认的。

"恐则气下"和"悲则气消"的气机运行路线恰好对应。"恐则精却，却则上焦闭"。"却"是退却。恐了，气机就是往下走的。既然肾的气机往下走,那么上焦的气机也就因之不通,因为气机本来就是要此上彼下的。那么,既然上焦的气不通,本来当升之气就不能升了,不能升就反而降,降了以后,就出现下焦胀。

《类经》里面解释得很好,说:"恐则精却,故伤肾。凡猝然恐者多遗尿,甚则阳痿,是其征也。"《类经》认为,恐则精却,故气下行。但是张介宾在注这段话的时候,讲的是气不行。气下行也好,气不行也好,强调的是同一个变化规律,区别只是在于有胀满和没有胀满而已。如果是下行到下焦而不通,则为胀满;如果是下行到下焦还继续往下走,不能固涩,那就变生遗溺、阳痿等病证。

如果一个人的气机特点是往下的话,这个人除了恐以外,他还有什么情志特点?其实是恐的一个变种——胆怯。很多时候,胆子小的人,使用补肾的方法是可以治疗的。

如果是因病而恐呢?那可就不见得只是"肾"病了。肾病当然也可以恐。既然肾主骨,胆主勇怯,那胆病也可以恐。在《内经》原文里提得最多的,是肝病可以恐。肝虚就会恐:"肝病者……虚则目䀮䀮无所见,耳无所闻,善恐如人将捕之。"(《素问·脏气法时论》)这是说很害怕,好像有人要抓他一样,这样的一种恐惧心理。《灵枢·本神》也说:"肝气虚则恐,实则怒。"对于肝气虚的这种恐,应该怎么治疗呢?可以养肝血,也可以补肝气,依具体情况来定。

5. 寒则气收,炅则气泄

寒本身的气机特点是收敛。炅是"热",热本身的气机特点是外发、外散。"寒则气收，炅则气泄"，从气机特点上是很容易解释的。具体到这段条文里面，它讲的是"寒则腠理闭，荣卫不行，故气收矣。炅则腠理开，荣卫通，汗大泄，故气泄"。它的着重点是强调寒和炅（热）对腠理的影响。这反映了《内经》另一个重要思想，就是寒和热是外邪，所以要从腠理而入。这里的寒和炅也不例外，是从外而来的。当然也有从内而生的寒和炅，具体到这段条文来说，主要指的是从外而来。

6. 惊则气乱

"惊则心无所倚，神无所归，虑无所定，故气乱矣。"《内经知要》说："卒然惊骇则神志飘荡，动而不宁，主不明则天下乱，即气乱之旨也。"因为伤到了心，心为五脏六腑十二官之大主，心不宁了，当然也就不能主人身之气机了，所以就气乱。对于"惊则心无所倚，神无所归"这种病理状态，治疗应该集中在心和肾这两脏。为什么要治肾？因为惊恐为肾志。

因惊而病，治疗方法是什么？《内经》里讲："惊者平之。""平之"就是使其平常，让病人能够适应这种惊，就不惊了。所谓"见怪不怪，其怪自败"，就是这样的一个意思。这里有一个张子和以情治情的案例。

张子和治卫德新之妻，旅中宿于楼上，夜值盗劫人烧舍，惊堕床下，自后每闻有响，则惊倒不知人，家人辈蹑足而行，莫敢冒触有声，岁余不瘥。诸医作心病治之，人参、珍珠及定志丸皆无效。张见而断之曰：惊者为阳从外入也，恐者为阴从内出也。惊者谓自不知故也，恐者自知也。足少阳胆经属肝木，胆者敢也，惊怕则胆伤矣。乃命二侍女执其两手，按高椅之上，当面前置一小几。张曰：娘子当视此。一木猛击之，其妇大惊。张曰：我以木击几，何以惊乎？伺少定击之，惊又缓。又斯须连击三五次，又以杖击门，又遣人画背后之窗，徐徐惊定而笑。曰：是何治法？张曰：《内经》云，惊者平之。平者，常也。平常见之，必无惊。是夜使人击门窗，自夕达曙。夫惊者神上越，从下击几，使其下视，所以收神也。一二日虽闻雷亦不惊。德新素不喜张，至是终身压服，如有人言张不知医者，执戈以逐之。(《续名医类案》)

卫德新之妻，晚上住在酒店里面，结果楼下有盗贼抢劫、放火。她就吓得掉到床底下去了。从此以后，每次听到响声，就"惊倒不知人"——"咣"一声，晕倒。家里人都必须要悄悄地走，"蹑足而行，莫敢冒触有声，岁余不痊"，一年多了都这样。这要放到现在，就要送精神科了，挺难治的。"诸医作心病治之"，这个情况就是让我们辨证，也得辨作是心病，多半会从心论治。可能还会用重镇之品，珍珠、定志丸之类的，都是重镇之药。有没有效果呢？无效。

张子和怎么治疗呢？以情治情。他认为恐者自知，惊者自不知。病人之所以害怕，是因为她不自知。如果让她能知，就是"惊者平之"。张子和让两个侍女抓住病人两个手，按在高高的椅子上，目的是防止她摔倒，倒不是说要强迫她怎么样。然后，在她面前放一个小茶几。准备工作都做好了之后，张子和说：娘子你往这边看。当她看过来的时候，"以木猛击之"。

"咣"的一敲，一声巨响。"其妇大惊"，张子和对病人解释说：
没事啊，我只是用木头敲桌子而已。张子和向她解释清楚，就
是使其知之。过了一会儿，稍微缓了一下，又连击三五次，又
以杖击门。这证明，这些举动都没有把病人吓到，就是初步有
效了。那么他就不停地升级行动："又遣人画背后之窗，徐徐惊
定而笑。""惊定而笑"，证明她已经适应这个过程了。她就觉得
张子和在这弄来弄去挺好玩，她就笑了。这是什么治法？张曰：
"《内经》云，惊者平之。平者，常也。平常见之，必无惊。"这
就是他的治疗思想之所在。

大家有没有学过心理学？这和现代的哪种治疗方法很像？
这不就是脱敏疗法吗？或者叫暴露疗法。这就是"惊者平之"。
可见，古代名医的医患沟通技巧是很强的。

"德新素不喜张"，病人的老公原本一直不喜欢张子和，原
因不详。但是这件事以后，"至是终身压服"，就终身很服气张
子和了。服到什么程度呢？"如有人言张不知医者，执戈以逐
之"，就要拿着武器追着打那些说张子和坏话的人。

当然，这里也有个背景。张子和写有《儒门事亲·汗下吐
三法该尽治病诠》，用药很猛，即使在他的同时代，也是很被诟
病的，所以才会"张不知医"这种说法。

7. 劳则气耗

"劳则喘息汗出，外内皆越，故气耗矣。"王冰的注非常有
道理："疲力役则气奔速，故喘息；气奔速则阳外发，故汗出。
然喘且汗出，内外皆逾越于常纪，故气耗损也。""劳则气耗"
的核心点在于"逾越于常纪"。如果说因为"劳则气耗"，就一

动都不敢动，那也不行。所以"劳"一定是过度的活动，这也印证了"生病起于过用"。

8. 思则气结

"思则心有所存，神有所归，正气留而不行，故气结矣。"这句话字面意思很简单。《内经知要》里的解释就更明确一些："思则志凝神聚，气乃留而不散，故名为结。"因为气机是随着神明而走的；其次，气还随着运动而走。哪里运动，哪里一定有气到。所动之处，气必到之。如果人想动，气不肯去，那就动不了了，所以思则气结。

因思而病，多半归于心、脾两脏。只要讲到"思则气结"，我们都会想到归脾丸。归脾丸是治心脾两虚的方子。心脾两虚涉及心、脾两脏，有的时候，虽然思虑太过，但未必伤心，而是以伤脾气为主，可以试试一志汤。我们看看一志汤的组成：首先，它还是有心经的药，但是更偏于气分，有人参、茯苓、白术、甘草，这是四君子汤；再加上黄芪、大枣、生姜，这都是益气温中的；然后，还有广皮、木香，这是行气的；最后，稍加心经之药，益智仁、远志、柏子仁，这是养心的。这个方子可以跟归脾汤成为一个对偶的方子。对于以心烦意乱、食少神疲、四肢倦怠为主的，可以用一志汤。对于以多梦、少寐、心悸、怔忡、食少神疲为主的，可以用归脾汤。

（三）百病所生的例证

凡治消瘅、仆击、偏枯、痿厥、气满发逆，肥贵人则高粱之疾也。隔塞闭绝，上下不通，则暴忧之病也。暴厥而聋，偏塞闭不通，内气暴薄也。不从内，外中风之病，故瘦留著也。
跖跛，寒风湿之病也。黄帝曰：黄疸、暴痛、癫疾、厥狂，久
逆之所生也。五脏不平，六腑闭塞之所生也。头痛耳鸣，九窍
不利，肠胃之所生也。（《素问·通评虚实论》）

这一段，我们看着就觉得它很眼熟。因为有很多我们比较
熟悉的词语，比如高粱之疾、五脏不平、六腑闭塞等。但是这
段条文并不好懂，需要解释的词语也比较多。

第一个要解释的是"消瘅"。"消瘅"是《内经》里的病
名。《内经》里有很多"瘅"，比如消瘅、谷瘅等。"瘅"主要
是指热的意思。明代医家吴崑说："消瘅，消中而热，善饮善食
也。"就现在来说，只要是看到这个症状，往往就会想到是糖尿
病。在大量关于糖尿病的中医药治疗文献里面，也都经常会引
用《内经》中关于"消瘅"的论述。但是需要注意的是，"消
瘅"跟糖尿病是不一样的。它们分别属于两个不同的理论系统，
怎么可能一一对应呢？更要注意的是，"消瘅"跟"消渴"也是
不一样的，很多注家都有特别提出来。

"消瘅"是以"消"为特征的瘅，是一种热病。而消渴的
核心是既消又渴。消，是消谷；渴，是口渴。或者，从原始字
义上分析，消渴中的"渴"同"竭"，消渴就是消磨、枯竭的意
思，这是一种消耗性的疾病。

"仆击"也叫击仆，是指猝然摔倒的一种病。这种病往往
认为是中于风邪，可以把它理解为猝然仆倒的中风病。

"偏枯"就是半身不随。这个"随"不是我写错了，现在

用的"遂"，是犯罪未遂的"遂"。"遂"是成功的意思。半身不遂的意思就是身体不能成功地听指令，半边身子活动不利或者是不能动。至于半身不随呢，其实意思是类似的，就是肢体不能随心意而动的状态。

"痿厥"，"痿"和"厥"是两个病。在《内经》里有《痿论》，还有《厥论》。"痿"是痿废不用的意思。"厥"在这里主要还是指四肢厥逆。"厥"的含义在《内经》里非常丰富，我们熟悉的就有三个。第一，可以指气机逆乱；第二，可以指四肢逆冷，或者说四肢发冷；第三，指的是突然昏仆不知人。比方说痰厥，突然倒在地上，什么都不知道了，这是一种厥。

"气满发逆"。满，就是上面充满；发逆，气机上逆。"气满发逆"是指气机壅逆的喘息病。

"肥贵人"，这里有一个校勘，在"肥"前面漏了一个"甘"字，应该是"甘肥贵人"。"甘肥贵人"，大抵就是吃得比较好，比较精细的贵人。

"隔塞闭绝"。隔塞，是指饮食不进的疾病，也就是现在说的噎膈之类的疾病。闭绝，是指二便秘结。"隔塞闭绝"就是上面不能吃，下面不能出。那么很明显，这是气机不相交通的一类疾病，所以后面会讲"上下不通"。

"瘦留著"，这里也是有个校勘。"瘦留著"的意思不好理解，但根据《针灸甲乙经》，可以把它校成"留瘦著"，就是一直这么瘦的意思。

"跖"这个字读"zhí"。"跖跛"是一个同义复词。跖者，跛也，两个字的意思是一样的。"跖跛"指的就是跛。

这段条文讲了一系列疾病的病因，以作为"百病始生"的例证。

"消瘅、仆击、偏枯、痿厥、气满发逆"。这里一共有几个病呢？把"痿"和"厥"分别作两个病的话，有六个病。这六个病的共同特点是，它们都是由甘肥贵人吃了太多好东西而产生的，是高梁之疾。"高"，通现在开膏方的"膏"。膏就是好吃的、肥美的东西。"梁"，也是好吃的东西。"高梁之疾"就是吃了太多好吃的、厚味的东西得的病。这些好吃的东西贵人才能有机会吃很多，普通人想吃也吃不着。因为直到我们父辈这一代，仍然是处于饥饿的环境里，不是每个人都能吃到很好的东西。能吃到好东西的人，就只能是贵人了，这就是甘肥贵人。这些贵人吃了很多好东西，然后又不太乐意动，活动量肯定是小的，这样的话就更容易生湿生热。《素问·奇病论》里的原文："肥者令人内热，甘者令人中满。"这些肥甘厚味吃进去以后，会内生湿热阻滞气机，就会出现"消瘅、仆击、偏枯、痿厥、气满发逆"这些疾病。至于说湿热是怎么引起这些疾病的，如果我们了解这些疾病的表现，应该说还是比较容易理解的。

以消瘅为例，消瘅是以消为特征的瘅，是热病。甘肥厚味就易生湿热。湿热中阻，也是一种内伤热病，以此类推，其他五个疾病也都能够得以解释。

"隔绝闭塞，上下不通"。"隔绝闭塞"就是噎膈病，吃不进去。"上下不通"是二便秘结，下面出不来。很明显，这是气机上下不相顺接的疾病。什么原因引起的气机不相顺接呢？"暴忧之病也"。悲则气消，暴忧使气机弱而不能行，气机弱而不行，就容易郁结。

这就是为什么在临床上看到比较郁结的人，往往有个共同点——很少有身体非常壮实的。用我们老百姓的话来说，就是相对会柔弱，或者是阴柔一点。因为气消而弱，弱而不行，就容易停留在这个地方走不动，结果就容易隔绝闭塞，上下不通。这个例子反映出情志疾病可以引起"隔绝闭塞"，引起噎膈、便秘、二便不通等脾胃疾病。当然也可以从另外一个角度来讲，暴忧以后，悲忧伤肺，土生金，金伤则子盗母气，所以易为土病。但这样就绕远了，还是从气机的角度上解释直接一些。

"暴厥而聋，偏塞闭不通"这一类的疾病是因"内气暴薄"引起的。"薄"就是压迫的意思。什么样的"内气"才容易"暴薄"？首先它应该是个偏阳性的，一定是阳热的、上逆的邪气，才能产生"暴薄"的后果。其实，也有类似的条文来例证这类疾病，比方说怒则气上，这就是"内气暴薄"引起的"暴厥"。

"故瘦留著"是什么意思呢？就是说这个人形销骨立，非常瘦。这个病是由于内热薄着而引起的。内热从哪里来的呢？"不从内"——这个热不是内生的，是外来的。外来的什么邪气呢？"外中风之病也。"这个中风，我们既可以把它理解为广义的所有邪气，也可以把它理解为就是风邪。不管是中于风邪也好，或者是其他邪气也好，如果邪气留着于人体而不去，就会郁而化热。郁热灼伤津液，消烁筋骨，最后就导致这个人比较瘦，甚至有肌肉大消的感觉。

"跖跛，寒风湿之病也。""风、寒、湿三邪杂至，合而为痹。"看到这三个邪气，然后又说它能够引起跛行，应该是非常容易理解的。因为风寒湿三邪阻滞了经络，经脉为之不通而痹阻，最后就可能出现跛行的表现。

"黄疸、暴痛、癫疾、厥狂。"这四个病的特点是，它们都是由气机上逆而产生的。暴痛、癫疾、厥狂由气机上逆而引起的，这是比较容易理解的。黄疸为什么也是由气机上逆而引起的呢？在学《伤寒论·辨阳明病脉证并治》的时候，里面讲茵陈蒿汤，讲黄疸的时候是怎么说的？"但头汗出，剂颈而还"，其中有这样一个症状。为什么只有脖子以上出汗呢？因为气机是往上走的，那必然是气机上逆了。

除了阳热的上逆而不降以外，瘀热阳黄证还表现有出汗。汗是怎么出来的？阳加之阴谓之汗。如果只有头汗出，要么是津液都跑到头这儿来了，要么就是阳气都跑到头这儿来了，总之就是二者必居其一。如果是有阳热的话，火性炎上，那么它当然可以阳热都往上，最后出现"但头汗出"。另外，虚阳和阴虚的虚热也有可能导致"但头汗出"。所以"但头汗出"也有其他一些可能的病机。但不管怎么说，都是一种阳气逆上的表现。不管是虚也好，实也好，都是"久逆之所生也"。

"五脏不平，六腑闭塞之所生也"，这强调的是脏和腑之间的关系，我觉得对于临床的启发是非常大的。中医临床辨证，讲病位的话多半是以脏腑经络为核心的，而脏腑经络的核心就是五脏。不管是任何一个病，最后都可以而且应该定位到五脏系统中。我们看到任何一个疾病，都可以认为是五脏的某一脏功能失常引起的。"五脏不平"就是五脏功能失常，五脏之病都可能是六腑闭塞之所生的。

六腑，传化物而不藏。六腑的特点是以通为顺。当六腑的功能出现异常的时候，它的主要表现就是闭塞不通。如果六腑闭塞不通，五脏的功能就会随之而发生影响，就会出现各种各样的症状。

"五脏不平，六腑闭塞之所生也"，这句话对临床具有广泛的指导意义。比方说，之前讨论过的腋下出汗案。一个病人，浑身上下哪儿都不出汗，只有左边的腋下出汗，瞬间就可以接一杯，汗量是非常大的。病人当然是痛苦不堪。最后辨证是心经热盛，用的方子是导赤散。导赤散不是纯粹清心火的，是治疗心火移热于小肠的方子。这个病机也是"五脏不平，六腑闭塞之所生也"的一个佐证。

这种类似的佐证还非常多。比如说曾经有学神经内科的同学说："最近我发现一个秘技，只要是急性中风的患者，不管是脑出血也好，还是脑梗死也好，我发觉所有的验方都是以通为主的，只要是闭证都是首先要通。"当然，脱证不能通，脱证需要回阳救逆。闭证都是要通，可以用生大黄通下，甚至有的报道说只用单独一味生大黄，就能起到比较好的疗效。这也是"五脏不平，六腑闭塞之所生也"的例证。

再拿男科来说，我非常强调一个现象，就是下三路都是一体的。因为肾主生殖，同时肾主水、司二便。当病人说"性欲减退，还有阳痿"，他还有可能会说"同时还有尿频尿急、小便清长、夜尿增多，或者其他一些排尿症状"。对于一个中医人来说，看到这样的症候群出现，我们会觉得理所当然。不管是虚还是实，这些症状一起出现都是正常的，因为它们都是下焦的症状。但是当时的西医男科学的同道是不赞同的，他们不认为这些症状之间具有必然联系。

后来的事实是，前几年在男科界有个新的热点，就是特别关注下尿路症状（LUTs）和勃起功能（ED）之间的关系。不管是它们的发病机制，还是流行病学的结果，或者治疗方法都具有极大的重合性。比如说治疗勃起功能障碍的名药万艾可，在 2010 年以后就有大量的、铺天盖地的文章，讲它能够改善下尿路症状，这就是"五脏不平，六腑闭塞之所生也"。

膀胱腑气不利，影响到肾主生殖的功能，那一定是肾虚吗？不一定，这里并没有讲五脏不足。五脏不平，既可以是实，也可以是虚。这样就很容易解释临床出现的一些问题。经常有病人问："医生，我的勃起功能障碍，跟我的前列腺炎有关系吗？"当然有关系，因为它们确实一起出现了。具体的临床表现就是，一个人既有勃起功能障碍（阳痿），同时又有尿频、尿急、尿痛，会阴疼痛等。二者之间有因果性吗？男科学界一直很纠结。但是从中医学角度看，就不纠结了。这些症状都是由六腑闭塞之所生，然后再引起五脏不平。因此不能说是因为尿频、尿急、尿痛，引起了勃起功能障碍，而是它们有一个共同的病机：六腑闭塞引起五脏不平，最后表现出这样一组症状。

类似这样"六腑闭塞"而致"五脏不安"的例子举不胜举。这个理论对临床的论治思路具有重大的意义。六腑能够代脏受邪，同样，五脏的病也可以考虑通过六腑来治疗。而治疗的重点是通，因为有"六腑闭塞"，当然要通其闭塞了。

"头痛耳鸣，九窍不利，肠胃之所生也。"如果是脾胃的中焦不利，那么它就不能够斡旋气机，于是阳气微弱而不能上承，"水注之气"不能上输于九窍以濡养，就会发生清窍的各种疾病。曾有耳鼻喉科的医生找到我，说最近他们有一个观点，认为消化系统对于耳鸣、耳聋具有重要的意义。有一些专家特别强调用规律饮食、清淡饮食、调节饮食的方法来治疗耳鸣、耳聋。有的专家还用补中益气汤来治疗，据说也做了一些临床研究，效果都还不错。

这位医生的问题就是，是不是遇到耳鸣、耳聋就可以用补中益气汤呢？在什么情况下应该用补中益气汤呢？除了补中益气汤以外，有没有别的可能性呢？再来看看这句条文，"肠胃之所生也"，当然，补中益气汤可以用，但也要分虚实。除了气虚不能上承导致的清窍不利以外，肠胃实滞导致气机上下不相顺接，也会出现头痛耳鸣。为什么清窍能够发挥它正常的功能？因为精微、水液等能够跟随气机的运行到达清窍，来濡养清窍，它才能发挥功能。任何原因导致津液不能濡养清窍，都会出现头痛耳鸣、九窍不利。请注意，这里说的是九窍，九窍不仅包括头部七窍，还有前后二阴。

现在有很多研究都谈到从脾胃中焦来论治九窍之病。比如，从中焦来治勃起功能障碍，这是精窍之病，也是九窍之一；还用来论治小便不利、癃闭等尿窍之病。其依据就在这里："头痛耳鸣，九窍不利，肠胃之所生也。"

第七讲 发 病

一、感而即发

（一）正虚是发病的基础

风雨寒热，不得虚邪，不能独伤人。卒然逢疾风暴雨而不病者，盖无虚故邪不能独伤人，此必因虚邪之风，与其身形，两虚相得，乃客其形，两实相逢，众人肉坚。其中于虚邪也，因于天时，与其身形，参以虚实，大病乃成，气有定舍，因处为名，上下中外，分为三员。(《灵枢·百病始生》)

1. 两虚相得，乃客其形

这段条文相对来说比较简单，但它的外延是非常广的。这段条文最有名的就是"两虚相得，乃客其形，两实相逢，众人肉坚"，这是中医学关于发病理论最重要的观点之一。

"风雨寒热不得虚邪不能独伤人"，在这里我没有句读。过去书上都是没有标点符号的，读者需要自己来进行句读。断句在不同的地方，意思就不一样。这里的句读是有争论的。在《太素》《针灸甲乙经》等比较早的注本里，基本上都是读的"风雨寒热，不得虚邪，不能独伤人"。现在通行的教材，以及张景岳的《类经》，都是断句在"虚"字后面，就是"风雨寒热，不得虚，邪不能独伤人"。这两种读法是有区别的。

如果断句在"邪"字后面，"风雨寒热，不得虚邪，不能独伤人"，是说致病的主因在"虚邪"。风雨寒热是天地之间的气候变化，如果不成为虚邪，它就不会伤。这种读法，强调的是邪气。

如果断句在"虚"字后面，"风雨寒热，不得虚，邪不能独伤人"，这种读法强调的是"虚"。只要人不虚，邪气就不能伤人。

这两个观点当然是有不同的。要了解二者的区别，还得知道什么叫作"虚邪"。否则就理解不了为什么不直接说"不得风雨寒热，不能独伤人"。

虚邪指的是什么呢？在《灵枢·九宫八风》中说："风从其所居之乡来为实风。"这是正常的风，能"主生长养万物"。"从其冲后来为虚风，伤人者也，主杀主害者"，这就是虚邪。"从其冲后来"是指，当这个季节应该刮东风了，如果我面对着东面，风应该对着我吹，但是现在没刮东风，而是刮的西风。就是不当其时而有其气的风，这种不当其时的气候变化，就是虚邪。第一种句读，强调的是天地之间气候异常所致的邪气。而第二种句读，强调的是人体正气的"虚"，区别就在这里。

对于第一种句读，只强调天地之间气候的异常，忽视了人体正气的因素，这就不符合中医学致病的观点，所以我们可能会觉得这种句读方法不太合适。但是不要着急，因为这段话后面还有一句话，"卒然逢疾风暴雨而不病者，盖无虚，故邪不能独伤人"，这句话是在强调正气。对于第二种句读，前后两句话都在强调正气，"不得虚"强调正气，"盖无虚，故邪不能独伤人"也强调正气，会不会显得行文有点冗余？那还是读成"虚邪"比较好，从一整段话来说，就既强调了天地之间气候的异常，也强调了人体正气异常对发病的重要性。

正气在发病中的重要性，《内经》中至少有六七段条文都有讲过。但是，只要正气旺盛就没事了吗？很多年轻人正气很旺盛，吃冰激凌也没事，吹冷风也没事，大冬天在外面光着膀子、洗冷水澡也没事。这是不是真没事儿啊？不是的。《素问·刺法论》里有这么一段话："余闻五疫之至，皆相染易，无问大小，病状相似，不施救疗，如何可得不相移易者？"这句话我们经常拿来引用，以说明中医学很早就认识到了瘟疫的传染性。但是对于中医人来说，它更重要的意义是，不管正气有多强盛，总有邪气是可以让人致病的。

这是一个问题的两个方面：第一，正气非常重要；第二，不能随意伤害正气，因为总会有邪气有能力使之得病。虽然说只要正气足够强盛，就不会为虚邪所伤，但是没有得病不代表正气没有受损伤。还是要"虚邪贼风，避之有时"，以保护正气。

《灵枢·九宫八风》里面讲："谨候虚风而避之，故圣人日避虚邪之道，如避矢石然，邪弗能害，此之谓也。"这句话把虚邪当矢石来看。矢就是箭。石，可不是一般的小石子，是过去守城用的滚石，具有相当大的杀伤力。不管邪气现在会不会导致疾病，我们都要引起充分警惕。邪气即使没能马上致病，至少也会损伤正气。

但是另外一方面，不管邪气有多强盛，哪怕是"五疫之至"的疫疠之邪，也不一定会导致人发病，我们总有办法来让正气足够强盛而不发病。

就在这段《素问·刺法论》的文字后面，又接着说"不相染者，正气存内，邪不可干"。因为正气足够充盛，所以"避其毒气，天牝从来，复得其往，气出于脑，即不邪干"。后面这句讲的是怎样才能保持正气存内，做法非常难以理解，基本上属于一种修炼的法门。经常有人就根据这个质问中医："这个讲的不靠谱，怎样才能让'气出于脑'啊？"我也不知道怎么让"气出于脑"，但是《内经》里除了这句话以外，还有大量的条文告诉我们应当如何保护正气。所以在这里，只要知道正气足够强盛是可以抵御邪气的，就够了。

比如《素问·生气通天论》说："苍天之气，清净则志意治，顺之则阳气固，虽有贼邪，弗能害也，此因时之序。"这句话强调两点：第一点，"虽有贼邪"，其中的"贼邪"包括"五疫之至"的疫疠之气。第二点，"因时之序"，是指只要能够顺应四时养生，就可以使自己的正气旺盛，而不得病。在中医学中，人始终是与天地自然相应的，天人相应始终是我们的基础。准确地讲，应该不叫"天人相应"，应该叫作"人天相应"，天比人大，我们要去顺应它。

接下来，我们再看看"两虚相得，乃客其形"。什么样的情况才会发病呢？"两虚相得"就会发病。这里的两虚，一个是指虚邪，一个是指正虚。当正虚的人又遭遇虚邪的时候，这个人就要发病了。

"两实相逢"呢，就"众人肉坚"。"两实"指的是实气和身形之实。身体很好，气候也很正常，当然就不会得病。虚邪因虚而受，一定先正气不足，然后才更容易感受虚邪。同时，即使身体很好，正气也会因邪而虚。当人遭受了虚邪以后，就会损耗人体正气，这就是为什么我们避虚邪贼风"如避矢石然"的原因。

我们来看看下面这个案。

案：湖州副总戎穆公廷弼，气体极壮，忽患牙紧不开，不能饮食，绝粒者五日矣。延余治之，晋接如常，惟呼饥耳。余启视其齿，上下止开一细缝，抚其两颊，皮坚如革，细审病情，莫解其故。因问曰：此为恶风所吹，公曾受恶风否？曰：无之。既而恍然曰：诚哉！二十年前曾随围口外，卧帐房中，夜半怪风大作，帐房拔去，卒死者三人，我其一也。灌以热水，二人生而一人死。我初醒，口不能言者二日，岂至今复发乎？余曰：然。乃戏曰：凡治皮之工，皮坚则消之。我今欲用药消公之颊皮也。乃以蜈蚣头、蝎子尾及朴硝、硼砂、冰、麝等药擦其内，又以大黄、牙皂、川乌、桂心等药涂其外，如有痰涎，则吐出。明晨余卧未起，公启户曰：真神仙也，早已食粥数碗矣。遂进以驱风养血膏而愈。盖邪之中人深，则伏于脏腑骨脉之中，精气旺，则不发。至血气既衰，或有所感触，虽数十年之久亦有复发者。不论内外之证尽然，亦所当知也。

雄按：皮肤顽痹，非外治不为功，此因其坚如革，故多用毒烈之品也。（《洄溪医案》）

这个病人是名军官，非常壮实的军官，突然牙关紧咬，张不开嘴了。"不能饮食，绝粒者五日矣"，病人一点东西都吃不进去，当然可能能喝一点水，不然五天他也活不到啊。就请了徐灵胎来看。徐灵胎一看，别的都正常，就是叫饿。哪能不饿嘛，五天没吃饭了。想让病人嘴巴张开看一下呢，"启视其齿，上下止开一细缝"，根本就张不开。"抚其两颊，皮坚如革"，肌肉非常紧张，就像摸着皮革的感觉一样。很难解释这个病情，看来看去，徐灵胎觉得像风证，就问病人："此为恶风所吹，公曾受恶风否？"问道：病人是不是被恶风吹过呢？回答说：没有啊，最近没有，但是二十年前被风吹过。你看，病人二十年前就因为恶风所伤病过一次。当时虽然看起来痊愈了，但是正气受伤了，风邪深伏于内，二十年后，他又发病了。那么后来用什么药来治呢？用祛恶风的药，把伏邪驱除掉，病就好了。"明晨余卧未起"，第二天徐灵胎在家里还没睡醒呢，病人就过来道谢了，说：我已经好了，我已经能吃粥了。你想想看，五天不吃饭，忽然能吃粥，当然非常开心了。

2. 虚邪的新形式

需要注意的是，在我们学"虚邪"的时候，可能会觉得现在触冒异常天气的机会很少，因为我们多半在室内环境里待着。

比方说如果外面在下大暴雨，我们也不会淋到雨，因为在室内，我们现在的条件太好了。但是要警惕的是，其实现在有很多新的邪气是以虚邪的形式出现的。

比方说，人造的环境——空调。每年到了夏天，有很多人是吹空调得病的。这个还在其次，因为空调伤人，马上就能够引起人的警惕。哎呀呀，要吹感冒了，赶紧关掉。最令人困扰的是，当时不发病，却损伤了正气，积年累月，最后再得病，不表现为感冒，表现为其他的疾病，那这个发病就很隐秘了。

江西有位姚梅龄老先生。他在讲课的时候说他比较擅长看一种病，银屑病。他认为银屑病是风邪所致。你看，皮肤痒，一挠，皮屑就下来了，很干巴，又不流脓，又不流水，抠破了就留点血痕，就是风证啊。那么就应该用祛风的药。他非常反对用清热的、利湿的药，或者是西医的激素。因为他认为这些治疗方法反而会导致风邪深入。如果用祛风的药来治疗这种类型的疾病，假如真的是有风邪的话，风邪会外达。内伏之风邪外达，从而导致症状加重。这个时候，如果不是医者胸有定见，就很难坚持下去。他也讲了很多案例，患者来就诊，首先要相信医生，用了这个药以后，症状会加重，甚至长得满脸都是。因为入里的风邪被发出来了，发完以后病才能好。当然这只是个案，我们在没有掌握之前，可能在用的时候还是要稍微谨慎一点。

还有人造的风，各式各样的人造风。人造的风不只是电风扇吹的风，远远比这范围广。比如说骑摩托车时受的风，也是人造的风。我就见过两个这样的例子，都是快递小哥。快递小哥送货要骑电瓶车，为了加快效率，往往骑得非常快。因为是年轻人，夏天的时候没做保护工作，只穿个大短裤，膝盖都露在外头。当时没有感觉，到了秋天转冬天的时候，就觉得两个膝盖疼得吃不消了。只是膝盖痛，他不会去看病。这是经病，经病再逐渐入腑，腑病再逐渐入脏。他来找我的时候是什么病呢？阳痿。怎么治呢？我问清楚病因以后，就知道应该要祛风散寒、温经通络。用这样的方法治疗，两个病人的效果都是不错的。但是非常不幸，后来其中一个病人过年回家的时候，不注意又着凉了，就复发了。如果反复发作，邪气就越来越深入，那么治疗就变得越来越难了。这种人造风其实非常多，我们要留一个思路。

还有风水。我当然不是说要看风水，那个我也不懂。但是风水里提到的一些东西是和虚邪有关系的。比如，中国传统建筑里面，有一个影壁，就是大门一进去，有一面墙。有这面墙挡着，别人就看不到里面，同时也起到了挡风的作用。我记得在武汉读书的时候，夏天非常热。有一年暑假，我没回家，就住在学校。寝室外面的温度有50℃。要知道那时候是没有电扇用的，只能靠自然风。那个时候，哪有风啊，根本就没有风。偶尔有风吹过来，也是热的。所以我们把寝室都门对门打开，有穿堂风，然后就支张铺，睡在门口。那个穿堂风吹得可舒服了，但是吹完以后，就感冒了。这个穿堂风就是虚邪贼风，不可以直接吹到人身上。

虚邪还有从口而入的。比方说反季的食物，不当其时而有其物。各式各样的反季食物现在特别多。反季节食物对人体有没有损伤呢？至少我觉得从中医学的角度讲还是有损伤的。还有一种，虽然是"当其时有其气"，但不是人体本身适应的气——水土不服。今天人还在寒带，明天唰地一下，坐飞机飞到热带去了。现在这种外贸人士很多，地球村居民嘛。然后这些人就容易犯水土不服，特别容易得胃肠系统的疾病。曾经有一个教授找我看病，他就总是在外面到处讲学，每次下飞机以后，就拉肚子——他适应不了，变化太快了。这也是一种新的虚邪的表现方式。

过去对这种水土不服，往往都还是从湿、从脾来论治的。比如说这个方子——驱瘴汤。

驱瘴汤

人参、柴胡、黄芩、半夏、大黄、枳壳、甘草各等分。上锉，每服一两。姜、枣煎，空心服。哑瘴，食后服。

论海内缙绅，游宦四方，水土不服，常用此方。若任两广，尤宜多服。(《寿世保元》)

我为什么把这个方子拿出来呢？因为它非常符合现代人的生活规律，特别合适那些地球村居民，他们长期快速地变更居处地方，就比较容易出现这种症状，可以试试驱瘴汤。大家看一下这个方子，很有意思。第一眼看上去，它很像小柴胡汤，但是再看看又有点像大柴胡汤。它其实是一张大柴胡汤和小柴胡汤的合方。这就是说，水土不服，可以从柴胡剂来论治。不仅仅是这种水土不服，还有一些小型的"水土不服"，比方说择床——在自己家里的床能睡着，换张床睡不着——也可以从少阳来治。

3. 正邪相争的结果决定发病形式

"其中于虚邪也，因于天时，与其身形，参以虚实，大病乃成。"这句话讲的是如何发病的。发病的原因是虚邪和身形，然后再"参以虚实，大病乃成"。你们有没有觉得这些都像是废话——这些前面不是都说过吗？当然不是废话。正气不足，两虚相得就会发病。不当其时，而有其气为虚邪。只有应于天时，才知道这是不是虚邪。你说东风是虚邪，还是南风是虚邪？都不一定是。只有春天出现了南风，秋天出现了东风，那才叫虚邪。所以要应于天时，这是第一层含义。第二层含义，同样是虚，同样是感受虚邪，为什么不同的人得不同的病？这就要"参以虚实"了。要看身形虚在何处，然后才知道虚邪会客于何处，会得什么病。

《灵枢·五变》里面讲道：

黄帝曰：一时遇风，同时得病，其病各异，愿闻其故。少俞曰：善乎哉问！请论以比匠人。匠人磨斧斤，砺刀削断材木。木之阴阳，尚有坚脆，坚者不入，脆者皮弛，至其交节，而缺斤斧焉。夫一木之中，坚脆不同，坚者则刚，脆者易伤，况其材木之不同，皮之厚薄，汁之多少，而各异耶。

大家一起感受邪气而得病，为什么得的病不一样呢？少俞就用工匠来打比方。工匠磨了斧子去砍木头。这个木头指代的就是人，斧子指代的是邪气。人的五脏各有坚脆，可能有脾脆，可能有心脆。那么，同样受到邪气，感受就不一样。坚的地方，能够把斧子磕缺了，就不会得病。可是脆的地方，就很容易受伤，"脆者皮弛"，随便一切就进去了，于是就生病了。这就能够解释一个很常见的疑问。我们学中医内科学时，每个病来来去去，都是那些证型，到底有什么区别呢？同样是心脾两虚，在这个人是失眠，在那个人是健忘；在这个人是遗精，在那个人是阳痿。那么这四个人之间，区别在哪里？为什么同为心脾两虚，所病不同。就是因为虽然他们同样是心脾两虚，但是心脾两虚之外尚有不同。如果是心虚为主，就容易出现健忘、心悸为主的症状；如果脾虚为主，素体脾虚，就容易出现脘胀、便溏的症状；如果本身气血素弱、脾肾两亏，再因为各式各样的原因，引起了心脾亏虚以后，就容易出现阳痿、早泄。邪气总是因其虚而客之，这就是参以虚实的含义。

4. 邪气停留在不同部位，就引起不同的疾病

接下来，又进一步阐述了"参以虚实，大病乃成"的后果——"气有定舍，因处为名"。邪气侵犯人体，它最后总会停留在某个地方，就是所谓的"气有定舍"。"因处为名"，就是因邪气所客之处而命名这个疾病。比如，风邪侵袭人体，先客于皮毛腠理，那么病在皮毛腠理，就叫它表证。如果邪气不是伤于皮毛腠理，而是直接从呼吸口鼻而入。比如迎寒风而行，北风呼呼地对着人吹，就可能肚子痛，在生活中会有这样的体验。"因处为名"，就变为中寒证。而如果是呼吸了大量的寒冷空气，会出现咳嗽，那是风寒咳嗽。

这个思想在前面的条文里已经有讲过了，"气合而有形，得脏而有名"（《灵枢·顺气一日分为四时》）。"气合而有形"，邪气与正气相合、搏结，发生了一系列的后果，就会产生相应症状，这就是"气合而有形"。这一系列的症状，应该怎么去命名它呢？"得脏而有名"，根据邪气伤于何脏，伤在何处，就能给它取一个病名。根据这个病名，就能知道这个疾病的病机特点。比方说肺胀证，病位一定在肺，气机特点是胀，痰气胀满。只要看病名，我们就知道这个病是怎么回事儿了。

"上下中外，分为三员"，是接着"气有定舍"讲的。邪气能定于何处呢？无非就是这几个方面嘛，要么上面，要么下面，要么里面，要么外面，所以"上下中外，分为三员"。有人认为，"上下中外"是定位。"分为三员"就不能作为定位来理解了，而是针对病邪来讲的，也就是"三部之气，所伤异类"的这三部。"风雨则伤上，清湿则伤下，还有喜怒则伤脏"，是这个三员。

这段话反映了中医学对整个发病过程的认识。病因是"中于虚邪"，"因与天时"；病机则"参以虚实"，然后再看病理机转；病位，也要"参以虚实"，然后"气有定舍，因处为名"。这样我们就可以知道疾病的病性，以及可能出现的各种病症。

（二）风厥是如何发病的

黄帝曰：人之善病风厥漉汗者，何以候之？少俞答曰：肉不坚，腠理疏，则善病风。黄帝曰：何以候肉之不坚也？少俞答曰：䐃肉不坚，而无分理，理者粗理，粗理而皮不致者，腠理疏，此言其浑然者。（《灵枢·五变》）

"漉"就是渗出、湿润的意思。漉汗，就是汗出漉漉。汗不停地出，身上一直是湿的状态，就叫作汗出漉漉。汗出漉漉可不是微汗出，而是大汗出，常汗出。

"䐃肉不坚"，肌肉结聚而突起的地方就叫作"䐃"。身上哪个地方的肉最能够被称为䐃肉，它是隆起来的，鼓起来的？臀部的肌肉最丰满，为阳明经所过。所以，"䐃肉不坚"首先就是臀部的肉少了。

"而无分理，理者粗理，粗理而皮不致者"，这段话读得特别别扭。一般都是按照《太素》的校勘："而无分理者，肉不坚；肤粗而皮不致者，腠理疏。此言其浑然者。"这么一校，我们就明白了，这里讲的是腠理疏松的意思。

这段条文是在讲风厥是怎么发病的。按黄元御的观点，他在《灵枢悬解》里说"此肌肉之本，䐃肉不坚"，连最大的肉都不坚了，"则其余肉必不坚也，此言其浑然者，浑举其大概而言之也"。这里有两层意思。第一，黄元御认为"䐃肉不坚"指的是所有的肉都不坚。因为连大肉都不坚了，那么小肉就愈加得不坚。第二，"此言其浑然者"的意思是说风厥的病机大概就是这么回事吧。用英语说就是"Something like this"，大约是这么回事。

对于"此言其浑然者"，有不同的解释。《灵素节注类编》里说："浑然者，即无分理之谓也。"就是说腠理已经没有分理了。没有分理，说明腠理不紧致，疏松。原文的"而无分理……腠理疏"跟这里注的"浑然"的意思相类似。"此言其浑然也"是再一次强调腠理疏松。

这段文字分析了风厥病的发病原因是腠理疏松，所以善病风。但是讲到风厥"善病漉汗"，我们有必要跟另外一个疾病鉴别，那就是漏泄病。

漏泄病是一个什么样的病呢？"热饮食下胃，其气未定，汗则出，或出于面，或出于背，或出于身半"。简单地说，就是一吃饭就哗啦哗啦地出汗。漏泄出汗的另一个特点是"固不得循其道"，有的是头上出汗，有的汗出在脊背上，有的出在左边，有的出在右边。

"漏泄"和"风厥"这两个病很像。它们的区别在于，风厥的病机特点是肉不坚，腠理疏，强调的是腠理疏松。漏泄是先有邪气所伤，后因其风邪留腠理不去，所以内开腠理，毛蒸理泄。再加上吃了热饮食，热饮食入胃以后，就有剽悍的卫气产生，卫气迫津外出，而不循其常道。漏泄病强调的是先有邪气入侵。

这两个疾病是有可能会同时出现的。它们既可以独立存在，也有可能同时出现。如果只是风厥病，就用固表的方法就可以了。如果是漏汗病，除了固表以外，还要清疏其邪气。比方说玉屏风散里，在固表的同时，又加了清除邪气的药物，那么它应该是可以用来治疗漏泄的。但是，玉屏风散疏散邪气的力量不强，而且漏泄的病机还有"毛蒸理泄"，意味着腠理这个时候已经有邪郁化热了，再加上卫气的性质也是热。所以，治漏泄病仅有防风疏散邪气可能不够，还要再加其他辛凉解表的药物，可能效果会更好一些。

（三）消瘅是如何发病的

黄帝曰：人之善病消瘅者，何以候之？少俞答曰：五脏皆柔弱者，善病消瘅。黄帝曰：何以知五脏之柔弱也？少俞答曰：夫柔弱者，必有刚强，刚强多怒，柔者易伤也。黄帝曰：何以候柔弱之与刚强？少俞答曰：此人薄皮肤，而目坚固以深者，长衡直扬；其心刚，刚则多怒，怒则气上逆，胸中蓄积，血气逆留，臗皮充肌，血脉不行，转而为热，热则消肌肤，故为消瘅。此言其人暴刚而肌肉弱者也。（《灵枢·五变》）

"长衡直扬"，有的地方写成"长冲直扬"。眉上的地方叫作"衡"，眉毛叫作"扬"。"长衡直扬"，是指两根眉毛竖起来这种感觉。生气的时候才会有这样的表现，很像是武侠小说里面经常说的一句话："眉毛扬了一扬。"就是这样的一个状态。

消瘅，是以消为特征的瘅病。《内经博议》说得很好："消则消铄肌肉，瘅为内有郁热。"凡是瘅就是热病，瘅就是热的意思。既能吃，然后本身又有热，这就是消瘅。为什么有的人特别容易得消瘅病呢？少俞说："五脏皆柔弱者，善病消瘅。"黄帝就继续追问："何以知五脏之柔弱也？"你怎么知道病人的五脏是否柔弱呢？

"五脏皆柔弱者，善病消瘅。"并不只是在这一段条文里有这个思想，在《内经》里面有很多地方都会提到。比方说在《灵枢·本脏》，讲"心脆则善病消瘅热中"，"肺脆则苦病消瘅易伤"，"肝脆则善病消瘅易伤"，"脾脆则善病消瘅易伤"，"肾脆则善病消瘅易伤"，"五脏皆脆者，不离于病"。张景岳在《类经·会通类》里面总结了一句:"五脏脆者,皆善病消瘅易伤。"脏脆和柔弱是同一个意思。

为什么五脏柔弱容易病消瘅呢?因为五脏是藏精气而不泄的,主藏精。如果五脏都柔弱,所藏精气津液就必然不足。津液不足,不能制阳,则容易生热,所以善病消瘅。讲到这里,大家想想消瘅的本质是虚,还是实?它的底子应该是虚,往往就是所谓的本虚标实证。如果没有本虚在前,那么仅仅是肥甘贵人,是不是一定会变消瘅呢?还是我们前面讲的一句话,大家都在吃这个很好吃的东西,为什么有人得了消瘅,有人不得消瘅呢?人的脏腑坚脆各有不同,到底是否发病,还是要"参以虚实"的。

如何判断是否五脏都柔弱呢?"何以知柔刚?"有柔就有刚,既然有柔弱,就有相对的过胜。那么五脏的柔弱,体现在什么地方?"皮肤薄",因为津衰气少,不能濡养皮毛。哪里刚呢?心肝二脏刚强。因为肝的表现特点就是"目坚固以深,长冲直扬"。"目坚固以深",这很好啊,忧郁的蓝眼睛,深深的眼眶,这是帅哥标配啊。但这里不是这个意思,这里指的是目光坚固,显得比较呆滞,不灵动。如果真的是帅哥的忧郁眼神,就证明他的五脏气血还是比较调和的。两眼必须要有神,他才能够很帅。两眼无神,帅不起来。

"长冲直扬",就是眉毛上扬,有些生气的表现。这是心、肝二脏刚强的外在反应。这是因为五脏津液不足不能制阳,所谓"柔弱者,必有刚强"。以五脏而言,如果说有阳热亢盛,当然是心肝阳盛最为常见,脾肺的阳气不容易亢盛,这是由脏腑的特点决定的。

在这种情况下，为什么能够发展成为消瘅呢？原文继续分析，"其心刚，刚则多怒"，这是心和肝的问题，心阳亢盛，就容易脾气暴躁。"怒则气上逆"，气血上逆蓄积于胸中，于是"胸中蓄积，血气逆留"。

什么叫作"䐃皮充肌"？"䐃"是使其变宽，"充"是使其充满。皮肤变宽了，说明腠理疏松。肌肉充满了，是邪气壅盛于肌肉。邪气是从胸中蓄积的血气化生而来的，或者是血气本身，或者是血气郁而化热。于是"血脉不行，转而为热，热则消肌肤，故为消瘅"。

我们已经学过"壮火食气"。大热能够消烁气，气是无形的。这里我们学了热还能消肌肤，肌肤是有形的。热消肌肤，"故为消瘅"。既然肌肉、皮肤都被邪热消烁了，消瘅的病人会比以前瘦。也许他以前八十公斤，现在五十公斤。"此言其人暴刚而肌肉弱者也"，虽然他的性情很暴刚，但这是假象，是五脏柔弱导致的。这种假象的暴刚反而会生热，消肌肤，导致肌肉弱。

说到这里，大家可能会想到另外一个疾病——痿证。痿证的特点就是肌肉柔弱，痿弱不用。刚开始在《中医内科学》里学到痿证的时候，可能很难理解为什么肺热叶焦会发生痿证。现在看到这段文字就知道了，因为热能够消肌肤。

热邪善消，这是《内经》里非常重要的一个观点。之前讲过"故瘦留著，不从内，外中风之病"，风邪留著于人体不去，郁而化热，于是消烁肌肉，所以"故瘦留著"。

（四）邪气中人的规律

黄帝问于岐伯曰：邪气之中人也，奈何？岐伯答曰：邪气之中人高也。黄帝曰：高下有度乎？岐伯曰：身半已上者，邪中之也；身半已下者，湿中之也。故曰：邪之中人也，无有常，中于阴则溜于腑，中于阳则溜于经。黄帝曰：阴之与阳也，异名同类，上下相会，经络之相贯，如环无端。邪之中人，或中于阴，或中于阳，上下左右，无有恒常，其故何也？岐伯曰：诸阳之会，皆在于面。中人也，方乘虚时，及新有力，若饮食汗出，腠理开而中于邪。中于面则下阳明，中于项则下太阳，中于颊则下少阳，其中于膺、背、两胁，亦中其经。黄帝曰：其中于阴，奈何？岐伯答曰：中于阴者，常从臂胻始。夫臂与胻，其阴皮薄，其肉淖泽，故俱受于风，独伤其阴。黄帝曰：此故伤其脏乎？岐伯答曰：身之中于风也，不必动脏。故邪入于阴经，则其脏气实，邪气入而不能客，故还之于腑。故中阳则溜于经，中阴则溜于腑。（《灵枢·邪气脏腑病形》）

这段原文讲的是邪气中人的规律。还是先讲一讲需要校勘的地方。第一个地方是"邪气之中人高也"。这句话读起来，会觉得有点不通。现在大多数人的意见是根据《太素》改成"邪气之中人也高"。"也"，是语气词，意思是邪气中人的位置会比较高。

第二个要校勘的地方是"邪之中人也，无有常"。在这段文字的后面，有一句"或中于阴，或中于阳，上下左右，无有恒常"。按照文法，前后是对应的，这里的"无有常"应该改成

"无有恒常"。这个也是《太素》的意见。改成"无有恒常"以后，读起来就会通顺很多。因为前面"邪之中人也"中，实际上有意义的是前面四个字"邪之中人"。"无有恒常"，很顺。如果是"无有常"，就会觉得文法上不是特别通。

第三个要校勘的地方是"中人也，方乘虚时，及新有力，若饮食汗出"。这个"若"字，就比较难理解，一般是把它校成"热"字。"热饮食汗出"，就是吃了热的东西会有汗出来。

这段文字是有点长的，而且是在反复论证，容易给人一种颠三倒四的感觉。但是我们不要急，慢慢来看，也不是很难看懂。

开篇首先是讲"邪气之中人也高"。字面意思很容易理解，就是邪气中人是在高位。这里就有几个问题：为什么邪气只中人之高位呢？难道说位置比较低的地方就不会被邪气所伤了吗？这就涉及对邪气的理解。《太素》说"高在头"，意思是说"邪气中人也高"中的"高"，指的是头部。这个当然也是有依据的。我们后面也可以再看到，"风热邪气多中人头也，故曰在上也"。那很明显，《太素》认为这个邪气指的就是风热邪气。

风热邪气是什么性质的邪气呢？从阴阳上讲，是阳邪。阳邪伤阳位，风热邪气就多中人头。同样，也是《太素》里面说："高者，上也。身半以上，为风雨之邪所中。"既然在这里是把"高"理解为身半以上，那我们就很容易想到，还有身半以下呢？所以接下来就说："身半以上者，邪中之也。身半以下者，湿中之也。"可见，这里的邪气就是指中身半以上的邪气，换句话说就应该是阳邪，像风邪、热邪这样的阳邪。

与之相对应，"身半以下者，湿中之也"。这个"湿"当然也只是一个指代，指的是阴性的邪气，主要是寒邪和湿邪。在《内经》其他地方也可以看到类似的条文："风雨则伤上，清湿则伤下。"

"邪之中人也高"这段话讲的是：阳邪伤阳位，阴邪伤阴位。这是一个邪气中人的大规律。可是，后面紧接着又说"邪之中人，无有恒常"。这是说邪气中人之后，发病是没有一个恒常不变的规律的，也可能发在阳，也可能伤在阴，都有可能。

然而"无有恒常"并不是说完全没有规律。接下来就提出了第一个规律："中于阴则溜于腑，中于阳则溜于经。"并且对此做了解释。"阴之与阳也，异名同类，上下相会，经络之相贯，如环无端。"经络整个是形成一个环形，一个大的循环。它是没有起点也没有终点，昼夜不止，循环不已的。邪气侵犯人体，有可能中于阴，有可能中于阳，上下左右都有可能。在这种情况下，它会产生什么样的病变后果呢？

想要了解这句话，首先就要搞清楚这里的阴和阳指的是什么。这里的"阴""阳"指的是阴经和阳经。《类经·疾病类·邪之中人阴阳有异》的注释说："经脉相贯合一，本同类也。"无所谓阴经和阳经，阴经就是阳经，阳经就是阴经，经和经之间没有本质的区别，这叫作"本同类也"。但是，因为人体本身的特点，上下左右，其部位各有所主，有属阳的地方，也有属阴的地方。于是"阴阳之名异矣"。

特别把《类经》这句注文拿出来，是因为其中的思想对于我们从整体上把握经络是非常有帮助的。要知道，并不是说在阴经里走的是阴气，阳经里走的是阳气。气本身流行于全身，或行于阴经，或行于阳经；而阴经和阳经本也没有本质的区别。因其分布在阴位，它就是阴经；分布在阳位，它就是阳经。阴经分布在阴位，它就具有阴的特点，其气机循行也就随之具有阴的特点；阳经分布在阳位，那么同样它的气机循行也就具有阳的特点。我们讲经络循行的规律，阳经要降，阴经要升，阴阳能够相交，这个本身也是由于其分布的部位所决定的。

理解了这一点之后，我们就能够理解什么叫"中于阴"和"中于阳"。"中于阴""中于阳"，除了理解为中于阴经和阳经以外，更重要的是中于阴位，或者阳位。比如，"邪气之中人也高"，这是中于阳位。"身半已下者，湿中之也"，这是中于阴位。

为什么说"中于阳则溜于经"呢？这里就举了一个例子来说明。最典型的阳位，就是头部。《太素》也特别提出来"邪气之中人也高，高在头"。因为头是诸阳之会，所有的阳经都交会于头面部。如果邪气中于人的面部，会是什么情况呢？

首先，要知道什么时候头面部易为邪气所中。原文中提出了三种情况：方乘虚时、新用力、热饮食汗出。这三种情况的共同点是，它们都是正气相对不足的时候。

第一个，方乘虚时，是正气亏虚。第二个，新用力，刚刚用过力，劳则气耗，正气是一个相对不足的状态。第三个，热饮食汗出，进食了热的饮食，所以出汗。这个时候的肌腠是腠理疏松开泄的状态，表卫相对不足。这些状态都是更容易为邪气所凑的，于是"腠理开而中于邪"。

这三种情况都可以导致腠理开为邪气所凑。可是邪之所凑，"无有恒常"啊。有可能中于面，有可能中于项，有可能中于颊，因其所中的部位不同，邪气就留于不同的经脉。中于面，邪气就下阳明；中于项，就下太阳；中于颊，就下少阳。这个规律就是根据各经所过的规律而来的。

邪气中于头面，是这样一个规律，这只是举了一个例子。邪气之中于膺、背、两胁，"亦中其经"，就是说，邪气如果中于身半以上——身半以上无非是胸膺、背部、两胁和头——中于这些阳位，也是和中于头面一样，中其何经，邪气就留于何经。具体来说，如果是中于膺，邪气留于阳明经，足阳明胃经就循行于此。中于背，邪气留于太阳经，足太阳膀胱经行于背部。中于两胁，邪气留于少阳胆经，以此类推。所以，这两句话都是举例子。

我们还可以进一步想一下。同样是阳位，同样是中于背，那么中于背上的不同地方，是不是仍然有阴阳的区别？这样辨证就可以很精细了。

"亦中其经"，这是邪气中于人的第一个大规律。第二个规律，邪中于人的前提是"方乘虚实""新用力""热饮食汗出"。在《太素》里面，把这三点合并起来说"有此三虚，故邪中人"。

《内经》里原文指的三虚，其实不是这个意思。《内经》里最典型的三虚，是《灵枢·岁露论》里面提出的"乘年之衰，逢月之空，失时之和"，讲的是人与天时相应的三虚。这个是最经典意义上的三虚。《素问·本病论》还有说"遇饮食饱甚，汗出于胃，醉饱入房"，这是饮食和生活起居异常导致的三种虚证，也被合称为三虚。《难经》里所说的三虚是"有脉之虚实"，"有病之虚实"以及"有诊之虚实"。这个三虚是我们平时比较常讲的三虚。《万氏女科》里也提出了一个三虚，"三虚者，天地晦冥，日月薄蚀，雷电风雨，晦朔弦望，天之虚也"，这都是天时的变化；"地震土陷，山崩水溢，地之虚也"，这都是地理环境的变化；以及"忧怒悲恐，醉饱劳倦，人之虚也"，这是人的情志作息饮食的变化。他分别以天、地、人三个方面来概括三虚。

无论是上面讲的哪种三虚，包括前面讲的"方乘虚实，及新用力，热饮食汗出"，都是一些能够引起人的正气相对不足的行为，或者时间点。而这些行为和时间点有一个共同的规律，就是没有按照天地的规律来作息、起居、饮食，所以会损伤人体。这个三虚，是透着浓浓的天人相应思想的。因此不管何时，只要人不能与天时相应，就会虚。其中最典型的例子就是"乘年之衰，逢月之空，失时之和"。

关于"热饮食汗出"，《灵枢·营卫生会》里面，专门有讲热饮食汗出的一种病，叫漏泄病。漏泄病就是腠理开而容易被邪气所侵的一种病。我们来复习一下。

黄帝曰：人有热饮食下胃，其气未定，汗则出，或出于面，或出于背，或出于身半，其不循卫气之道而出，何也？岐伯曰：此外伤于风，内开腠理，毛蒸理泄，卫气走之，固不得循其道，此气慓悍滑疾，见开而出，故不得从其道，故命曰漏泄。

　　这也是"热饮食汗出"，当然在《灵枢·营卫生会》这段条文里面，重点要说的不是"热饮食汗出"的后果，而是病因。漏泄的病因是因为已经为风邪所伤，腠理依然开泄，风邪郁于腠理而化热，所以叫"毛蒸理泄"。在这种情况下，卫气本身又是剽悍滑疾之气，得其道则走之。既然腠理开，那就从腠理走，所以"卫气走之"，"不循其道"。因为卫气漏，而泄其津液，所以叫漏泄病。

　　热饮食，包括饮食物的温度和性质两种热的可能性。这种情况下可以用桂枝汤治疗，也可以用玉屏风散。还可以直接用典型的发表药，甚至于羌活、防风之类，或者荆防败毒散都可以。具体用哪个方，取决于外伤于风和内开腠理之间的关系，是风邪为主还是腠理开泄为主。如果说是外伤于风为主，当然这个风肯定不仅仅是指风邪，是包括所有的外感邪气都在其中。那就可以用九味羌活汤、荆防败毒散。如果说虽然伤于风，但是风邪并不重，是以腠理开泄为主，可以用玉屏风散。如果是以营卫不和为主，可以用桂枝汤。根据外伤于风和内开腠理之间的比例和关系，我们不是只有一个方可以选择。

　　既然说"中于面则下阳明，中于项则下太阳，中于颊则下少阳"，而对于《内经》来说，比较强调针刺疗法，我们在选穴的时候，就可以有一个选择。下阳明就可以取阳明经的穴位，下太阳就可以取太阳经的穴位。如果是用药物治疗，还是本着"因其所在而治之"的原则。可以用引经的药，或者根据药物的归经来选药。

　　在《医学启源·随证治病用药》里讲引经药，举的例子就是头痛，也是从这里来的。最开始是《内经》在这里举了头痛的例子，后来都喜欢举这个例子。头痛必须用川芎，张元素认为川芎是治头痛主药。因为川芎是风药，颠顶之上，唯风药可至。所以头痛须用川芎，如不愈，各加引经药：太阳经的用蔓荆子；阳明经的用白芷；少阳经的用柴胡；太阴经的，当然这里指的是足太阴脾经，用苍术；少阴经的用细辛；厥阴经的用吴茱萸。但是，张元素特别指出，颠顶痛要用藁本，并且去川芎。因为藁本是风药，所以要去川芎，免得风燥太过。

这是第一次明确提出引经药的文献。引经药是到了张元素才明确提出来，后世才逐渐开始运用的。所以但凡是分经用药，基本上都是走易水一派的路子。

分经用药就是分脏腑，因为"分经"必须是落实到脏腑。比如太阳经就是膀胱经，最终还是要落实到膀胱。自从有了引经药的理论，有了分经论治的理论以后，中医学才逐渐把脏腑用药的理论完善起来。脏腑用药就是自元素始的，分经和分脏腑，本质上的含义是一样的。

前面讲的是中于阳，我们再看看中于阴。"中于阴则溜于腑"，前面讨论的就是阳经，这里讲阴经，阴经就是脏。为什么中于阴反是"溜于腑"，而不是"溜于脏"呢？原文给出了解释。首先说"其中于阴，奈何？"意思是说，那些中于阴经会发生怎样的病变呢？或者邪气中于阴位的，清湿则伤下，身半以下湿中之也，这种情况是怎么发生的呢？有什么规律呢？"中于阴者，常从臂腑始。""夫臂与腑，其阴皮薄，其肉淖泽，故俱受于风，独伤其阴。"臂与腑都属于人的阴位，皮肤很薄，

"其肉淖泽"，淖泽就是湿润的意思，也是指的柔嫩。

同样是伤风邪，如果伤的是阳位，则留于阳经为病；如果是伤于阴位，就留于阴经为病。伤于阴经以后，会有什么样的病理表现？我们举个例子。如果说伤的是手太阴肺经，那会伤到肺吗？不会。那就留在肺经里面吗？就伤于经了？也没有。那邪气跑哪儿去了？"溜于腑"，传到与其相表里的腑了。为什么"溜于腑"？因为"身之中于风也，不必动脏"。邪气还不足够强盛，没有到可以伤到脏的地步。因为"脏气实"，正常人是有抵抗力的，脏气是坚实的，所以"邪气入而不能客"，只能"还之而出"。出于何处呢？就入于腑，与这一脏之相表里的腑。这就是"中于阴则溜于腑"。

通过这段条文，我们稍微阐发一下。大家想一想，是不是"中于阴"就一定只是"溜于腑"呢？不一定。如果脏气不实呢？"则其脏气实"的"则"是如果的意思。如果脏气实，那么邪气入而不能客；如果脏气虚，那就入而客之，这样就会产生更加严重的疾病。在这里，还是反映了《内经》中以正气为主的发病观。一定是正气强盛则能抗邪，正气虚弱才会著而为病。

讲到"中于阴则溜于腑"，我们也就很容易联想到《伤寒论》。三阳经之病，每经都有经病、腑病。太阳经病、太阳腑病，阳明经病、阳明腑病，少阳经病、少阳腑病。其中，腑病重，经病轻。因为中于阳位，阳气本来旺盛，卫外能力强；再加上阳本来是表，阴本来是里。如果是"溜于腑"，证明邪气首先就是伤于阴位的。我们再想想，平时容易伤于阴吗？同样是俱于风，怎么会伤到臂与腨这种阴位皮薄的地方呢？要么是邪气太盛，要么就是不加摄养，或者是正气不足。已经有了"伤于阴"的前提条件，所以才会"溜于腑"。

外邪中人的基本原则是"同气相求"：阳邪伤于阳位，阴邪伤于阴位。外邪中人经脉的传变规律则是正虚邪凑——哪里正气虚了，邪气就往哪里跑。

这是在哪里体现出来的呢？"腠理开而中于邪。中于面则下阳明，中于项则下太阳，中于颊则下少阳。"同样是风寒邪气，有没有可能只吹到脸而不吹到脖子，或者只吹左脸不吹右脸？这是不太可能的。为什么有的人中于面，有的人中于项呢？因其阳明虚，故中于面；因其太阳虚，故中于项。这是一个正邪相互影响的发病过程，发病是正虚则邪凑。传变的时候，也是一样的。同样是阴位受邪，"则其脏气实则返于腑"；如果脏气不实，则入于脏。

（五）邪气伤五脏

黄帝曰：邪之中人脏奈何？岐伯曰：愁忧恐惧则伤心。形寒寒饮则伤肺，以其两寒相感，中外皆伤，故气逆而上行。有所堕坠，恶血留内，若有所大怒，气上而不下，积于胁下，则伤肝。有所击仆，若醉入房，汗出当风，则伤脾。有所用力举重，若入房过度，汗出浴水，则伤肾。黄帝曰：五脏之中风奈何？岐伯曰：阴阳俱感，邪乃得住。（《灵枢·邪气脏腑病形》）

这段条文主要讲了三个方面的内容：第一，是五脏所伤的病因，具体有哪些原因可以引起五脏所伤；第二，是讲了五脏受伤之后的病机；第三，什么情况下可以出现五脏所伤。

条文中是按照心、肺、肝、脾、肾的顺序来排列的。按五脏的这个顺序，首先是讲了引起某脏所伤的主要原因。比方说愁忧恐惧，就伤心；形寒寒饮，就伤肺；有所堕坠，恶血留内，再加上有所大怒，就伤肝；有所击仆，醉以入房，汗出当风，就伤脾；有所举重，复以入房过度，汗出浴水，就伤肾。

为什么这些因素可以引起五脏所伤呢？这些病因损伤五脏以后，会出现什么样的病理机转呢？我们一条一条来看。

1. 愁忧恐惧则伤心

愁、忧、恐、惧，这里讲了几种情志呢？七情喜、怒、忧、思、悲、恐、惊，这里并没有全部列出来，就只是说愁、忧、恐、惧，少了怒、思、惊。那是不是说只有愁、忧、恐、惧伤心，怒、思、惊就不伤心呢？应该说不是的。因为心主神明，所有七情都是由心所主的。如果七情太过，包括任何一种情志太过，都有可能会伤到心。

这就提示我们，在临床上诊疗一些与情志相关的疾病时，除了现在非常习惯性地考虑到肝以外，还要重视心在其中的重要作用。《太素》注这段条文的时候说："愁忧恐惧，内起伤神，故心脏伤也。"因为心主神明，愁忧恐惧这些情绪都是由心生，从内而起的，那么它们太过、过激，就容易损伤心神，所以说"心脏伤也"。

《类经·疾病类·邪之中人阴阳有异》里也是类似的意见："心藏神，忧愁恐惧则神怯，故伤心也。"神气都怯弱了，可见心神已然受到了相当的伤害。

我们也可以从临床上来进行反推。这是一张非常有名的养心方子，叫养心汤，出自《古今医统》，《仁术便览》里面也有引用。我之所以选《仁术便览》里的这段话，是因为《仁术便览》的"养心汤"的条目里面特别提到了"愁忧思虑伤心"这句话，可以作为一个反证。那么后来包括《汤头歌诀》里，都有引用这个方子，是非常有名的一个方。

【养心汤】治忧愁思虑，伤心，惊悸不宁。治停水，怔忡，加槟榔、赤茯苓。

黄芪、白茯神、半夏曲、当归、川芎各五钱，甘草四钱，辣桂、远志（去心，姜汁炒）、柏子仁、五味子、酸枣仁、人参各二钱半。上每服三钱，姜三片，枣一枚煎。（《仁术便览》，原出《古今医统》）

养心汤主治什么呢？"忧愁思虑，伤心，惊悸不宁。"这是两组症状。第一组是愁忧思虑，我们可以从条文里面看到"忧愁思虑，伤心"。愁忧思虑是伤心的一个病因，当然不是说引起了心神受伤以后，它就消失了。这些情绪变化是仍然存在的。而且我们进一步想想，假如心神受伤，愁忧思虑应该是仍然存在，进一步加重，还是干脆就没有了呢？应该说是继续存在，甚至于会进一步加重。因为心神受伤，心主神明的功能减退了。

在伤心以后，除了这种情志的改变以外，还会出现心失所养的症状。这是第二组症状：心悸不宁，甚至会有怔忡。

这张方子的组成，首先有黄芪、茯神，还有白茯苓，这是既能益气又能养心的药；再加上一些血分药如当归、川芎，这是可以直接养心血的；柏子仁、酸枣仁，都是养血安神的，柏子仁养心血，酸枣仁养肝血；人参既能安神定志，又能补气生津，这都是养心药。除此之外，还用了远志宁心安神；用了肉桂，肉桂可以入心经而宁神。交泰丸就是用黄连和肉桂。肉桂温阳，与黄连相配，可以交泰心肾，也是一个很常用的方子。

2. 形寒寒饮则伤肺

这是我们很熟悉的一句条文。只要是讲到咳嗽，都会谈到这句。"形寒"是指由外而感于寒邪。"寒饮"是在内而伤于寒饮。内外合邪，两种邪气都能够伤肺，加在一起伤肺的能力就更强了。

为什么说"形寒"和"寒饮"本身就都可以伤肺呢？肺合皮毛，为娇脏，其脏恶寒，所以"形寒"最能伤肺了。饮冷为什么能够伤肺呢？肺脉是起于中焦，循胃口上膈属肺的。所以胃中饮食的寒气就很容易循经脉上注于肺而伤肺。那么外有寒，内有饮，形寒寒饮合在一起，当然就更容易伤肺了。原文也说"以其两寒相感，中外皆伤"。中就是内的意思，内外都受了伤，肺就受伤了。

肺伤了以后会出现什么情况呢？肺是主肃降的，肝升肺降。如果肺有异常了，气机就不降，不降即为逆，于是"气逆而上行"。临床上就会出现咳嗽，甚至喘息等症状。

当看到"形寒寒饮"的时候，我们首先想到什么方？小青龙汤！小青龙汤方歌里说专治"外束风寒内停饮"，这里就是形寒寒饮。所以，"形寒寒饮则伤肺"就是一个小青龙汤证。或者更严格地说，小青龙汤证是一个典型的形寒寒饮的病证——因为形寒寒饮可能不光是小青龙汤证，也可能是其他一些方剂所主之证。比如，假若形寒不只是停留于表寒，更是寒邪深入与内在的水饮相合的话，它就变成真武汤证了。

在《伤寒论纲目·咳嗽》里面说："虽皆为停饮所作。而小青龙所主，为水饮与表寒相合而咳者；真武汤所主，为水饮与里寒相合而咳者。不可不知也。"表寒也好，里寒也好，都是形寒，都属于"形寒寒饮则伤肺"的范畴。在临床应用上，根据患者的实际情况，有时要用小青龙汤，有时要用真武汤。

这段条文还提示我们，治疗咳嗽患者的时候，不能用很多寒性的药物，或者让患者喝冷水。有的时候，父母看到孩子咳嗽老是不好，听说梨子是润肺的，给他吃点梨，这样可能就不一定好。因为这些都是寒饮范畴。

即使需要润肺，也要兼顾到会不会产生寒饮。比如说，如果说真的要用梨子润肺的话，就不要去吃生梨，要把梨子蒸一下，川贝炖梨、冰糖炖梨等，就比较好。在用药上来说，治咳嗽也不宜过于寒凉。即使患者确实是痰热咳嗽，还是要顾护肺气，要记得"形寒寒饮则伤肺"，用药不可以过于寒凉。

3. 有所堕坠则伤肝

对于肝来说，条文里说的是"有所堕坠，恶血留内，若有所大怒，气上而不下，积于胁下，则伤肝"。看到这句话的时候，我们首先会想到，为什么是有所堕坠就伤肝呢？按一般的想法，有所堕坠以后，应该是哪儿摔到就伤哪儿。可能伤到的是会阴，那是骑跨伤；或者可能伤的是腿，那是两腿着地了；

或者伤的是其他某些地方。可是为什么"恶血留内就会伤肝"呢？这确实是一个很值得思考的问题。

通读整本《内经》，就会发觉"有所堕坠"作为一个常见病因，在《内经》里反复出现。至少有以下这四处关于"有所堕坠"的原文。

一是《素问·缪刺论》："人有所堕坠，恶血留内，腹中满胀，不得前后。"这跟我们讲的这句话非常像，病机也是比较一致的。"先饮利药，此上伤厥阴之脉，下伤少阴之络。"厥阴之脉，就是肝经。少阴之络，是足少阴肾经。这里的"有所堕坠"，伤的是肝肾。

二是《灵枢·寒热病》："身有所伤，血出多及中风寒，若有所堕坠，四肢懈惰不收，名曰体惰。"这是说"有所堕坠"之后，会产生一种病，叫作"体惰"。怎么治呢？"取其小腹脐下三结交。三结交者，阳明太阴也，脐下三寸关元也。"阳明，足阳明胃经；太阴，足太阴脾经。这里的"有所堕坠"最后是归结到脾胃的。

三是《灵枢·贼风》："若有所堕坠，恶血在内而不去……虽不遇贼风邪气，必有因加而发焉。"在这里，"有所堕坠"成为一个"虽不遇贼风邪气"，是发病的一个重要诱因。

四是《素问·经脉别论》："有所堕恐，喘出于肝，淫气害脾。"很明显，"有所堕坠"也是伤肝。

为什么"有所堕坠"以后，大都会伤肝呢？这是因为堕坠之伤，病在筋骨。肝合筋，肾合骨，所以堕坠所伤必伤厥阴、少阴二经。其次，肝藏血，"有所堕坠"以后会产生恶血，恶血最后都流到哪里去了呢？尽归于肝。所有恶血都归于肝经。肝经的外应是胁，所以恶血多积于两胁。

在《证治准绳》里面说"夫从高坠下，恶血留于内，不分十二经络"，不管是哪一经，它都作为伤肝经，"医人俱作中风肝经，留于胁下，以中风疗之"，这是因为"血者皆肝之所主"的原因。这样，我们就清楚了，"有所堕坠"以后产生的恶血，它就必然会伤肝，因为肝藏血。

既然"有所堕坠"都是伤肝，那我们想想，对于"有所堕坠"而产生的疾病，包括"必有因加而发焉"的堕坠所生之病也好，还是说堕坠以后直接产生的一些疾病，或者直接的外伤也好，应该怎么治疗呢？是不是就应该从肝经、血分来治？

让我们来看一看这个经典方，伤元活血汤。它是治疗从高坠下，恶血留于胁下，痛不可忍的方子。这是李东垣的方，他在《医学发明》里面第一次记载了这个方。

> 伤元活血汤。治从高坠下，恶血留于胁下，及疼痛不可忍……《黄帝针经》云：有所堕坠，恶血留内，若有所大怒，气上而不行，下于胁，则伤肝，肝胆之经俱行于胁下，经属厥阴少阳，宜以柴胡为引，用为君，以当归和血脉，又急者，痛也。甘草缓其急，亦能生新血，甘生血，阳生阴长，故也为臣，穿山甲，瓜蒌根，桃仁，红花，破血润血为之佐，大黄酒制，以荡涤败血为之使，气味和合，气血各有所归，痛自去矣。（《医学发明》）

李东垣说"《黄帝针经》云"。《黄帝针经》就是《灵枢经》。

这段话是说"有所堕坠，恶血留内，若有所大怒，气上而不行，下于胁，则伤肝，肝胆之经俱行于胁下"，才会出现这样的一些症状。怎么治疗呢？"以柴胡为引"，柴胡是厥阴、少阳两经的引经药，所以用它为君；然后用当归和血脉，再用甘草来缓急止痛；用穿山甲、天花粉、桃仁、红花，"破血润血"，活血通络；最后加上酒大黄，"荡涤败血"，作为使药，这样就能使"气味和合，气血各有所归，痛自去矣"。这是一个非常好的疏肝、活血、通络、止痛的方子。

这就是我们非常熟悉的复元活血汤。但它第一次出现在《医学发明》的时候，不叫复元活血汤，而是叫伤元活血汤。名字不一样，其实就是这个方子。

我们想一想，这种"有所堕坠则伤肝"，或者说恶血留于胁下则伤肝的经典方，我们在方剂学学过的，最有名的，平时用得最多的活血方，除了桃红四物汤以外，就是在桃红四物汤基础上加减的血府逐瘀汤。血府逐瘀汤是哪两个方子打底？一个是桃红四物汤，还有一个是四逆散。

血府逐瘀汤，按照王清任所说，它是用于逐血府之瘀的。血府在哪里？王清任说的血府在胸腔。但在临床上用这个方子的时候，基本上可以说一身上下，所有的瘀血都可以用血府逐瘀汤，都可以起到一定的疗效。原因就在于有所堕坠、恶血留内以后，这些恶血最后都还是留于肝经，积于胁下。可以用桃红四物汤和四逆散组成的血府逐瘀汤来治一身之瘀血。这也是王清任那么多的逐瘀汤里面，就血府逐瘀汤名气最大，用得最多的一个重要原因。

4. 击仆、醉以入房、汗出当风则伤脾

"有所击仆,若醉入房,汗出当风,则伤脾。""若醉入房",有的书里是要校勘的,校成"若醉以入房"。"醉以入房"在音韵上来说更好听一些。但"醉以入房"和"醉入房"在意思上没什么根本上的区别。

为什么有所击仆、若醉入房、汗出当风就会伤脾呢?在《太素》里是这么解释的:"击仆当风,外损也。醉以入房汗出,内损也。内外二损,故伤脾也。"有所击仆、汗出当风是外损,是由外而伤;醉以入房、汗出是内损,是由内而伤。内外合邪,内外二损,所以会伤脾。

为什么"击仆"会伤脾呢?因为击仆主要是伤于肉,脾主肌肉,所以击仆伤脾。醉以入房呢?关键点不只是在于"醉"。喝酒是喝到胃里去,而且喝酒通常要吃点东西。所以这里是伤于酒食。酒食是伤脾的,所以醉以入房会伤脾。至于入房这个行为呢?很奇怪,历代注家都把入房自动忽略掉了。但实际上,入房不仅仅伤肾,也伤气血。脾为气血生化之源,气血伤则脾伤。汗出当风呢,汗出说明肌腠疏松;当风,则有外邪侵入。又有内损,又有外邪,就容易受伤。但是之所以会伤到脾,还是因为素有脾虚在先。脾虚的原因是什么?有所击仆,伤于酒食。有所击仆、若醉入房是关键,汗出当风是诱因,内外合邪,所以伤脾。

5. 用力举重、入房过度、汗出浴水则伤肾

什么情况下会伤肾呢?"有所用力举重,若入房过度,汗出浴水,则伤肾。"为什么用力举重会伤肾呢?举重主要靠骨

头。肾主骨，"肾主精与骨，用力举重则伤骨，入房过度则伤精，汗出浴水，则水邪犯其本脏，故所在肾"，这是《类经》里说的。有了肾虚做基础以后，再加上汗出浴水。汗出则腠理疏松，这样就给邪气入侵制造了条件，这个时候又"浴水"，同气相求，肾虚复为水邪所伤，就容易伤水脏。肾为水脏，所以伤肾。

看到这段文字，会联想到《素问·水热穴论》中："勇而劳甚则肾汗出，肾汗出逢于风，内不得入于脏腑，外不得越于皮肤，客于玄府，行于皮里，传为胕肿，本之于肾，名曰风水。"这是关于风水的一段论述。

我们比较一下，这两段条文有什么相同和不同的地方呢？我们可以看到相同点是，都有肾虚在先。一种伤肾的原因是用力举重、入房过度；另外一种是"勇而劳甚则肾汗出"。"勇而劳甚"是指强力同房的意思。

在这种情况下，又恰逢汗出。"肾汗出"也好，或者"汗出浴水"也好，都是腠理疏松，或者说玄府开而不阖，给邪气入侵创造了条件。或者浴水，或者逢于风，就会伤肾。首先我们引申一下，在有肾虚、用力举重、入房过度，导致了肾虚的情况下，一旦腠理开泄，就容易为邪气所伤。这时候因为已经有肾虚打底，邪气就容易直伤于肾。如果说是伤于风，就会"内不得入于脏腑，外不得越于肌肤"，形成风水。如果是伤于水，也是可以形成水病的，只是原文中没有明说而已。

除了形成水病，比如风水以外，也有可能形成其他的肾系疾病。比方说，若是在之前各种病因伤肾之后，汗出而逢于热，邪热可能就直接灼伤肾精，灼伤肾阴，可能会导致肾精和肾阴的亏虚，甚至引起性功能的下降，生育能力的下降，甚至引起消渴中的下消，这都是有可能的。

五脏所伤都讲完了以后，会发现一个规律。所有的这些五脏所伤，从第一个"愁忧恐惧则伤心"开始，一直到"有所用力举重，若入房过度，汗出浴水，则伤肾"，都是先伤于脏，由某种原因引起了本脏受伤，然后再合于外邪，内外合邪，最后发病。

除了心没有提到外邪以外，后面的肺、肝、脾、肾都是这样的。这就提示我们，五脏轻易是不会伤的，要想伤到五脏，必须是五脏精气本身已然有所受损。

黄帝也想到了这个问题，就问曰：五脏为什么会感受风邪呢？什么情况下可以出现五脏中于风邪？这个风邪当然是代指所有的外邪。岐伯回答："阴阳俱感，邪乃得住。"阴，主内，为里，指的是脏；阳，主外，主表，指的是肌腠、肌表。"阴阳俱感，邪乃得住"的意思是说，既有五脏本身的亏虚，又恰好逢于邪气入侵，这个时候邪气才能侵犯五脏。

这句话揭示了五脏为邪气所伤的前提条件是五脏亏虚。如果没有五脏精气的亏虚，五脏是不会感邪的。邪气必须得一层一层由表入里：先走肌腠，再入络脉，然后入经脉，入六腑，之后才能入五脏。

这种因虚而发病的观点，应该说是从我们学习《内经》以来，反复接触到的一个观点。我们在讲发病的时候，也多次提到的一个观点，"两虚相得，乃客其形"。如果内在没有虚，邪气也是不能够，或者说很难侵袭到人体，尤其是很难侵袭到五脏的。

二、感而后发

因于露风，乃生寒热。是以春伤于风，邪气留连，乃为洞泄；夏伤于暑，秋为痎疟；秋伤于湿，上逆而咳，发为痿厥；冬伤于寒，春必温病。四时之气，更伤五脏。(《素问·生气通天论》)

这段文字一拿出来，我们就应该感到非常熟悉。但是我们熟悉的通常是《素问·阴阳应象大论》里的一段："冬伤于寒，春必温病；春伤于风，夏生飧泄；夏伤于暑，秋必痎疟；秋伤于湿，冬生咳嗽。"它看起来更简单。

"因于露风，乃生寒热"这是总括，然后分别讲四时之伤。其中"露"是什么意思？现在的教材上解释，"露"是冒、触冒的意思。"露风"，就是触冒风邪的意思，简单地说就是感冒。为什么叫感冒？就是感受触冒风邪的疾病，叫作感冒。王冰的注："触冒风邪，风气外侵，阳气内拒，风阳相薄，故寒热由生。"很明显，他就是持这个观点的。

可是，并不是所有人都同意这个观点。也有人说这个"露"，是"寒露"的意思，是指清湿之邪。这样就与属于阳的风邪相对应。因于"风雨"之邪，就代表什么？风为阳，雨为阴，就可以总括所有的外邪了。比如在《太素》里面说："精亡肝伤，更得寒湿风邪，邪风成者，为寒热病也。"意思很明显，这个"露"就是寒湿的意思。在《素问经注节解》里就说得更明白了："露，雾露也。风为阳邪，露为阴邪，二者中人，皆足以致寒热。"很明显，就是用露和风来指代所有的邪气。更何况在《素问·生气通天论》里面，还有一句话叫"无见雾露"，指的也是不要为外邪所伤的意思。可见即使对《素问·生气通天论》来说，也是有把"露"直接理解为寒露的。所以《素问经注节解》这么解释，当然也是有依据的。

这个"露"是"触冒"，还是"寒露"呢？这两个解释，从文字的角度讲，当然不同。但我觉得从理解经文的角度上讲，没有本质的区别。"因于露风"指的就是为外邪所伤。因为假如按照《新校正》的说法，"触冒风邪，风气外侵"，那么这个风邪很明显绝对不仅仅只是指狭义的风。它已经包括了春伤于风、夏伤于暑、秋伤于湿、冬伤于寒，就已经包括了多数六淫。所以不管怎么去解释这个"露"，最终的含义是类似的。

"因于露风，乃生寒热"，这句话至少有三层含义。第一个，这强调的是因虚则感邪。为什么这么说呢？要联系上下文来看，这段文字的上面是"阳强不能密，阴气乃绝"，紧接着讲"因于露风，乃生寒热"如此等等。所以，"因于露风，乃生寒热"是承上文"阳强不能密"而说的。之所以能够"因于露风"，能够触冒风邪而生寒热，是因为本来阳气就不能固密了，不平和了，卫外的功能差了，所以才会生病。正因为能够产生这样或那样的一些疾病，最终才会导致"阴气乃绝"。

第二个是因邪而发病。因为紧接着下面这句话就是春伤于风、夏伤于暑、秋伤于湿、冬伤于寒，讲了四时所伤之邪。这句话总括，因为邪气的侵犯，所以会发病。这也是《内经》一贯的观点，在《难经》里说"避虚邪贼风，如避矢石然"，不管本身的体质强不强盛，正气旺不旺盛，也不能不去避邪气。避邪气是养生重要的一部分。

第三个强调的是邪伏而发。因为后面举的具体例子是"冬伤于寒，春必温病"，它不是当季就发的。那么是不是说"因于露风，乃生寒热"一定都是邪伏而发呢？不是的。因为因于露风马上生寒热，感邪即发，是为常理。后面是言其变，是讲不符合常理的特殊情况，这种邪伏而发的特殊情况。

邪伏而发的相关条文在《内经》中至少出现过三次。第一次，是《素问·生气通天论》中，我们现在讲的这一段；第二次，是《素问·阴阳应象大论》的"冬伤于寒，春必温病；春伤于风，夏生飧泄"这一段，当然这一段是最为我们所熟悉的，因为《中医基础理论》课本里通常都会引用；第三次，是《灵枢·论疾诊尺》："冬伤于寒，春生瘅热；春伤于风，夏生后泄肠澼；夏伤于暑，秋生痎疟；秋伤于湿，冬生咳嗽。是谓四时之序也。"我们可以看到，这三段条文的文字措辞各有不同，甚至于病证也有小的差别，但它们总的来说是一致的，没有本质的区别。

我们以《素问·生气通天论》为例，来仔细讲一讲"四伤"的含义。首先，它当然是一个邪伏而发，都是由于在前一个季节伤于当季之气，春伤于风、夏伤于暑、秋伤于湿、冬伤于寒，到下一季再发病，表现为一些相应的病理表现。而这些病理表现并没有一个明显的规律，比方说正好是当季之病，也没有；

正好是为上一季所克之病，也没有。它每一季所伤，都是通过不同的机理而导致相应的疾病出现。

（一）春伤于风

为什么"春伤于风，邪气留连，乃为洞泄"呢？首先，风本身就可以引起泄泻。在《太素》里说："风，春之气也。受风过多，极为飧泄肠澼，此为风生泄也。"就是说，如果感受风邪太过，本身就容易导致飧泄、肠澼这样的疾病发生。《太素》同时还指出："春因腠理开发，风入腠闭，内行脏腑肠胃之中，至夏飧泄也。"春天感受了风邪，风邪入里，腠理闭拒，这个时候风邪就没有外出的余地了。可是，又因为正气尚盛，没能感而即发。那么风邪内行于脏腑肠胃之中，到了夏天再发病，这就是伏而后发。

其次，在这里罗列的四个伏而后发，并不只是强调感邪后发。我们现在把它作为伏气发病的理论依据，但《内经》的原文"春伤于风，邪气留连，乃为洞泄"中，重点在于突出阴阳转化之意。尤其是在《素问·阴阳应象大论》里接下来讲"是故重阴必阳，重阳必阴"，"寒极生热，热极生寒"。然后就罗列了"冬伤于寒，春必病温"如此等等。它反映的是一种阴阳转化的现象，是对阴阳转化的一个举例。

《黄帝内经灵枢注证发微》说："春伤于风，而至夏变为后泄、肠澼之病，则寒生热之义可见矣。"到了春天，中的是风寒之邪，到了夏天，反而表现为后泄、肠澼，这是热病，说明寒可以生热。与之相对应的，夏伤暑而变痎疟，秋伤湿而变咳嗽，就是热生寒。而其中寒生热最典型的例子，当然就是"冬伤于寒，春必病温"了。这里是有一个阴阳转化的思想在里面，或者说是用来举例证明阴阳转化这一规律的。

第三，这段条文也反映了五行相胜的规律。单纯就"春伤于风，乃生飧泄"，或者"邪气留连，乃为洞泄"而言，毫无疑问有春木克脾土的思想在里面。《类经》的解释是："春伤于风，木邪胜也。留连既久，则克制脾土，故为洞泄。"这个不是张介宾的首创。在《难经·第五十七难》里，讲了所谓的"五泄"，列举了五种泄泻。其中的"胃泄"，就特别指出"甲木之克戊土也"，就是说胃泄是木克土引起的，并且还特别引用了《内经》里的"春伤于风，夏生飧泄者是也"，认为这种现象就是"春伤于风，夏生飧泄"。

"春伤于风，夏生飧泄"对临床有什么提示作用呢？既然伤于风可以发生泄泻，临床上如何进行拓展应用呢？至少有两大思路。第一个，既然伤风而为泄，那么治疗的时候，可以从风的思路来治疗泄泻，所以可以用风药来治泄泻。第二个方面，风的特点是清轻升扬，所以也可以用升发的药物来治泄泻。

我们来看看是不是这样的。首先，如果有风客于人体，用什么方法来治疗呢？"其在表者，汗而发之"，风邪初客于肌表，就会想到用汗法。但是风邪与其他邪气不一样的是，即使风邪入里日久，也必须要通过汗法使其由腠理而出，否则就很难把风邪治好。所以后世对中风、真中风、假中风、类中风的治疗，也都会去用风药，风药往往就有发汗的作用。

在《医方集解》里说："春伤于风，夏必飧泄，故可汗而愈。"因为这是伤于风邪，那就发汗。在《脉诀汇辨》里还记载了这么一个医案，这个医案首创于谁不知道，在很多书里面都有，至少四五本书都有提到这个医案，而且是一个有患者名字的医案。

> 闽中太学张仲辉，纵饮无度，兼嗜瓜果，忽患泄泻，自中夜至黎明，洞下二十余次。先与分利，不应；继与燥剂，转见沉剧。余以其六脉俱浮，因思经云："春伤于风，夏生飧泄。"非大汗之，不能解也……遂服而取汗，泄泻顿止。(《脉诀汇辨》)

这个病人纵饮无度，兼嗜瓜果，忽患泄泻。放到现在来说，这是为饮食所伤啊。首先想到可能是用枳实导滞丸、保和丸，或者香连丸这一类的药。他是用的什么方子呢？我们往后看。"自中夜至黎明，洞下二十余次"，病人泻得很厉害，医生先与分利——利小便即实大便。因为他是水泻，是水液不循常道而出。用了分利后，不应，没有效果，"继与燥剂"。燥剂指的是香燥化湿之品。泄泻总归是有湿，所以这里用化湿也算正治。结果并不好，"转见沉剧"，"剧"到这个人以为自己就要死掉了。然后请这个医生来看，诊了以后是六脉俱浮。浮脉主表、主风。他就想到"春伤于风，夏生飧泄"这句条文，认为非大汗之不能解也。不但要发汗，而且要大汗。所以，后来用了麻黄剂——当然不一定是麻黄汤的原方。"服而取汗，泄泻顿止"，能用到"顿"这个字，说明效果非常好。大概也正是因为效果好，所以这个案就被古人传抄，反复引用了。

对于泄泻，我们第一可以考虑汗而发之。第二，风药本身就能够渗湿，而泄泻毫无疑问跟湿是联系在一起的，湿胜则濡泻，所以可以用发表之风药治疗泄泻。

关于用风药治泄泻这个思路，我们再来看看《普济本事方》里面记载的这则小故事。

> 左氏述，楚子围萧，萧将溃，申叔展告还无社，曰：有麦曲乎？有山鞠穷乎？鞠穷、芎䕷也。意欲令逃水中以避祸，是知芎䕷能除湿，予尝加术附以制方，治脾湿而泄者，万无不中。此药亦治飧泄……盖春木旺时，肝生风邪，淫于脾经，至夏饮冷当风，故多飧泄，此药尤宜。（《普济本事方》）

这个小故事是从《左传》里来的。"左氏述"，就是《左传》说。说了一个什么故事呢？"楚子围萧，萧将溃"，楚国围攻萧国，萧国打不赢了。申叔展，应该是萧国的一个大臣，就跟另外一个大臣叫还无社的人说"有麦曲乎？有山鞠穷乎？"鞠穷就是芎䕷，芎䕷就是川芎。为什么他要问还无社"有没有山鞠穷"啊？意思是说，他们准备从水路而逃。从水路而逃，当然就要可能为水湿之邪所侵，所以要备一点能够祛湿的药。"意欲令逃水中以避祸，是知芎䕷能除湿。"根据这个例子，作者就说"予尝加术附以制方"，就是川芎、白术、附子这个小方。干什么用呢？"治脾湿而泄者，万无不中。"效果非常好，同时"此药亦治飧泄"。书中自己解释是"盖春木旺时，肝生风邪，淫于脾经，至夏饮冷当风，故多飧泄，此药尤宜"。因此，这个方就是用来治疗"春伤于风，邪气留连，乃为洞泄"这种疾病的。

有意思的是，在这段注文里，"盖春木旺时，肝生风邪，淫于脾经，至夏饮冷当风，故多飧泄"，这一段话大家有没有看出什么端倪？它跟"春伤于风，乃生飧泄"有没有什么不一样的地方？它是内有伏邪，这个不错。但同时，还有外感新邪，是新旧两感之病。这也是注家对伏邪发病的另一种认识：单纯伏邪于里，未必就发病。但是到了相应的节令，又复感新邪，就会发病了。后面讲"冬伤于寒，春必病温"的时候，还会提到这一观点。

前面讲到"汗而发之"的时候，大家有没有想到逆流挽舟这个治法？逆流挽舟，也是一个治疗泄泻的方法。这个治法首创于《医门法律》，由喻嘉言提出来的，来看一下这段原文：

> 感三气之热而成下痢，其必从外而出之，以故下痢必从汗，先解其外，后调其内。首用辛凉以解其表，次用苦寒以清其里，一二剂愈矣。失于表者，外邪但从里出，不死不休，故虽百日之远，仍用逆流挽舟之法，引其邪而出之于外，则死证可活，危证可安。（《医门法律·痢疾论》）

喻嘉言认为，下利之病"其必从外而出之"。因为之所以得下利之病，就是外感三气之热而成的，所以治下利必从汗解，先解其外，后调其内。一定要用汗法来治疗下利之疾。如果不用汗法，完全从里而治，那么效果就不会好。

如果把大便理解为一条船的话，用发汗的方法来治疗大便过多，就有种逆流而上，以阻止大便这条船随水而下的感觉，所以叫作逆流挽舟。挽大便这个舟，大便就不会再洞泄，也不会再下利了，这就是逆流挽舟的治法。

我们用汗法来治疗泄泻，跟逆流挽舟很像，但不完全一样。不一样在几个地方：第一个，汗法用来治疗泄泻，重点强调的是风气流连于内，要使风气外出。这个风首先还是指的春风，与春气相应的风邪。逆流挽舟，它指的是表汗治法，不管邪气是热也好，毒也好，暑也好，风也好，它都以汗而解之。

第二个，如果说汗而发之，以治泄泻，只要是汗法都可以算。但逆流挽舟基本上公认的就是以人参败毒散为主要的治疗方剂。

第三个，除了以风药治泄泻的思路，还可以用升提、升发的药来治疗泄泻。因为风气本来就是轻扬上浮的。《神农本草经疏》对于"春伤于风，夏生飧泄"的用药是这么说的："药宜升之、燥之，升麻、柴胡、羌活、防风之属是已。"这些就是升提的典型药物。

《医宗必读》也是这样的观点，同时李中梓还引用了"清气在下，则生飧泄"。"春伤于风，邪气留连，乃为洞泄"也是一种"清气不升"的表现。清气本来应该上升，现在虚则下陷，下陷就不能收涩，于是飧泄。这就很好地解释了为什么是飧泄、洞泄，而不仅仅只是泄泻。飧泄，是完谷而出的泄泻；洞泄，是下泻如注，就像是肚子里开了个洞一样。既然是由清气在下，而生飧泄，有这种清气不升的表现，当然就要用升发的药了。

李中梓在论述后，也举了一个案例：

大宗伯董玄宰，夏初水泄，完谷不化，曾服胃苓汤及四君

子汤，不效。余曰：经云，春伤于风，夏生飧泄。谓完谷也。用升阳除湿汤加人参二钱，三剂顿止。(《医宗必读》)

这个病人在夏初的时候，出现了水泄病，完谷不化。病人自己服了胃苓汤，胃苓汤是健脾化湿利水的，没效，又用了四君子汤，这是健脾益气的方子，还是没效。李中梓就说"春伤于风，夏生飧泄"，飧泄指的就是完谷不化，既然是有飧泄和完谷不化的症状，那么应该和"春伤于风"的病机是一致的，所以用升阳的方法来治疗。升阳除湿汤再加人参二钱，用了三剂病就好了。可见抓住病机是很重要的，而充分地理解"春伤于风，邪气留连，乃为洞泄"，就为我们治疗泄泻提供了新的思路。

(二) 夏伤于暑

我们再看"夏伤于暑，秋为痎疟"，其中"痎"读"jiē"。除了前面讲的那三段，《阴阳应象大论》《论疾诊尺》《生气通天论》，这三篇讲到伏而后发的"夏伤于暑，秋为痎疟"以外，在《内经》里至少还有两处提到了"夏伤于暑，秋为痎疟"。

首先是《素问·疟论》中反复提到"夏伤于暑"。它说，疟疾这种病，"此皆得之夏伤于暑，热气盛，藏于皮肤之内，肠胃之外，皆荣气之所食也"。在《素问·疟论》中，把"夏伤于暑"作为疟疾发病的重要病因之一。在《素问·金匮真言论》中，又指出"夏暑汗不出者，秋成风疟，此平人脉法也"，还特别加了一句"汗不出者"，这意味着夏伤于暑以后，暑邪没有出去。因为暑邪没有出去，所以才会因之而伤。如果暑邪能随汗而出，那就不存在夏伤于暑了，或者至少不存在"伏而后发"的可能性了。这说明"夏伤于暑"是疟病发病的重要原因。

为什么夏天伤于暑邪，秋天就会生痎疟之病呢？我觉得《太素》里的解释比较到位，它说"夏因汗出，小寒入腠，藏之于内，至秋气发，腠理外闭，风气内发，以成痎疟"。夏天的时候要出汗，出汗就腠理开泄。腠理开泄了，就容易为风寒所侵，所以"小寒入腠"。寒邪入于腠理之后，"藏之于内，至秋气发"。如果说夏天的气机特点是开泄的话，秋天就是潜藏了，所以"腠理外闭"。这个时候，藏于腠理的邪就不能够外出而散，于是"风气内发，以成痎疟"。

可是为什么风气内发就会变成疟呢？疟病的特点是寒热往来。既然因为腠理开而小寒入腠不得出，伏之于内。那么现在腠理外闭，一方面正气想把伏邪，这个深伏于内"小寒"之邪驱之于外；另外一方面，秋日之时，腠理开始闭藏，邪气难出。每当正气鼓邪外出一次，就寒热往来一次。正气鼓邪外出的时候，就会发热；发越而不得出，于是正气退而恶寒。如果是这样的话，是一天发一次正气强盛呢，还是三天发一次正气强盛？当然是一日一发的疟疾患者正气更强盛了，正气每天都能够起来跟邪气抗争一下。那个三日发的，它三天才能够勉强积蓄一些正气来尝试驱邪外出。

"至秋气发，腠理外闭"，乃发疟病。条文没有说是秋天什么时候发，可以初秋发，可以中秋发，可以深秋发，甚至于可以秋冬之交、初冬的时候发。哪一种情况反映人体正气足一些，哪一种情况发病说明人体正气相对会更虚一些呢？发病早的，正气会旺盛一点。

发病的早晚和寒热发作的频率，还反映了病机寒热的问题。就是说疟疾的重点是落在寒上，还是落在热上；其病机特点是寒，还是热。当然有人认为是热的。在《素问灵枢类纂约注》里面说："暑热伏藏，复感秋风，必为寒热之疟。"其中以"暑热伏藏"为核心，当然是热了。

《类经》里也说："夏伤于暑，金气受邪，即病者乃为暑证，若不即病而暑汗不出，延至于秋，新凉外束，邪郁成热，金火相拒，寒热交争，故病为疟疾。"夏天伤了暑气以后，金气受邪，当时就病了，那是暑病；当时不病，到了秋天新凉外束，这新凉从哪来的？秋气就是新凉之气。"邪郁成热，金火相拒，寒热交争"，这里认为主要病机也是热。只是它的发病诱因却是寒，就像是前面《太素》里讲的"小寒入膝"。

同样还是《类经》，又有注文说"夏伤于大暑，其汗大出，膝理开发，因遇夏气凄怆之水寒，藏于膝理皮肤之中，秋伤于风，则病成矣。是可见其言暑者，言时气也；言寒者，言病气也。及邪气之变，自浅而深，郁寒成热，然终不免寒为本、热为标耳，安得谓之非寒耶？"仿佛又认为夏伤暑而秋病疟的基本病机是寒。那到底是寒是热呢？按照张介宾的观点，虽然邪气自浅入深、郁寒成热，但总之还是寒为本，热为标，所以"安得谓之非寒耶"——不能说它不是寒。按照这个行文，我们也能够反过来说，安得谓之非热耶？到底是寒是热，取决于伏邪的远近之分，感邪的寒热、虚实不一这两大方面。

这一点,《明医指掌·病机赋》的解释就非常到位:"发于夏至后、处暑前者,近而暴也,受病浅,可截而已。发于霜降后者,远而痎也,受病深,三日一发,名曰痎疟。痎,老疟也,久而不已,成疟母。"发于夏至后、处暑前的其病轻,"远而痎者,三日一发"就其病重。如果是"近而暴者",其病浅,可能是热为主,正气尚且旺盛,所以可以直接截疟。发于霜降之后的就是"远而痎",受病深,所以三日一发。这种病人,正气相对来说,也要虚一些。所谓痎,就是老疟。一直好不了的疟疾叫老疟。疟久不已,还会生疟母。疟母往往表现为一些有形的邪气,可以在胁下摸到有一个结块,称之疟母。

张介宾也总结了:"是以疟之轻重,惟在阴阳浅深耳。"(《类经》)可见,疟病既有寒,也有热。疟的特点,就是寒热往来。如果是以热为主,可以怎么治呢?其暴而浅者,可以用人参白虎桂枝汤。

金匮人参白虎桂枝汤治夏伤于暑成疟。经云:邪之所凑,其气必虚。法当补正气为本,清邪热为标。是以用人参、粳米、甘草等诸甘温以补正气,知母、石膏等辛寒以清热,佐桂枝和荣卫。(《医学原理》)

用这个方法,或者类似的方法来治疟的记载举不胜举。过去中医学对疟病是非常重视的,因为疟病的发病非常高。要注意的是,疟病可不仅仅是疟疾,它跟疟疾是不一样的。

也有说是以寒论治的,比方说叶天士的这个案。

经云：夏伤于暑，秋为痎疟。今时已孟冬，疟始发动。盖以邪气内藏于脏，为厥、少两阴经疟也，拟以温脏法。厚朴、制附子、生牡蛎、炙甘草、大枣。(《叶氏医案存真》)

"夏伤于暑，秋为痎疟"，痎疟是已到孟冬的时候发的。孟冬就是初冬。这个时候才发疟病，就是伏久而发的情况。之所以如此，是因为邪气藏之深，而病有正气不足，要用温脏法。温脏，故用附子。既然是夏伤于暑，所以用厚朴祛其暑湿之邪。这个时候暑还不明显，以湿为主，所以用厚朴。加牡蛎是用于化痰散结消疟母。最后再加甘草、大枣两味药，配合附子，和中温中。一共只有五味药，但是用药之精到，处方之严谨，让人每次看到叶天士的方子都实在忍不住要感叹一下。

（三）秋伤于湿

"秋伤于湿，上逆而咳，发为痿厥。"大家看到这段话的时候会不会产生疑虑呢？秋天是燥气主令，应该是秋伤于燥，为什么说"秋伤于湿"呢？喻嘉言在《秋燥论》提出来这里错了。喻嘉言是个非常大胆的医家，他比较勇于对经典提出质疑，当然他本人的经典水平就非常高，还专门写了一篇《秋燥论》，来论述秋燥的问题：

他凡秋伤于燥，皆谓秋伤于湿，历代诸贤，随文作解，弗察其讹。昌特正之，大意谓春伤于风，夏伤于暑，长夏伤于湿，秋伤于燥，冬伤于寒。凡秋月燥病，误以为湿治者，操刃之事也。(《医门法律·秋燥论》)

"历代诸贤，随文作解"，原文说是湿，那我们就用湿来解吧。"弗察其讹"，也不去检查这中间有没有错误。我喻嘉言可不能那么干，"昌特正之"，我特别把它拎出来改正它。怎么改呢？其他三个他都没改，就改秋，"秋伤于燥"。并且喻嘉言在《秋燥论》最后面，还列了一些条目，就跟我们现在指南里的适应证、禁忌证一样，条分缕析地列出来。在这些条目中，他特别指出"凡秋月燥病，误以为湿治者"，有严重的后果，"操刃之事也"。操刃就是拿刀，拿刀就能伤人啊。当然不能这么干！当然，这是喻嘉言的一家之言。并且在他对权威提出这个质疑后，其他同道也不是都买他的账。

在《素问灵枢类纂约注》中，汪昂说："王注，秋湿既多，冬水复旺，寒湿相搏，故嗽。喻嘉言改作秋伤于燥，多事！"他认为王冰注解里面说"秋湿既多，冬水复旺，寒湿相搏"，所以冬日发为咳嗽，这个解释已经很到位了，喻嘉言偏偏要改作秋伤于燥。给他两个字的评价："多事！"看来汪昂也是非常有个性的一个医家。

这是不是"多事"呢？不见得，学术上总是要争鸣的。虽然喻嘉言的《秋燥论》出来以后引起了巨大的争议，但是后人在《秋燥论》的基础上，对燥邪的认识也有了很大的发展。这是喻嘉言的一个非常大的贡献。

对这句条文，多数医家还是从"秋伤于湿"来解。《太素》《新校正》都是从湿解。《太素》里说："肺恶寒湿之气，故上逆咳也。至冬寒湿变热，四肢不用，名曰痿厥。"因为肺不喜欢寒湿之气，既然秋伤于湿，秋又为肺令。到了冬天，寒湿化热伤肺，就会上逆咳嗽。寒湿化热，就是湿热了。湿热如果流于四肢，就会四肢不用。湿热能够引起四肢的痿厥，这个好理解。《内经》里讲"湿热不攘，大筋缓短，小筋弛长，软短为拘，弛长为痿"，这就是痿证。湿热阻滞经络经气不能外达，四肢就会厥冷，所以"冬病痿厥"。

王冰注也特别指出："秋湿既胜，冬水复王，水来乘肺，故咳逆病生。湿气内攻于脏腑则咳逆，外散于筋脉则痿弱也。"既然是有秋湿，现在到了冬天，冬为水令，于是水湿乘肺，而生咳嗽。

这两种解释都是通的。现在治疗咳嗽，也是多从痰湿治疗。需要指出的是，在《内经》那个年代是没有"痰"这个词的，只有饮。这里的"湿"，也往往就包括了现在意义上"痰"的一些概念。

对于到底是秋伤于湿，还是燥，《怡堂散记》给了一个结论，这个结论是比较公允的。《怡堂散记》说："盖以六气配四时，当分六步看，不得以四时拘。喻嘉言解作秋伤于燥，虽多演文，亦非无据。予为之断曰，伤于湿者秋之始，伤于燥者秋之终也。"

如果用六气来配四时，六和四本来就不搭，所以要分六步看，而不能拘泥于四时。秋天还可以再细分。所以喻嘉言说秋伤于燥，也不是没有道理，是有依据的。伤于湿的，是秋天开始的那一段；伤于燥，则是秋之终，到深秋到冬天那一段时间，就可能伤于燥了。这个结论是比较中允的。

（四）冬伤于寒

最后来看看"冬伤于寒，春必温病"，可以说这句是四句里最有名的了。因为它是后世伏邪温病最重要的理论依据，也是"春温"发病最重要的理论依据。同时，它还深刻反映出正虚邪伤的发病思想。

在《素问·金匮真言论》里面说："夫精者身之本也，故藏于精者，春不病温。"精为一身之本，非常重要。善于藏精和伤于寒邪是相互影响的。善于藏精就一定不能，也不会伤于寒。反之冬伤于寒，则冬日藏精的功能就一定受影响。如果平时不善藏精，到了冬天，也必然易伤于寒。同样在《素问·金匮真言论》里，还有这样的条文："冬不按跷，春不鼽衄；春不病颈项，仲夏不病胸肋；长夏不病洞泄寒中，秋不病风疟，冬不病痹厥，飧泄而汗出也。"冬天里不做按跷这样的保健，四时都不会得病。按跷、导引之法是保健方法，是好事啊。现在病房里都在做按跷拍打操，挺好的。可为什么"冬不按跷"呢？因为冬天宜潜藏，人身阳气也要潜藏，这个时候按跷，去拍打经气，去鼓舞经气，就是逆天时而行。那就会肾不藏精，不藏精则正气不足，四季各受其病。所以冬天不要去扰动肾精，一年四季都正气强盛而不病，这就是它的意思。

为什么冬伤于寒，到了春天就会发温病呢？《灵素节注类编》的注文基本上代表了大多数注家的思想："良以冬为极阴之令，寒为至阴之邪，以阴加阴，故隐伏而不觉，至春阳气升发，则人身之气相应而动其邪，则温病发，是寒邪随天地之气而变温也。"就是说冬天为寒邪所伤，但是没有激发而为病。为什么没有马上发病呢？因为寒是阴邪，冬天也是阴时，阴上加阴。阴的特点是潜藏、安静，所以隐忍而不发，隐伏不觉。春天阳气升发，人体的阳气也随之发动，这个时候就引动其邪。如果阳气引动其邪，它就化热了，就发为温病。这是寒邪随天地之气而变温，它讲的是一种从化，是邪气随天地和人体之气的变化而变化。

这段条文还是伏邪理论的重要理论基础。《太素》认为伏邪是"至春寒极变为温病也"。冬天感受了寒邪，到了春天再发为温病，这就是伏而后发。可是也有认为有新感的。比方说张介宾，他认为虽然是冬天伤了寒邪，当时寒毒藏于阴分伏而未发。之所以到了春天会发病，是因为有新邪外应，内外相感，两感而发。并不是说有了伏邪，到了春天就一定会发病，必须有外邪引动才会发病。这个观点毫无疑问也是符合临床实际的。并不是说冬天受了寒，到了春天就一定会病温。但是如果冬天受了寒，到了春天再不加调摄，复感于春风之邪，或者春天的小寒之气，那就会发为温病。

张介宾晚年的时候，写了一本小册子叫《质疑录》。这本书是晚于《类经》和《景岳全书》的，是非常小的一本书。在这本书里，张介宾对他自己以前的一些观点，或者是曾经流行过的观点进行了反思，所以命为《质疑录》。在《质疑录》里，他特别指出："是温病、热病，皆因冬时受寒，而至春、夏以变焉者也。其言不大谬乎？经云，冬伤于寒，春必病温者，盖以冬时不藏精，触冒寒邪，则春时必有温病之症，非以春时之温病，必自冬寒而变也。"

凡是温病、热病都是冬天受寒，到了夏天、春天然后再发病，这个说法好像有点不对。"其言不大谬乎？"为什么这么说呢？"冬伤于寒，春必病温"的意思是冬不藏精，触冒寒邪，到了春天必有温病之证，并不是说春天的温病一定要在冬天受了寒才发病。他从另外一个思路反推，指出并不是春天的温病一定是冬天受寒而发。这句话的含义是，春天除了发春温以外，还可以发别的温病。春天也可以发风温病，正当其时的温病，风温病。那风温病和冬伤于寒，就没有关系。张介宾从正反两个方面解释了冬伤于寒，春未必一定病温，必须要有新感，才会病温。同时，春天的温病也未必就是"冬伤于寒"这一种情况引起的。

这段条文还反映了《内经》另外一个更重要的思想：正虚为本。四季所伤的邪气，冬伤于寒对于正虚为本是最为强调的。在《素问·金匮真言论》里面也特别指出"藏于精者，春不病温"。反过来说，藏于精者，除了春不病温以外，夏天也不容易病飧泄，秋天也不会病痎疟，以此类推。所以无论如何，发病总归还是以正虚为前提的。

三、因加而发

黄帝曰：夫子言贼风邪气之伤人也，令人病焉。今有其不离屏蔽，不出空穴之中，卒然病者，非不离贼风邪气，其故何也？岐伯曰：此皆尝有所伤于湿气，藏于血脉之中，分肉之间，久留而不去；若有所堕坠，恶血在内而不去。卒然喜怒不节，饮食不适，寒温不时，腠理闭而不通，其开而遇风寒，则血气凝结，与故邪相袭，则为寒痹。其有热则汗出，汗出则受风，虽不遇贼风邪气，必有因加而发焉。(《灵枢·贼风》)

按照惯例，先来看一下校勘。第一个要校勘的地方是"今有其不离屏蔽，不出空穴之中"，"空"一作"室"。"不出室穴之中"，就是没有离开房间的意思。第二个要校勘的地方是"寒温不时，腠理闭而不通，其开而遇风寒"，应该校成"而适遇风寒"，是恰好遇到风寒的意思。

这段文字从文义上来讲，非常浅显好懂。我们大概地捋一下思路。开头讲"贼风邪气之伤人也，令人病焉"。这是黄帝提出来的一个疑问，我们讲到"发病"的时候，有提到所有疾病的发病，最常见的原因是为虚邪所伤。《素问·上古天真论》开篇就讲，"夫上古圣人之教下也，皆谓之虚邪贼风避之有时"，虚邪是伤人最主要的一个病因。我们也讲"两虚相得，乃客其形，两实相逢，众人肉坚"，虚邪触犯人体也是发病的一个重要因素。那么黄帝就顺着这个思路，继续询问说既然贼风邪气伤人，是导致人体发病的重要因素，那为什么有些人没有遭受贼风却会得病呢？

关于"贼风"，我们要解释一下是什么意思。《太素》对这段话的注释说："贼风者，风从冲上所胜处来。"意思就是说，从背后而来的，比方说这个节令它应该刮东风，它却刮西风，所谓不当其时而有其气的风，就叫作"贼风"。当其时而有其气的风就叫作正风。如果当其时而有其气，但是这个气太过，比方说冬天应该刮北风，可是北风太厉害了，这就叫实风。这就是几种不同的风。这种"贼风"就是所谓的虚风，是不当其时而有其气的风。正如《黄帝内经灵枢注证发微》说："贼风，即《上古天真论》等篇之所谓虚邪贼风也。夫以贼风邪气伤人，而至于病者，固其常也。"

就是说贼风、邪气，伤害人体最后引起发病，是一种常态。黄帝要问的是一种不同于平常发病状态的一种情况——那就是不感贼风而发。

"今有其不离屏蔽，不出室穴之中，卒然病者，非不离贼风邪气，其故何也？"既没有离开可以阻挡风邪的地方，也没有离开他所居住的室穴，却突然发病了。在这种情况下，他并没有被贼风邪气所侵袭，为什么也会发病呢？

岐伯的回答分三个层次。首先岐伯说，这一定是有所伤于湿气。过去曾经被湿气所伤，湿气也没有走，留与血脉之中了。留于"分肉之间，久留而不去"，就成了一种伏邪或是痼邪。

或者是"有所堕坠，恶血在内而不去"。"有所堕坠"是《内经》里经常提到的一种发病因素。可能是在上古之时，人们从事体力劳动会比较多，发生这种堕坠的情况也就比较多。堕坠之后，会伤经脉，经脉伤了就会造成血不流行，就形成了恶血。恶血在内而不去，留了下来。在这种情况下，人就处于一种体内已经有邪气，而暂时没有发病的一个状态。

什么时候会发病呢？如果有一些诱因，比方说"喜怒不节，饮食不适，寒温不时"，就有可能会发病。这些诱因包括内因和外因。"寒温不时"是涵盖了所有的六淫所伤，而"内所伤者"

（内因）无非就是情志、饮食这两大方面。所以，这三个病因可以把它翻译为饮食、情志、六淫，作为诱因的时候它们会引发"腠理闭而不通"的情况。这里的"腠理闭而不通"并不是说腠理很闭拒、很致密，而是说卫气郁而不行、不通畅，不能正常敷布到整个肌肤，起到卫外的作用。卫外功能减退，邪气就会因而客之。如果在这个时候，恰好遇到风寒之邪所伤，风寒之邪就通过闭而不通的腠理，"与故邪相袭"。哪些故邪呢？湿气、恶血。于是变生所谓的"寒痹病"。

这种实邪与故邪相合而发病，就是"必有因加而发焉"。这种发病方式分为三步。第一步，首先有湿气、恶血，这些实邪伏于体内；紧接着因为内因或外因的这些诱因，开其表使其腠理不能正常地卫外；那么实邪就能够入里，与故邪相合。这里的实邪不是虚邪贼风，而是"适遇风寒"，恰好碰到了寒，或者是热，这个寒和热是当其时而发生的，是正气，或者说是实邪，而不是虚邪。在这种情况下，实邪与故邪相合就发病了。

我们再来推敲一下，"因加"是什么意思？"因加"就是有所因而加之，这个因有可能是故因，也有可能是新因。如果是故因，那就是湿气、恶血之类的邪气。新因在这里面举的例子就是寒和热。在《内经》里，很多时候讲到寒和热，是代指整个六淫，所以风、寒、暑、湿、燥、火皆有可能是新因。

可是就《内经》的原义上来说，这个"因"到底指的是故因还是新因呢？就大多数注家来说，还是指的是新因，也就是适逢其邪的实邪。可以是寒，也可以是热。可是，实邪在正常情况下不会伤人，"两实相逢，众人肉坚"。之所以现在实邪也可以客人为病，是因为先有故邪伏于内。张介宾《类经》里面的解释就非常到位，他说"虽非贼风邪气，亦为外感，必有因加而发者"。之所以说必有因加而发，指的是"谓因于故而加以新也，新故合邪，故病发矣"。"因于故而加以新"，就是"必有因加而发焉"的真实含义。

之前讲到"冬伤于寒，春必病温"的原因，除了是伏而后发以外，按照张介宾的观点，他还主张新旧合邪，一定是到了春天复为春风所伤，然后才会发为温病。复感新邪是发病的一个重要方面。

讲到这里，我们可以回顾一下《内经》所讨论过的疾病发病方式。首先，最常见的发病方式是感邪即发，就是《灵枢·百病始生》里面所说的"两虚相得，乃客其形"这种情况。第二种就是"伏而后发"，"冬伤于寒，春必病温"就是伏而后发，这也为后来温病学派的伏邪发病理论奠定了理论基础。第三种发病方式就是这里的新旧合邪而发，"必有因加而发焉"。《内经》里所谈到的发病方式，主要就是这三大类：感邪即发、伏后而发、合邪而发。

第八讲　情志所伤

是故怵惕思虑者则伤神，神伤则恐惧流淫而不止。因悲哀动中者，竭绝而失生。喜乐者，神惮散而不藏。愁忧者，气闭塞而不行。盛怒者，迷惑而不治。恐惧者，神荡惮而不收。

心怵惕思虑则伤神，神伤则恐惧自失，破䐃脱肉，毛悴色夭，死于冬。脾愁忧而不解则伤意，意伤则悗乱，四肢不举，毛悴色夭，死于春。肝悲哀动中则伤魂，魂伤则狂妄不精，不精则不正当人，阴缩而挛筋，两胁骨不举，毛悴色夭，死于秋。肺喜乐无极则伤魄，魄伤则狂，狂者意不存人，皮革焦，毛悴色夭，死于夏。肾盛怒而不止则伤志，志伤则喜忘其前言，腰脊不可以俯仰屈伸，毛悴色夭，死于季夏。恐惧而不解则伤精，精伤则骨酸痿厥，精时自下。是故五脏，主藏精者也，不可伤，伤则失守而阴虚，阴虚则无气，无气则死矣。（《灵枢·本神》）

这段文字的校勘比较多。第一个是"是故怵惕思虑者则伤神，神伤则恐惧流淫而不止"。这句话读起来非常的顺，但是

"则伤神""神伤则"这里有一个重复。参照《太素》的版本，这可能是当时抄写的时候不小心抄多了，把下面的话给抄上去了，可以删掉。删掉以后，就变成"是故怵惕思虑者，恐惧流淫而不止"，这样文义仍然很通，而且变得更加简洁，最重要的是它非常符合整段话的文字表达方式。

"因悲哀动中者，竭绝而失生"中的"因"是多出来的，可以删掉，那就是"悲哀动中者"。"喜乐者，神惮散而不藏。愁忧者，气闭塞而不行"中的"神"和"气"也是多出来的，可以删掉。"恐惧者，神荡惮而不收"中的"神"也要删掉。"两胁骨不举"中的"不"字多出来了，这是个否定词，如果放在这的话，整个文义就变了。根据其他一些《素问》的版本，可以把"不"字删掉，那就是"两胁骨举"，这样也比较符合临床实际。上面的这几个校勘，版本依据都是《太素》。

先来看第一段原文。从文字上看，这段原文跟我们熟悉的"神志所伤"是不一样的。第一次看这段文字，就会觉得特别难以接受和理解。但是不要紧，我们把校勘做过以后，把那几个多出来的字去掉，然后再分条排列，你就会发现这段文字非常整齐，思路也就开阔了。

> 怵惕思虑者，恐惧流淫而不止。
>
> 悲哀动中者，竭绝而失生。
>
> 喜乐者，惮散而不藏。
>
> 愁忧者，闭塞而不行。
>
> 盛怒者，迷惑而不治。

恐惧者，荡惮而不收。

这样一看就非常的整齐。我们一起来看这段话的具体含义。

一、情志伤人之机理

按照中医学教材里面教的，情志伤人的规律，首先是伤其本脏。怵惕思虑，这是个复合情绪。怵惕是一种类似于恐惧、惊恐的情绪，那它应该伤肾。思虑就应该伤脾。伤肾也好，伤脾也好，为什么会出现恐惧流淫而不止呢？尤其是思虑，思则气结，那应该是出现腹胀便溏、气结不利等症状呀。

悲哀属肺金。如果伤肺，悲则气消，应该是言低气微，短气不足以息，泣不成声，这才是悲哀。怎么会严重到"竭绝而失生"呢？这个好像不是很好理解。

喜乐者，惮散而不藏。喜则气缓，喜则伤心，所以惮散而不藏，心也不能再藏神了。

愁忧也是属肺，肺悲则气消。为什么反而会出现"闭塞而不行"这种气机闭塞的情况呢？以及"盛怒者，迷惑而不治"。盛怒，应该是骂詈而不休，这是我们一般的生活体验。可这里是"迷惑而不治"，好像也有点难以理解。让我们再仔细地看一下，分析为什么会出现这样的情况。

（一）怵惕思虑则伤神

《黄帝内经灵枢注证发微》对这句话解释得非常到位："故心因怵惕思虑则伤神，神伤则心虚而肾来侮之。肾在志为恐，所以恐惧流淫而不止也。"心主神明，怵惕思虑都是一种过度的情绪反应，所以它都可能会伤神。如果说是神有所伤，心气就会不足。神伤而心虚，于是肾乃侮之。肾水就不能跟心火交济了，水火不能相济。在"肾乃侮之"这种情况之下，肾就是虚的。肾在志为恐，现在肾虚，所以会容易恐惧。肾藏精，肾主蛰藏，既然肾虚，当然就有可能是流淫而不止了。

流淫而不止，它流出来的应该是什么呢？肾开窍于耳及二阴，主司二便，所以"流淫"，流的就应该是尿液，或者是精液这种类型的东西。这个"淫"也可能是白淫。如果是白淫的话，指的是白浊和带下这种疾病。所以在讲流淫而不止的时候，经常会把它理解为精浊或者是精液，这句话是辨治精浊病和遗精病的一个重要理论依据。

"怵惕思虑者，恐惧流淫而不止"，确实有肾虚，所以恐惧流淫。但是在伤肾之前，心已经伤而为病了。《医述》在论述梦遗时，就提到了心肾之间的关系，说明"怵惕思虑"，也会伤心而致流淫、遗精。

> 梦遗之证，患者甚多，非必尽因色欲过度，大半起于心肾不交。凡人用心太过则火亢，火亢则水不升而心肾不交矣。士子读书过劳，功名心急者，每有此病。其心一散，则水火既济而病自愈。先大夫少年极苦此病，每临场则愈频，阳事著物即遗，苦无可奈，因将床席穿孔以卧，是科发解，梦泄便希，登第后则愈希矣。（《医述》）

梦遗之证，很多人都患有这个病，倒不是说一定都是伤于肾。"非必尽因色欲"，除了色欲伤肾，很多病人其实是起于心肾不交。心肾不交的发病，往往重点是在心，大凡用心太过则火亢，这就是心火上炎。拼命读书，一直读到上火为止，就是这种状态。

读书人读书过劳，功名心急者——今年就要考试了，科举一定得考中，他很着急——就容易得这个病。郁结的心火一旦散开，水火自然就能相济，这个病自然而然就好了。这些士大夫在少年时"极苦此病"，每次要考试的时候遗精就特别频繁。频繁到什么程度？"阳事着物即遗"，阴茎只要碰到东西，就会遗精。这当然是一个非常严重的遗精病，患者"苦无可奈"。怎么办呢？得把这个床打个洞，才能睡觉。这肯定是相当痛苦的一件事情。但是"是科发解，梦泄便希"，一旦考上了，梦遗就好转了。登第之后，患病就更加少了。所以这个关键点，还是在心。

对于怵惕思虑而伤心这样的心病，考虑用什么方法治疗？如果说养心的话，可以用养心汤，还可以用归脾汤。又伤到了肾，也可能会用地黄丸。那用归脾汤好呢，还是用地黄丸好呢？来看下面这个医案。

陆祖愚治一人，因作文夜深，倚几而卧，卧即梦遗，明早吐血数口，数日后复吐。自此，或间日，或连日，或数日，或吐血，或梦遗。或与六味地黄汤几百帖，即加减亦不出滋阴清火而已，数月不愈。口干微咳，恶风恶寒，懒于动作，大便溏，小便短赤。脉之，豁大无力。

此症非得之房室，乃思虑太过，损其心血。心血虚则无以养其神，而心神飞越，因有梦交之事，神不守舍，则志亦不固，而肾精为之下遗。肾虚则火益无制，逼血妄行而吐，上刑肺金而咳。其畏风寒而懒动作者，火为元气之贼，火旺则元气自虚也。其肌肉削而大便溏者，思虑损其心血，即是伤其脾阴也。与归脾汤二十剂，吐遂减半。又二十剂，诸症俱瘥，百剂而精神加倍矣。(《续名医类案》)

陆祖愚治疗一个患者，夜里写文章，很辛苦，一直写到最后趴在桌子上睡着了。这种情况肯定是思虑比较多，也是相当累的一件事情，结果睡着以后就梦遗了。第二天出现了并发症。因为吐血再加遗精，很容易给人感觉是阴虚火旺，火邪扰动，虚火灼络，所以先吃了不少六味地黄丸。效果怎么样呢？吃了几百贴，"亦不出滋阴清火而已"，就在这个法上变来变去，但是几个月都好不了。

陆祖愚看了以后，认为这不是肾阴不足。患者的病史非常明确，起于作文夜深，乃是思虑太多。他认为这是劳神太过，伤其心脾二脏，所以用归脾汤来治疗，效果非常好。这个案是以思虑为重，劳伤心脾，要养心脾二脏，所以用归脾丸。

那么可不可以用地黄丸呢？有的时候也可以用地黄丸，得看病机偏重在什么地方，比方说这个精浊的医案，这是《折肱漫录》里记载的。

予壮年龟头时有精出，初时惧甚，以为人身几许精血，堪此涓涓不绝乎？医之明者，慰予无害，但毋服涩药而勿热补，乃用六味丸加沙苑、菟丝、黄柏，将此病付之度外，调理两年而愈。龙、砺等药，从未入口。盖人身气血周流，斯得快畅，岂可涩之使滞？虽暂见效，贻害实深。予初有惧心，及后绝无倦态，岂此精与交媾之元精不同，故无大害耶？（《折肱漫录》）

《折肱漫录》是黄承昊写的。严格意义上说，黄承昊不是医生，而是个很有经验的病人。所谓三折肱知为良医，所以给自己的这本书起名叫《折肱漫录》。黄承昊说，他在壮年的时候，龟头时有精出，这可能就是现在的滴白症状。"初时惧甚"，现在很多患者对此也很害怕，再加上某些不良宣传，就吓得更厉害了。因为传说"一滴精十滴血"，他每天都在出精，想着这么流下去，岂不是要精尽人亡了吗？他就非常害怕。

但是他碰到了一个好医生。医生告诉他：没事，千万不要用收涩药或者是温补药。然后用六味地黄丸，这是一个相对比较平和、以养阴为主的药。方中的三补三泻，再加沙苑、菟丝子、黄柏。不过我认为更重要的是"将此病付之度外"，就是不要去想这个病。结果"调理两年愈"。什么龙骨、牡蛎之类的涩精药从未入口，遗精却被治好了。

这则医案对现在辨治前列腺炎，启发非常大。我经常会苦恼一个问题，为什么前列腺炎患者往往有严重的神经症症状。好多病人都好像有点怪怪的，特别怕这个疾病，还特别喜欢在网上查。一旦查到网上有宣传说这个病有多严重，会导致这个并发症，那个并发症，他就非常害怕，而病情也就越来越严重。

为什么别的病，比如说头疼脑热不会有这个现象，就前列腺炎会有呢？我们往往都把研究思路放在前列腺炎是怎样导致情志变化上，其实完全可以反过来想一想，可能是情志变化导致了滴白症状的发生。是先有怵惕思虑，然后才流淫而不止。临床所见，这类病人多半是从年轻的时候，性格就非常优柔寡断，胆怯柔弱。这样的人就容易得这种病。一个五大三粗的大汉，特别粗犷的，神经很大条的，一般不会出现这样的情况。这就是"怵惕思虑者，恐惧流淫而不止"。

在诊治这种疾病的时候，不能只把重点放到"流淫"上面，而是要把重点放到情志病因上面。要想到是不是首先有心神不足呢？有没有阴血不足，以致不能养心安神呢？如果确实如此，那么这种病人的治疗，"全在移行移性"。首先要开导他，其次要考虑能不能从心来进行治疗，比方说用远志、石菖蒲，这类既能化痰，又能清心开窍的药，或者养血安神的药，都是可以据证选择的。

（二）悲哀动中者，竭绝而失生

这句话的句式跟其他的句式是不一样的，别的都是两个字，比如"盛怒者，迷惑而不治"，"盛怒"是两个字。"悲哀动中"有四个字，多两个字。"动中"这两个字很重要，"中"是指五脏，"悲哀动中"是指悲哀太过，已经伤及五脏。所以它是非常严重的悲哀状态，在这种状态下才可能导致"竭绝而失生"。

为什么悲哀到了极点，就会"竭绝而失生"呢？在《灵素节注类编》做了一个随文衍义，说"悲则气消，哀则神伤，神气竭绝，则失其生生之机矣"。神气都没有了，那自然生机也就没有了。这当然是一个解释，但是我觉得《灵枢悬解》的解释可能更符合《内经》原义："悲哀伤肺，肺金刑克肝木，故木气竭绝而失生。"悲哀则伤肺，因为悲哀属肺。在五行上来说，肺金克肝木。肝木是人身生长、升发基础之所在，所以木气竭绝就失生。这就是为什么"悲哀动中"会导致"竭绝而失生"。

（三）喜乐者，惮散而不藏

"惮"，不能读 dàn，要读 chǎn，是"啴"的借字。《礼记》说："其乐心感者，其声啴以缓；其喜心感者，其声发以散"。啴，是和缓、舒缓的意思。在《类经》里面说"惮，惊惕也"，但在这里应该不是惊惕，而是和缓。所以"惮"和"散"是类似的意思，都是指的心气涣散。《礼记》的这句话已经解释得非常清楚了。那么为什么"喜乐者"，就"惮散而不藏"呢？因为喜乐为心之志，喜乐伤心。一旦心为喜乐之志所伤，君火升泄，所以心中所出之神明就惮散而不能收藏。张介宾《类经》注曰："喜发于心，乐散在外，暴喜伤阳，故神气惮散而不藏。"也是差不多的意思。

我们在讲"喜则气缓"的时候，提过的那几则医案都很有意思。通过学习这几则医案，我们就知道，如果说过喜伤心了，可以用以情胜情的方法，也可以用药。用药的话，一方面要收摄心神。其次，还要养心。

（四）愁忧者，闭塞而不行

《太素》认为这是因为"愁忧气结，伤于脾意，故闭塞不行也"，基本上把这个意思解释出来了。愁忧五行属金。脾属土，土生金，子盗母气，所以愁忧则伤脾，脾伤故闭塞不行。因为思则气结，伤到脾气，然后再引起闭塞不行。

疑问在于，凭什么就应该是子盗母气，难道就不是行伤其本脏吗？难道就不能伤其所克之脏吗？为什么偏偏是子盗母气呢？这个咱们留一个疑问，后面再说。

理解了"愁忧气结，伤于脾益，闭塞不行"的病机，再来看看在临床上怎么治疗。愁忧而闭塞不行，是一种郁闷的状态。发愁这事怎么干，那事怎么干，想来想去，想到最后自己都叹气了。现在叫肝气郁结。

愁忧属肺，伤于脾意，闭塞而不行，这是说脾。可是我们刚才分析的那些临床表现，又像是肝的症状。所以治疗这个病的时候，可以从三个方面去治。第一个，既然是愁忧气结，愁忧为肺之志，那应该可以养肺。第二个，既然是因为愁忧气结，伤其母气，伤于脾意，那么还应该健脾。薛己在治郁病的时候，往往都用归脾汤来进行治疗，那也适合这种情况。而在临床上，看到有闭塞而不行，有气结而闭塞的表现，当然也可以用行气、理气的方法，可以用疏肝的方法。

为什么疏肝可以用于这个情况呢？除了因为病机本身有闭塞不行，因而疏肝之外，肺、脾、肝这三脏放在一起，正好是一组制化关系。如果说治了肝，那么肝就不会克脾，此其一。其二，愁忧者，肺金本身是不足的，愁忧是金之志，应当先伤本脏，这样肺金本身是不足的。肺金虚，则克木不力。不能制约木，肝木亢盛了，又能伤脾。那现在来疏肝抑木以后，一方面因为木弱了，就能够帮助金气，让它更容易克制木。另外一方面，又阻止了肝木去克脾土。对这种"闭塞而不行"，就可以从肺、脾、肝三脏来入手治疗。

（五）盛怒者，迷惑而不治

为什么盛怒就会出现"迷惑而不治"呢?《类经》里说"怒则气逆，甚者必乱"，气逆太过，就变成气乱了。如果气机逆乱，就会出现昏迷、惶惑等情况。《内经》里也有类似的原文。在《素问·生气通天论》里讲"阳气者，大怒则形气绝，而血瘀于上，使人薄厥"。薄厥这种病，恰好就是"盛怒者，迷惑而不治"的一个具体体现。

对于大怒之后，"使人薄厥"的情况应该怎么治疗呢? 这是由"怒则气上"引起来的，所以首先应该降气。除了降气以外，我们还要想一想，为什么患者容易发怒，为什么气机容易往上走? 气机往上走，这是属阳的，那一定是阴分不足，阳气失于制约。肝体阴而用阳，现在肝阴不足，就可以用一些养血的药来制约肝气上逆。

（六）恐惧者，神荡惮而不收

恐为肾志，大恐则伤肾，这是七情过激，伤其本脏。伤肾以后，肾气就惮散动荡，不能收藏，不能摄纳精气，这就是"荡惮"的意思。前面有一个"喜乐者，惮散而不藏"，这里是"荡惮而不收"。这两句话文义很像，在《类经》里还做了一个辨析，说"恐故神智精散，故荡惮而不收，上文言喜乐者，神惮散而不藏，与此稍同；但彼云不藏者，神不能持而流荡也，此云不收者，神为恐惧而散失也，所当详辨"。喜乐而不藏，是指神气不能够收持，导致四处流荡，是一种神气涣散。而这里讲的不收，是指神气为恐惧所伤而精气散失，是一种精气不能收藏。这是二者之间的区别所在。

"神荡惮而不收"，我们很容易想到与遗精有关系。薛雪有一个遗精案，我们来看一下。

> 精浊四年，据述途中烦劳惊恐而得，头面眩晕，肌肉麻痹，遇房事必汗泄，顾体反壮。此阳微失护，精关不固，温肾宁心，冀渐交合，久羔未能速效。
>
> 韭子、龙骨、覆盆子、五味子、菖蒲、柏子仁、补骨脂、胡桃、金樱膏丸。（《扫叶庄医案》）

四年的精浊，发病原因非常清楚，是途中烦劳惊恐而得。头面眩晕，肌肉麻痹，一旦房事的时候就必定汗泄，但是身体还比较壮实。薛雪认为这是阳维失护，阳气衰微，不能够固摄，导致了精关不固，所以应该补肾。从这个医案里可以看出，惊恐伤的是肾阳。

再看看他的方子：韭菜子、龙骨、覆盆子、五味子、石菖蒲、柏子仁，基本上是一个以补肾填精打底，然后再稍微温补肾阳，收涩肾气的这么一个思路。这个方子就非常好地解释了"恐惧者，荡惮而不收"的含义。首先，恐惧伤的是肾，肾中精气。另外，它的临床后果是不收，于是走泄精气。在治疗的时候除了要收涩以外，更重要的是要补益精气。薛雪在治疗时，主要是补益精气，稍加收涩，覆盆子、五味子、金樱子，这些都是既能收涩，又能够补肾填精的药。单纯的收涩药，就是一个龙骨。可见收涩是稍加佐助而已，重点还是在补益肾中精气。

二、七情内伤五脏

在讲了七情所伤以后，在接下来的文字里面，又重点强调了七情内伤五脏。而这段文字就特别长。条文一长，我们读起来就有点头晕。但是不要紧，可以把它分个行，这样就看得很清楚了。这里恰好讲的是五脏为七情所伤。

心怵惕思虑则伤神，神伤则恐惧自失，破䐃脱肉，毛悴色夭，死于冬。

脾愁忧而不解则伤意，意伤则悗乱，四肢不举，毛悴色夭，死于春。

肝悲哀动中则伤魂，魂伤则狂妄不精，不精则不正当人，阴缩而挛筋，两胁骨不举，毛悴色夭，死于秋。

肺喜乐无极则伤魄，魄伤则狂，狂者意不存人，皮革焦，毛悴色夭，死于夏。

肾盛怒而不止则伤志，志伤则喜忘其前言，腰脊不可以俯仰屈伸，毛悴色夭，死于季夏。恐惧而不解则伤精，精伤则骨酸痿厥，精时自下。

心、脾、肝、肺、肾这五脏，每一脏都是一句话。每脏的这句话都有个规律。我们先看心，首先是病因，怵惕思虑。然后是病机，怵惕思虑则伤神。心藏神，这里讲的是某一脏以及某脏之神为何种情志所伤。伤了以后，导致"神伤则恐惧自失"，这是某脏所藏之神伤了以后的后果，以及预后。病情进一步发展，终至不治，则死于冬。这是说什么时候会出现最严重的临床后果，是决死生之机的一种预判。后面每一个脏，都是按照这样的顺序来陈述的。

比如下一个是脾。脾藏意，"愁忧而不解则伤意，意伤则悗乱"，悗乱就是心中烦乱的意思。为什么"意伤则悗乱"呢？因为意伤就气结，气结则郁于内而化热。胸中有热，自然悗乱。那为什么还有四肢不举呢？因为脾主四肢，意伤则脾伤，脾伤就四肢不举。毛悴色夭，是脏气不能华外。如若病情进一步发展，则病人将死，死于克我之时。脾为土，死于木时，就应该是"死于春"。每一脏都是这么排下来的，就不一一细讲了。

我们关注的是，为什么会这样。这里反映了《内经》里面认为七情内伤五脏的一个基本规律。七情内伤五脏规律是：第一，伤其本脏；第二，伤其所胜之脏；在这里，它还包括第三种情况，就是伤其生我之脏，或者说子盗母气。

可以看到，上面所罗列的五脏所伤，都没有跳出这三种类型。第一个，伤其本脏，"恐惧不解则伤精"，肾志为恐，恐惧不解则伤精，"精伤则骨酸痿厥，精时自下"。为什么遗精的时候，我们会考虑到是恐惧所伤导致的呢，也是从这段文字里面来的。

或者是伤其所胜之脏。这种过激的情志克哪一脏，就伤哪一脏。比如，心怵惕思虑则伤神。心为火，水克火，水之志为恐。怵惕是一种恐惧的情绪，所以怵惕能伤神。肝藏魂，哪种情志可以伤魂呢？金克木，所以"悲哀动中"就可以伤魂，正是伤其所克之脏。肺藏魄，肺为金，火克金，喜乐为火志，所以喜乐无极就伤魄。

第三种情况是子盗母气，情志可伤生我之脏。比方说心，心是火，火生土，脾土之志为思，所以思虑太过就伤其母气，它就伤神。脾藏意，土生金，肺金之志为愁忧，愁忧不解，子盗母气，于是伤意而见"悗乱，四肢不举"。肾藏志为水，水生木，肝木之志为怒，所以盛怒而不止就伤志、伤肾。这些都是子盗母气。

这么一分析，很容易理解了。但是问题来了，为什么在心，就是伤其所胜；到了脾，它就是子盗母气呢？《内经》这里只是举例说明，并没有说只能如此。比方说"恐惧不解则伤精，精伤则骨酸痿厥，精时自下"，这是伤其本脏。难道说其他的情志就不伤其本脏了吗？当然也伤其本脏，它只是在这里举例说明七情内伤五脏，有这三种方式。

如果在临床上对它加以运用，就要明白七情内伤五脏的三种规律在各脏、各情志的具体表现，可以列个表，一二三四，分条列举出来，临床上使用的时候就可以左右逢源。

但是这样理解的话，又显得过于泛泛。《内经》里面讲这是五脏为七情所伤的规律，除了是举例子，还有另外一层含义，就是列举出来的这几处病机是临床最常见的。虽然大规律如是，但是总是会有临床偏重的不同，那么在这里就特别地把它们点出来。我们回到刚才的这五句话，可以观察到这里面的各种情志所伤，在临床上就经常被提及，是反复引用的病机。

比方说"盛怒不止则伤志，志伤则喜忘其前言"，这在临床上经常会用到。长期郁怒的，大怒的病人，往往会出现肾虚，这就是肝病及肾。再比如"悲哀动中则伤魂，魂伤则狂妄不精，不精则不正"，最后出现肝经的症状。临床常见的自责、内疚的情绪，往往就是导致这种肝经的疾病。虽然是举例，但都是举最常见的例子，这是同一个问题的两层不同含义，是从一般到特殊，条文都顾及了。

三、五脏精神不可伤

在讲完了七情各伤五脏的规律以后，最后特别地强调了一点，"五脏精神不可伤"。因为"是故五脏主藏精者也，不可伤，伤则失守而阴虚；阴虚则无气，无气则死矣"，很多人会引用这句条文，说伤五脏则阴虚，所以应该养阴。这个理解是不准确的。

"五脏主藏精者也"，藏精是五脏最重要的功能，精是人体最重要的物质，所以不可伤。如果伤到了五脏所藏之精，或者说如果说伤到了五脏，就会因为精失其守出现阴虚。这个阴虚指的当然不是阴血或者阴精的亏虚，而是五脏的亏虚。如果是五脏亏虚了，就不能够化精气，无精气则死。

《内经》这段话是在强调五脏精气对于人体的重要性。《类经》对这段条文的注特别好："此总结上文而言五脏各有其精，伤之则阴虚，以五脏之精皆阴也。阴虚则无气，以精能化气也。气聚则生，气散则死，然则死生在气，而气本于精，故《阴阳应象大论》曰，年四十而阴气自半者，正指此阴字为言也。"五脏为阴，阴虚则无气，因为精能化气，"气聚则生，气散则死"，所以"死生在气，气本于精"。既然五脏藏精，自然五脏就不能伤了。张介宾甚至由此联想到《素问·阴阳应象大论》当中讲，"年四十而阴气自半者"的"阴气"，指的也是五脏所藏的精气，不是阴血。所以在读《内经》的时候，千万不能随文衍义，直接用现在的字义来理解原文。"年四十而阴气自半者"，如果理解成阴精不足，到了四十岁以后要想养生，就全部用养阴药，那肯定就是错了。"阴气自半"是指五脏精气不足，所以要调补五脏，可以在阴，可以在阳。这是由"五脏精神不可伤"衍生出来的内容。

第九讲　疾病传变规律

一、表里相传

是故百病之始生也，必先于皮毛。邪中之则腠理开，开则入客于络脉。留而不去，传入于经，留而不去，传入于腑，廪于肠胃。邪之始入于皮也，泝然起毫毛，开腠理。其入于络也，则络脉盛，色变。其入客于经也，则感，虚则陷下。其留于筋骨之间，寒多则筋挛骨痛，热多则筋弛骨消，肉烁䐃破，毛直而败。

帝曰：夫子言皮之十二部，其生病皆何如？岐伯曰：皮者，脉之部也。邪客于皮则腠理开，开则邪入客于络脉，络脉满则注于经脉，经脉满则入舍于腑脏也。故皮者有分部，不与而生大病也。（《素问·皮部论》）

这段条文可以分成两段来看。第一段主要讲百病始生之后的传变顺序，由皮毛而腠理，由腠理而络脉，由络脉而入经，由经而入腑的传变顺序。第二段主要是讲了皮部的概念，以及邪气入侵，首先伤于皮，由皮而逐层入深的时候，我们应该怎么去处理它。

首先，按照惯例，讲一下这段文字的校勘。这段文字有三个地方是需要校勘的。第一是"是故百病之始生也，必先于皮毛"的"先"，应该是"客"字，这句话应该是"是故百病之始生也，必客于皮毛"，文义就比较通顺。第二个，"邪之始入于皮也，泝然起毫毛"，"泝"，同"溯"，但在这里"泝"通"淅"，就是小雨淅淅沥沥的"淅"。淅然，就是恶寒的样子。第三个，"其入客于经也，则感"的"感"，应该校成"盛"，这句话就是"其入客于经也，则盛"。什么盛呢？邪气盛。邪气盛以后，"虚则陷下"，如果脏气虚，邪气就会陷下入脏。主要是这三个校勘。

（一）由表入里

第一段文字在文义上是比较好理解的，而且层次非常鲜明。它从"百病之始生也"作为总纲讲。所有的疾病，有一个共同的发病规律，首先是"邪气必客于皮毛"，邪气首先入侵的肯定是皮毛。那么邪气入于皮毛以后，腠理就必然因之而开泄。这个时候，邪气就能够因腠理之开而进一步深入。如果邪气旺盛，正气不足，邪气就会进一步深入到络脉。到了络脉，正气仍然不足以把邪气驱赶出去，它就会再进一步深入，"留而不去，传入于经"。入经以后，正气不能把它驱逐出去的话，邪气再进一步进入，就会到腑。"留而不去，传入于腑，廪于肠胃"，这里是用肠胃作为六腑的代表。

从这段话，可以清楚地看出邪气由浅入深的层次。但是读这段条文的时候，我们还是会觉得有些矛盾的地方。既然说是邪气入侵了，淅然起毫毛，都已经有恶寒的症状了，为什么同时还有"开腠理"呢？是先开腠理，然后再邪气入侵吗？当然，如果患者真的是腠理非常紧密，能够卫外而为固的话，邪气也不能入侵。但是另外一方面，邪气入侵以后，会进一步地使腠理更加疏松，开而不能阖，导致卫外功能的进一步下降，病情进一步加重。就像《太素》里所说的那样："外邪入身为病也，初着皮毛，能开腠理也。"外邪袭人，能够使腠理功能失常，卫外功能减退。

如果在这个阶段，正气不足够强盛，不能御邪于外，邪气就会进一步地深入而入络。入络以后，"络脉盛"。"络脉盛"，不是指络脉的脉气强盛。"盛"，指的是络脉的邪气旺盛。因为邪气积于络脉，非常旺盛，就会导致络脉颜色改变。络脉是很表浅的，所以络脉的颜色发生了改变，在外面就可以观察得到。

络脉色变具体有什么表现呢？在《素问·皮部论》里，这段条文前面一些的地方，就说"其色多青则痛，多黑则痹，黄赤则热，多白则寒，五色皆见，则寒热也"。可以从色变的具体表现来推测络脉有什么样的病机。如果颜色是青的，那可能是痛；是黑的，可能是气血闭阻；以黄和赤为主的，那是热；如果是白，那就是寒；如果一会儿白，一会儿黑，一会儿黄，那是五色皆见，这个时候是寒热错杂。在《灵枢·论疾诊尺》也有类似内容："诊血脉者，多赤多热，多青多痛，多黑为久痹，多赤、多黑、多青皆见者，寒热身痛。"

这给临床上的诊断提供了启示作用。第一，看到这种色变，至少说明在络脉可能有邪气所客。可能是邪气入于络脉，络脉邪盛而产生的一种病变。第二，根据这个颜色，我们能够用五色诊法来判断疾病的病机特点。

假如邪气在络脉，仍然没有被正气抵御住，继续深入，它就会传到经，"其入客于经也，则盛"。这个"盛"跟络脉盛的意思是一样的，都是邪气亢盛的意思。那么邪气旺盛，正气亏虚，邪气就会陷下。陷到哪里去呢？"陷于内"，经再往内，是腑。腑再往内，是脏。"虚则陷下"的意思是，邪气会进一步进入脏腑。

虽然在这里把它校勘为"则盛"，但是很多注家还是直接按照"其入客于经也，则感，虚则陷下"来解释的。那"感"后面就不用句读了，读成"则感虚则陷下"。意思是说，如果这个时候又有脏气之虚，那么邪气就会进一步地陷下。其实"感"也好，还是"盛"也好，它的总体意思还是类似的，都是如果邪盛而正虚的话，病情就会进一步发展的意思。

比如《疡医大全》说："经虚邪入，故曰感虚。""脉虚气少，故陷下也。""脉虚气少"就是正虚的意思。这里的"陷下"，当然还是指邪气陷下。陷到哪里去呢？在这段原文后面有说道："经脉满则入舍于腑脏也。"就是说经脉的邪气旺盛，正气不能敌，它就会进一步发展到脏和腑里面去。当然是由腑到脏，所以叫"入舍于腑脏"，而不是说入舍于脏腑，这里有一个先后顺序的区别。

由经再进一步深入，并不是直接就到脏腑了，中间还有一个阶段是筋骨。这是这段文字的特点，就是它在经和腑之间，又留出了筋骨这么一个概念。"其留于筋骨之间"还是经的一部分，只不过它的表现可能有特殊之处，所以单独地把它挑出来说。

前面讲邪客于络脉，在外就表现为色变。如果客于经，条文里没有讲具体的表现，实际上具体的表现在这里，"留于筋骨之间"。如果邪气以寒为主，就是筋挛和骨痛，因为寒主收引。假如邪气是以热为主的，热多了，就"筋弛骨消"。热能消烁，热盛了就能够消耗气血津液。我们可以看到，很多热病最后都会导致"肉烁䐃破，形销骨立"。整个大肉、筋骨、气血津液都容易为热邪所灼伤、所消耗，最后导致"消"的结果，"消"就是指消耗。"肉烁䐃破"是指肌肉瘦削。除此之外，火热之邪还会消烁皮毛，于是皮毛失于濡养，毛就色泽枯槁，就叫作"毛直而败"。

（二）皮部的重要性

第二段重点讲"皮者有分部"。这一段的关键点在于两个部分，一个是"皮者，脉之部也"；再一个是"不与而生大病也"的"不与"怎么去理解。

"帝曰：夫子言皮之十二部，其生病皆何如？"夫子您说有十二皮部这个概念，那十二皮部生病具有什么样的特点呢？"岐伯曰：皮者，脉之部也。邪客于皮则腠理开，开则邪入客于络脉，络脉满则注于经脉，经脉满则入舍于腑脏也。故皮者有分部，不与而生大病也。"这一段实际上是在重复前面的"是故百病之始生也，必先于皮毛，邪中之则腠理开"这一段，这个由浅入深的过程是一样的。

"皮者，脉之部也"，《类经》的解释是："十二经脉，各有其部，察之于皮，其脉可知，故曰皮者脉之部。"就是说十二经脉在皮肤表面都有各自的分野。从这些分野的一些变化，就可以判断十二经脉的经气盛衰，这叫作"其脉可知"。这些变化都是可以感知到的，所以说"皮者，脉之部也"。通过皮肤的变化，可以观察到十二经脉经气的变化，它是为十二经脉所管辖的。

《素问经注节解》把这个意思说得更清楚，说："脉行皮中，各有部分，脉受邪气，随则病生，非由皮气而能生也……帝问皮之十二部生何病，是疑皮亦能生病。伯言皮不过包括一身，为邪气出入之门户，邪之入也，必极于至虚之处而后止，外之入，内所召也，皮何与焉。""脉行皮中，各有部分"，各经脉气总是敷布于相对应的皮肤，各人管一摊，这叫各有部分。如果说某一个经脉受了邪气，发生了疾病，那它相对应的皮部就能够发生变化，而不是说疾病本身是由"皮"产生的。这把皮的病变和十二经脉盛衰的关系辨析清楚了，不是说皮气本身有这样一个作用，而是说皮的气血变化仍然是十二经脉气血的反应而已。这是十二皮部，或者说皮各有分野的意义。

比如，足厥阴肝经的皮部发现了问题，那么它反映的是肝经发生了病变。在诊断和治疗上，也就都有相应方法——多半可以从足厥阴肝经来进行治疗。

第二个，我们要辨析一下"故皮者有分部，不与而生大病也"的"不与"怎么去理解。历代注家对"不与"的理解都是不一样的，那么随之衍生出来的临床应用和理论思想也就有所区别。主要来说，有以下这五种注法。

第一个，《太素》提出来的："在浅不疗，遂生大病也。与，疗也。"其中，"与"是处理，引申为治疗的意思。"不与"就是不治疗。"在浅不疗"，病在皮部就是最表浅的阶段。这个时候不去治疗它，就会由皮部而入肌腠，由肌腠而入络，由络而入经，最后"遂生大病也"。

《类经》认为："经脉既有分部，则邪之中人，可视而知，当速去之。若不预为之治，则邪将日深，而变生大病也。与，预同。"其中，"与"是预先的意思。既然经脉各有分布，那么邪气之中人，"可视而知"——从哪里的皮部有改变，就可以知道邪气应该中的是何条经脉。"当速去之"，既然知道病在哪里，要马上去干预它。如果不赶紧预先去治疗它，那么就会"邪将日深，而变生大病"。除了对"与"字本身的解释不一样以外，整句话的理解跟《太素》是类似的。

在《素问直解》中，"与"是给予的意思。"若腑脏之气，不与于皮，而生大病也。"脏腑之气，如果不能敷布于皮部的话，它就会生病。这个解释非常有意思，也很能反应《内经》气化的观点。不过大家想想，脏腑之气不能敷布于皮部，所生之病是不是一定是大病呢？不一定。所以这个解释还是有不完美的地方。

张志聪的《黄帝内经素问集注》认为"不与"是不及的意

思。他说："不与，不及也。言皮毛之表气微虚，以致邪入于经，而为干脏之危病也。""不及"就是不足，是虚。不及或者是不与，指的是皮毛之气，表气的不及。因为肌腠皮毛之气不及，所以卫外的能力比较差，就相对不足，会导致邪气有机会能够进一步地深入，那当然也就有产生大病的可能性。这种解释也过得去，但是跟前面讲疾病由浅入深而传变的内容有些重复，所以这也不是一个最好的解释。

杨继洲的《针灸大成》认为，"与"是治愈的意思。"不与，疑不愈也"，就是他自己也不能确认，就怀疑说：这是不是没有治愈的意思啊？"不愈则生大病也"，没有治好就发生大病。这个意思倒是非常的直白，但是如果这么理解的话，它的理论内容相对来说就不如《太素》和《类经》这种注法来得更加宽广。现在一般还是按照《太素》《类经》的解法，把它理解为处理或者治疗。《类经》虽然不认为是"处理"，作为"预先"讲，但它的整体分析跟《太素》是类似的。"若不预为之治，则邪将日深"，必须得马上治疗，不治疗的话，邪气会进一步地深入。这个意思和《太素》"在浅不疗，遂生大病"的注解非常接近。

"皮者有分部，不与而生大病也"，在临床上怎样去应用呢？应该说思路还是非常多的。

通过对皮的干预，可以衍生出很多种治法。比如说，通过对皮肤的观察，可以得出很多的诊断信息。包括"其入于络也，则络脉盛，色变"，通过对颜色的观察，来判断疾病寒、热、闭、阻等病机的信息。我们还可以看五色之变发生在什么部位，根据十二皮部分布部位的不同，就可以来判断疾病的定位。比方说，同样是脸红，是整个面部都鲜红而赤呢，还是说就是颧红呢，还是两颊红呢，还是唇红、唇四白红呢？这个就不一样。同样是黑，眼眶黑呢，还是人中黑，鼻尖黑，额头黑呢？相应的脏腑定位也不一样。这就是"皮者，脉之部也"的运用。

而且，既然"不与，而生大病也"，我们就可以及时治疗皮部，让它不要转成大病，或者让邪气由皮重新外出，这个病不就好了吗？

我们可以想到哪些具体的治法呢？药浴算一种，它是直接作用于皮肤的。还有穴位贴敷，也可以。甚至于艾灸，实际上也是一个透皮的、经过皮来治疗的方法。当然，还有梅花针，梅花针最主要的理论基础就是"皮者，脉之部也"。

除了这些非常直接的，是通过皮的作用来进行治疗的治法以外，在用药方面还有一个扩展，就是解表发汗法。既然疾病的邪气是由皮毛肌腠而入的，那就让它再重新从皮毛肌腠而出，让它由腑到经，由经到络，由络到皮，逐层外出，这就可以用解表发汗法。

二、五脏相传

(一) 五脏以次相传

五脏受气于其所生，传之于其所胜，气舍于其所生，死于其所不胜。病之且死，必先传行至其所不胜，病乃死。此言气之逆行也，故死。肝受气于心，传之于脾，气舍于肾，至肺而死。心受气于脾，传之于肺，气舍于肝，至肾而死。脾受气于肺，传之于肾，气舍于心，至肝而死。肺受气于肾，传之于肝，气舍于脾，至心而死。肾受气于肝，传之于心，气舍于肺，至脾而死。此皆逆死也。一日一夜五分之，此所以占死生之早暮也。

　　黄帝曰：五脏相通，移皆有次，五脏有病，则各传其所胜。不治，法三月若六月，若三日若六日，传五脏而当死，是顺传所胜之次。故曰：别于阳者，知病从来；别于阴者，知死生之期。言知至其所困而死。（《素问·玉机真脏论》）

　　这段文字有四个地方是需要校勘，或者需要有所改动的。

　　第一个地方是"气舍于其所生"。这句话跟开头的"五脏受气于其所生"重复了。那么就意味着，这两句话里面至少有一句话，可能有错误，需要校勘。那么一般来说，我们认为是"气舍于其所生"的"其"多出来了，应该是"气舍于所生"，应该把"其"字删掉。那么"五脏受气于其所生"，指的是受气于其子，是我所生的那一脏。那么"气舍于所生"是指舍于其母，就是生我者。

　　第二个需要校勘的地方是，"此所以占死生之早暮也"。其中的"生"应该根据《针灸甲乙经》改成"者"。也就是说，这句话应该是"此所以占死者之早暮也"，意思就是说可以用它来预测什么时候死，早死还是晚死。这是所谓决生死的意思。

　　后面两个校勘是在第二段文字里面。一个是"黄帝曰，五脏相通，移皆有次，五脏有病，则各传其所胜"。需要删掉"黄帝曰"。另一个是"言知至其所困而死",其中的"知"没什么实在的意义。根据《针灸甲乙经》可以把"知"字删掉,就是"言至其所困而死",这样就可以了。

1. 五脏传变的顺逆

第一段原文主要包含两层含义。第一层含义是讲五脏病变相互传变规律,并且以五脏分别做例证来进行说明。第二个,是讲怎么根据五脏的传变来判断疾病的预后,也就是所谓的决生死,知道什么时候病人可能会病情严重,甚至于死亡。

首先是一个对五脏相传基本规律的概括,就是所谓的五脏以次相传:"五脏受气于其所生,传之于其所胜,气舍于其所生,死于其所不胜。""其所生",是说五脏受病气于其子脏,就是子病传母的意思。

五脏的病变以相克的顺序进行相传为顺传,这也是通常的传变规律。如果是顺传,"传之于其所胜",那传到就是我所克的那一脏。

"气舍于所生",所生就是生我之脏,那也就是所谓的母脏。这里事实上还是子病传母。"死于其所不胜",就是说疾病依次相传,传到了克我那一脏的时候,就病情严重,甚至于会死亡。"病之且死,必先传行至其所不胜,病乃死",这是死于其所不胜的一个补充说明。

可以看到,某一脏受病实际上跟其他四脏,生我者、我生者、克我者、我克者,都可能发生关系。这里要注意的是,虽然可能跟其他四脏都发生关系,但并不是说某一脏有病,按照这个传变顺序就能够四脏皆传。疾病的传变是有一个方向性的,一般来说，以相生的顺序来传，是逆传；以相克的顺序来传，是顺传。方向性，就是按照相生的方向传，就一定是子病传母；按照相克的顺序传，就一定是传到我克之脏，这个方向性就是一般的传变规律。

那么问题来了，原文里说"病之且死，必先传行至其所不胜，病乃死"，其中的"必先传行至其所不胜"，传到克我那一脏，是怎么传过去的呢？通常来说，如果说是顺传的话，应该传于我克之脏，那传到我克之脏之后，还要传几次，才能传到我所不胜之脏呢？按照相克的顺序，一脏一脏传下去，要五脏皆传，传一圈儿才行，这就是顺传。

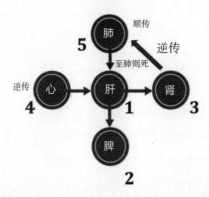

图1　以肝为例，顺传要历经五脏，才能传到克我之脏

假如是逆传，就是我传到生我之脏，生我之脏再传到他的母脏。你们有没有发现，生我之脏的母脏，刚好就是克我之脏。所以如果是逆传的话，那么很快就会传行到其所不胜，也就是说预后就更差一些。这也是为什么相生传是逆传的原因之一。

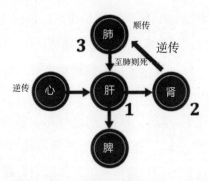

图 2　如果是逆传，按相生顺序，只需要三脏就可以传到克我之脏

在讲完一般规律之后，原文非常贴心，接下来就依次把肝、心、脾、肺、肾每一脏都分别进行了论述：受气于某脏，传之于某脏，气舍于某脏，至某脏而死。

肝属木，木生火，所以受气于心火；木克土，所以肝木就传之于脾土；水生木，所以气舍于肾水；至肺而死，金克木，到了肺金，肺金克木，这个时候肝病预后就比较差。

心火受气于脾土，传之于肺金，因为火克金，这是顺传；气舍于肝木，因为木生火；至于肾水而死，因为水克火。

脾土受气于肺金，传之于肾水，气舍于心火，至肝木而死。

肺金受气于肾水，传之于肝木，气舍于脾土，至心火而死。

肾属水，水生木。要受气于其子，所以肾水受气于肝木，水克火，传之于心火。因为金生水，所以气舍于肺金，土克水，所以传至脾土而死。

这五脏都讲完了之后，原文后面接了一句，"此皆逆死也"，就是逆气相传而死。为什么是逆气相传而死呢？就是说，至某脏而死，必须是逆传过去，这种传变比较快，比较危险，"此皆气逆相传而死"，逆死就是逆传，也就是依相生顺序传变，以至于死的意思。

2. 五脏传变以决死生

接下来又特别补充说，"此所以占死者之早暮也"。在这里就提到了怎么去预测疾病传变的预后，也就是所谓的决死生。这个是《内经》里非常重要的一个内容。因为，当医生首先要知道疾病发展的后果是什么。这是对于医生，对于病人都非常重要的问题。

疾病传到哪一脏的时候，预后就比较糟糕，可能会出现死证呢？在《素问·玉机真脏论》这一段条文里面，指出了三种情况。第一种是"必先传行至其所不胜，病乃死。此逆死也。"这一种是逆传，是基于相生的规律而传变的。这种传变，就容易传到己所不胜之脏，一旦传到己所不胜——就是克我之脏，病情就比较危重了。

第二个是"不治，法三月若六月，若三日若六日，传五脏而当死。"如果疾病是按照相克的顺序顺传的话，就会或者三个月，或者是六个月；或者是三天或者六天，疾病就传遍五脏。遍传五脏之后，就正好会到克我之脏，这个时候就是死证。

《难经·五十三难》里说："一脏不再伤，七传者死。"为什么是七传呢？因为七传就正好是传了一周，所以叫七传者死。为什么是三月和六月，或者是三天和六天呢？一天或者一个月传两脏，就是三天或者三个月；如果是一天传一脏，或者是一月传一脏，就是六天或者六个月。

第三种情况是，"别于阳者，知病从来；别于阴者，知死生之期。言至其所困而死"。"至其所困而死",是指传到克我之脏,就是病情危重的意思。"别于阳者"是指如果疾病在阳,这里的阴阳指的是表里,阳是指表。疾病如果是在表的话,通过对疾病进行分析,就可以知道这个病是由什么原因而得的,是所感六气之何气,感于何处,伤于何经,所以叫"知病从来"。"别于阴者"呢,阴是指里,如果疾病已然到里,就可以"知死生之期"了。看这个病现在已然犯至何脏,与病脏是什么关系。如果是相克的话,克我之脏,预后就差;如果是我克之脏,预后相对来说就好一些,这叫作"知死生之期"。

(二)五脏特殊传变

1. 风痹传于脏腑

是故风者百病之长也,今风寒客于人,使人毫毛毕直,皮肤闭而为热,当是之时,可汗而发也;或痹不仁、肿痛,当是之时,可汤熨及火灸刺而去之。弗治,病入舍于肺,名曰肺痹,发咳上气。弗治,肺即传而行之肝,病名曰肝痹,一名曰厥,胁痛出食,当是之时,可按若刺耳。弗治,肝传之脾,病名曰脾风,发瘅,腹中热,烦心出黄,当此之时,可按可药可浴。弗治,脾传之肾,病名曰疝瘕,少腹冤热而痛,出白,一名曰蛊,当此之时,可按可药。弗治,肾传之心,病筋脉相引而急,病名曰瘈,当此之时,可灸可药,弗治,满十日,法当死。肾因传之心,心即复反传而行之肺,发寒热,法当三岁死。此病之次也。(《素问·玉机真脏论》)

这段条文也有两个地方是需要校勘的。第一个是"肾传之心，病筋脉相引而急，病名曰瘛"，其中"病名曰瘛"应该是"名之曰瘛"，这样跟前面的内容不重复。这是根据《针灸甲乙经》而来的。

第二个地方是"法当三岁死"。这已经是一个危证了，预后不好，还能等三年才死，明显是不合逻辑的。可以根据《读素问钞》，把它校成"法当三日死"。

这段条文我们重点讲解一下"是故风者百病之长也"。应该说"风为百病之长"这个理念，我们刚开始学中医基础理论的时候就已经接触过了。但是"风为百病之长"到底有什么含义，为什么这么说，是很值得推敲的。"风为百病之长"，在《内经》里还真不只出现过一次，很多地方都有相同或者相似的论述。

比方说《素问·风论》说："故风者，百病之长也，至其变化，乃为他病也。"《素问·骨空论》里面也说："余闻风者百病之始也。"还有《素问·生气通天论》："风者，百病之始也。清静则肉腠闭拒，虽有大风苛毒，弗之能害，此因时之序也。"

可见"风为百病之长"对于《内经》来说，是一个非常重要、反复引用的观点。那么"风为百病之长"是什么意思呢？

首先要知道"长"是什么意思。这个"长"不是什么排长、连长、长官的"长"。这个"长"是初始的意思，意思是说风为百病的初始，百病的初始阶段往往是由风导致的。《素问·骨空论》里说"风者百病之始也"，《素问·生气通天论》里说"风者百病之始也"。"百病之始"和"百病之长"是一个意思。

为什么"风为百病之长"呢？至少有以下几个理由：第一

个，因为"风主少阳春生之气"，春天是四时之首，少阳是一阳初生，所以它为六气之长。风为六气之长，所以风也为百病之长。百病不都由六气所生吗？这是一个不错的解释。

《王乐亭指要》说："夫六淫之中，为风为百病之长，善行而数变，景岳有言曰，风送寒来，寒来风入，由是关注，非为寒从风入，而暑湿火三者皆由过风也。"这是说其他的邪气，它要使人得病，还是要跟着风一起来的。风就像其他邪气的老大哥一样，所以叫"风为百病之长"。

第二个说法，"风先百病而生"。这个意思也很简单，就是说所有的病一开始都是风邪为患，风为百病之始的意思。《太素》就是这么认为的："百病因风而生，故为长也，以因于内，变为万病，非唯一途，故风气以为病长也。"感受了风邪以后，不是说只得风疾，它可以演变为很多疾病，变为万病，非为一途，所以叫"风为百病之长"。

第三点，是根据风邪的致病特点来决定的。风性开泄，风邪有开泄的作用，它能开疏腠理。一旦腠理开泄，那就门户大开，其他邪气都能由之而入，所以风为百病之长。再加上风性善行而数变，所以什么地方都有它的影子。这是外风。

有人说内风也是这样。因为风火相煽，五志皆能化火，所以往往感觉是在任何地方都能看到风的影子：虚风可以有，实风也可以有。内风就显得很常见，再加上肝为五脏之贼，肝应风。在治病的时候，我们往往发现，无论是内风还是外风，很多疾病都会有风，并且导致其他一些病理的改变、传变，所以叫"风为百病之长"。

知道了"风为百病之长"，怎么去具体运用这个结论呢？我想至少在预防疾病和治疗疾病两个方面，应该有"风为百病之长"的意识。

首先，在预防的时候就要特别注意防范风邪。《内经》里面讲外邪的时候，往往以风或者寒来指代所有的六淫。比方说"虚邪贼风，避之有时"，"而避虚邪贼风，如避矢石然"，这就是强调在预防疾病的时候要有避风的思想，避风就是避邪气。所以很多老中医就特别不喜欢吹风。过去很多民间习惯，也是各种避风。"劳汗当风"，就要得病。按照民间传统习惯，坐月子的时候也不能吹风，吹风要得病。但是，外国人就不这样，外国人认为生了孩子以后要通风，经常风就直接吹在人身上。为什么不落病呢？这个也很难说，也不见得就是不落病，可能他就是没有把围产期的疾病，或者说乳妇的疾病和风联系到一起，这是理念上的问题。

这个理念还可以用在治疗上。尤其是在唐宋时期，这个时候的很多方子，治内伤的也好，还是治外感的也好，都喜欢用一些风药，以致后面成了一种弊病——温燥太过。到后来刘完素出来纠正这种风气。但是，纠偏往往又纠之太偏，我们现在对风药是不是又有一点不够重视呢？一提到风药，就想到解表，实际上风药的作用可不只是解表，还有很多作用。

江西的姚梅龄老师就非常强调要用风药把邪气从里面透达出去，也不见得一定就是表证，里证的邪气也是由表而入的外邪。既然要邪从外出，还是要用风药，让邪出去。所以姚梅龄老师治很多内伤病，比如白癜风等，都会用风药。

　　不只是姚梅龄老师，在清代，有一个叫龙绘堂的人，写了本书叫《蠢子医》，这里面就专门有两篇论文，以议论的形式，提到了治病的时候要用风药。《蠢子医》中说："治病需要兼风药，不兼风药不合作。"意思是说，治病必须得用风药，不用风药这效果就不会好，不管是内伤病还是外感病，都强调风药的运用。

　　比方说阳痿，这个病看似和风没有关系。北京中医药大学东直门医院的男科团队在想，阳痿是不是也是一种阴茎中风呢？用风药是不是也能起到比较好的治疗效果呢？团队也做了不少研究，最后发觉，适当地在辨证论治的基础上加一些羌活、防风等风药，确实是对改善勃起有作用。这一点是可以理解的，所谓"阳之气，以天地之疾风名之"，风就是阳气的变动，适当使用风药是不是也会有调节阳气的作用呢？所以，对于风药的认识，还要进一步加强。而它的理论基础，就是"风为百病之长"。既然为百病之长么，那么擒贼先擒王，把风邪首先解决了，疾病可能也就逐渐痊愈了。

　　接下来讲的是风邪中人以后的传变规律，以及到传到最后，疾病可能的预后。一开始得病的时候，"今风寒客于人，使人毫毛毕直"，这是客于皮肤。然后"或痹不仁、肿痛"，这是客于筋骨。由筋骨而渐入于肺，那么肺痹、肝痹；从肝痹往后，传到脾就是脾风了，它就不再叫痹了。这个病名的变化，也反映了病机的变化。脾风再传之于肾，名疝瘕；肾再传之于心，名曰瘛。每传一脏，都至少有一个特定的病名。

　　我们看一下，这个传变的规律是怎样的。由皮肤到经脉，由经脉再到肺、肝、脾、肾、心，最后又再次传于肺。这是按照相克的顺序来传变的。就是传之于我所胜，肺为金，肺金克肝木，肺传于肝；肝木克脾土，传于脾；脾土克肾水，传于肾；肾水克心火，传于心；然后心火又克肺金，一圈传回来，这是一个顺传。在这个传变的过程中，每客于一脏，或客于一地，比方说客于皮肤和客于经脉，就有一个相应的病名。这也充分证明了，中医看病不是只辨证，不辨病。在《内经》里就提到了这么多的病，怎么可能不辨病呢？

第一步是风寒客于人。风寒侵袭人体，首先是侵袭一身之篱藩，就是皮肤、腠理。风寒客于人，肯定是指客于皮毛腠理，于是就出现皮毛腠理的改变，"毫毛毕直，皮肤闭而为热"。"皮肤闭"就是腠理闭拒的意思，"而为热"那是为热病。"当是之时，可汗而发也"，这个很容易理解。邪气在卫表，那肯定是要用汗法来进行治疗，"其在皮者，汗而发之"嘛。在《素问·阴阳应象大论》就已经讲过这个基本的治则。这段描述就是太阳表证。它是一个太阳表实证，还是一个太阳表虚证呢？"皮肤闭而为热"，所以它是一个太阳表实证。要治疗的话，可以用麻黄汤。

假如没有得到治疗，病邪进一步深入，就客于经脉之间，出现或痹不仁，或肿痛，这个时候可以用汤熨和灸刺的方法来治疗。《类经》说："邪在皮毛，不亟去之，则入于经络。"这一段痹不仁而肿痛，邪气的病位是在经络，表现为痹证、不仁、肿痛，可以用汤熨等方法来进行治疗。在《伤寒论》里也有类似的条文。

　　既然邪气先客于皮毛，然后又能传而入经脉，说明此人的经脉是虚的。只有虚而不能抗邪，邪气才能深入。如果经脉不能抗邪，为风寒所客，就是血痹一类的疾病。但是不见得一定要用黄芪桂枝五物汤。因为这里的经络亏虚，不一定是血脉亏虚。感受了邪气，说是感受了风邪，但只是以风邪为例，不是只限于风邪。那么就根据邪气之不同，所客的经脉各异，而有不同的治法。比如说，如果是风寒湿三气杂至合而为痹，但是客于肌肤筋骨，也有可能是九味羌活汤证。

　　如果到了经脉，仍然没有得到及时治疗，或者是正气不足，不能起而抗邪，祛邪于外。"弗治"，没有治好，病就由肌表、经脉而入舍于五脏。入舍于五脏的第一脏，就是肺脏。为什么首先入舍于肺脏？因为肺合皮毛，邪气是由肌表、皮毛而来，内从其合，所以入舍于肺。入舍于肺，肺气不利，不利名之曰痹，所以"病入舍于肺，名曰肺痹"。肺痹的表现是"发咳上气"，简单地说就是咳和喘。这个时候的基本病机是什么呢？应该怎样去治疗呢？

　　首先，这时候表证还有没有了？"弗治，病入舍于肺"，原文没有讲表证有，或者是没有。只能是说至少不全部在表证，有一部分病邪已经深入到了肺。那么如果是外尚有表，内已入肺，入肺则肺气伤，肺为水之上源，肺不能化水，不能若雾露之溉，将津液浇灌全身，那么这些津液就会变成废水。废水留于肺，就是内有水饮。内有水饮，外有寒邪，就会表现为咳喘上气。这种情况下，可以用小青龙汤。或者既然是肺痹，有肺气不利，想要让肺气利，应该以轻清之品宣散肺气，肺气就能够得以通利。所以可以根据病情轻重，来决定应该用小青龙，还是用其他宣散肺表的方药。比如说，虽然外感风邪未能尽去，但是风邪留恋肺系，导致久咳不愈，那也可以用止嗽散。所以，肺痹证的治疗重点是在宣通。

这里有一个医案，过程有点复杂，我们不用全部都看，抓重点。

歙俗信神，无知之徒，将神庙签诗，混编药名，乡愚患病，辄往求之，呼为神药，贻害甚多。靖兄外贸，幼女在襁褓中，时值冬寒，感冒外邪，发热咳嗽。其妻误听人言，往求神签。药用贝母三钱，女流不谙药性，即市煎灌，咳嗽顿止，以为神验。少顷忽痰涌气促，头仰胸高，彻夜搅扰。次早迓予，视其儿身热肢冷，口张鼻扇，啼声如鸦，乃姑告其所以。予曰：此肺痹大证，危期甚速。夫肺主皮毛，皮毛受邪，肺气闭塞，因而发热咳嗽，不为疏解，反投寒敛之品，且单味重用，为害更烈。经云：风寒客于人，使人毫毛毕直，皮肤闭而为热，病入舍于肺，名曰肺痹。孩提弱质，焉能堪乎？辞不举方。友人谭萃升翁，代恳试施一匕，以图侥幸。予思病既濒危，药非精锐，料难应效。方用麻黄、桂枝、杏仁、桔梗、橘红、半夏、姜汁，并嘱服药竖抱，旋走，勿令卧倒。如此一昼夜，始得咳嗽出声，痰喘略定。知其痹象稍宽，但病势过重，药虽见效，未便骤松，麻黄昨用三分，令其减半，余照原制，再进一剂，汗出肤润，热退喘平。更用六安煎，加桔梗，卧稳嗽稀。予曰：痹开病去，大局无虞。古云小儿勿多服药，盖儿质薄弱，脏腑娇嫩，药多

恐伤真气，今可停药，乳哺调之，自然恢复。果如予言，识此
为乡愚信求神药者戒。(《程杏轩医案》)

　　这个案讲的是一个小姑娘得了病，他妈妈就相信旁人之言。
这就是我们现在流行的"他们说"。旁边有"他们"说"这个病
应该用贝母就能够止咳"。这个方法现在用的也很多，门诊经常
有人过来就开点贝母回去，说是炖给自己的孩子来吃。然而，
这个小姑娘用了贝母后，病情反而加重了。

　　我们来分析一下。贝母是攻伐的，是化痰、散结、止咳的
药，它不是宣肺止咳的。这个小孩现在还只是一个肺气闭郁、
宜予宣散的轻证，结果她反而用贝母去戕伐它。不但效果不好，
反而因为伤了肺气，病情加重了。请到程杏轩来看，辨证很清
楚，就是肺痹。肺痹就宜宣散，所以他用的是麻黄、桂枝、杏
仁，这是麻黄汤。然后再加化痰止咳之品，橘红、桔梗、半夏，
橘红和半夏加在一起就是二陈汤的变法，然后用桔梗化痰、止
咳、宣肺，这孩子的病很快就好了。所以治疗肺痹的重点是在
宣通。

　　如果说风邪在肺没有得到及时的救治，那么病将益深，即
传之于肝。把这段文字前后对照一下，会发觉在所有的传变里
面，由肺传肝这句话特别啰唆。其他地方都是四个字，这里有
七个字："肺即传而行之肝。"因为这是整个传变过程中，第一
次五脏相传，所以要多说一点，是由肺脏传到肝脏，这是病邪
的传变。为什么要这么强调呢？因为除了疾病之间病邪的传变
以外，还有移寒移热的脏腑传变。寒热相移和病邪相传，是有

区别的。这里讲的疾病传变是按相克的顺序进行顺传，是某脏之气不足，不能抗邪，然后邪气进一步深入，传变到下一脏，这叫作传。相移则不是，相移也是虚，是本脏虚而不能抗邪，那就找另外一个更虚的脏，把邪气传给它，以避其祸，这叫作相移。

在肺未能治疗，就传之于所克之脏。肺金克肝木，就传到肝，病名曰肝痹。既然叫肝痹，就是肝气闭阻不通。那么这个时候，邪气的性质应该是偏寒的，令人"毫毛毕直"嘛，典型的风寒客表的症状。传到肝这里，病邪的性质还是寒，病名为肝痹，"一名曰厥"。为什么叫厥呢？因为肝主疏泄，能主气机疏利。那么肝的气机被闭阻了，一身气机均不利，气不顺接即为厥，所以"一名曰厥"。

肝痹会有什么症状呢？"胁痛、出食"。两个症状，第一个是胁痛，第二个就是会把食物吐出来，也就是呕吐。又有胁痛，又有呕吐，这从《伤寒论》的角度上来讲的话，是病传到少阳经了。我们可以根据其胁痛、出食的严重程度和具体表现，选用一些比如小柴胡汤，或者是旋覆花汤之类的方剂。邪气入络，"其人常欲蹈其胸上"，这时候用旋覆花汤。如果只是胸胁的满闷，呕吐，默默不欲饮食，就用小柴胡汤。当然，这个时候"可按若刺耳"，除了用药以外，还可以用按摩的方法，也可以用针刺的方法，引其阳气，使肝气疏利，这个病也自然就可以好了。

肝继续往下传就到了脾。前面是肺痹、肝痹，到了这儿它没有叫脾痹，它叫脾风。这说明邪气的性质已经发生了变化。

风寒之邪由皮肤到经脉，由经脉到肺，由肺到肝以后，它已经随人的体质而发生了变化，这就是所谓的从化。这个时候它是化热了。风为阳邪，称之为脾风，证明邪已化热。

我们来看条文，说："肝传之脾，病名曰脾风。"临床表现是"发瘅，腹中热，烦心出黄"。这已经有明显的热象了。瘅就是热，发瘅是已经发为热病。瘅有很多种，这个瘅是什么瘅呢？既然是"发为脾风"，这个瘅病就一定是在脾，所以可以把它叫作脾瘅，脾中的热。只是热吗？当然不只如此。脾主运化，既然脾为邪气所乘，那么它就一定失于运化，失于运化就水湿内停，水湿内停，湿与热相合就变成了湿热。热郁于中，所以就腹中热。因为胃之大络，出于虚里，所以胃热就可以有烦心的症状。烦心是因为有胃热，那为什么会出黄呢？出黄就是身上黄，一身皆黄。《素问经注节解》说："盖黄为脾色，脾病则色见于外，凡身面发黄皆是也。"就是说身体、面部都可以变黄，这就是现在说的黄疸。

总结一下，脾风可以出现热证，有腹中的热，有心中的烦热，还可以出现身上的黄疸。黄疸是阴黄还是阳黄？就一定是阳黄。所以可以用栀子檗皮汤。如果只是以烦心为主，可以用栀子豉汤。如果是郁热盛而引起的黄疸，而其人素有其瘀，瘀热相合，也不排除可以用茵陈蒿汤的可能性。

虽然《内经》里没有处方，但是我们根据病因病机的分析，可以立一个方。或者是没有现成的法，我们可以拟一个法，在这个法的基础上，也可以处方。所以在读《内经》的时候，不要老是说，苦于它无方。《内经》不是一个教科书，它是一本道书。道书的意思就是说，指引我们应该往哪个方向走，而不是说告诉我们就具体去做什么事。所谓"举以一隅，可以三反之"就是这个意思。

如果脾风有没有得到及时治疗，就传之于肾，名曰疝瘕。

疝瘕病的症状就很有意思。"少腹冤热而痛"，"冤（悗）"通"闷"。疝瘕病的主要表现是少腹闷热疼痛，以及出白。

"出白"，在《素问释义》里讲得很清楚，是遗精和白浊。为什么会有遗精和白浊呢？因为到了脾风这个阶段，邪气已经化热了，热邪由脾再传到肾，它不可能再变回寒邪，所以它还是热邪。

郁热结于肾，肾藏精气而不泻的，本身是不能受邪的。所以邪气只能传到肾经。但是不管怎么说，阳郁在肝肾，郁在下焦，那么肾的封藏功能就受到影响。一切精气的封藏，最忌的就是热邪的扰动，阳强则不能密嘛。阳气太过旺盛，精气就不能固密。既然阳强不能密，肾脏就不再能够封藏，所以精液渗泻而下。这个精液指的就是精气之液。精液渗泻就表现为出白，也就是遗精、白浊。同时，还伴有少腹的闷满、发热、疼痛。因为病机是热邪由脾传之于肾。肾为人身之根本，热入于肾，就会销铄脂肉，一天一天地消耗人体精气，好像是虫子在偷吃家里的东西一样。蚕在吃叶子的时候，虽然每天只吃一点，但是日积月累，它的量也是相当大，所以称为"蛊"。蛊，就是一个盆里装的虫嘛！

得了这个"蛊"病，应当怎么治疗呢？"可按可药"，可以做按摩，也可以用药。我看到这个条文的时候，就跟做推拿的朋友聊这个事情，说"这就是前列腺炎的症状，那能不能用推拿的方法来治疗前列腺炎呢？"他思考良久，最后说"可以啊，可以用点穴，指针这样的方法来治疗。"

但如果是这样的话，用针刺不是效果更好吗？如果有做推拿的朋友，我倒是非常希望能跟他探讨一下，这种病是按好，还是刺好。在临床上更多的当然是用药。

既然是少腹发热、闷热而痛，又日食精血，精血必然是亏虚的。一方面要填精血以扶正；另一方面要清利湿热，使邪气得去，不要让它再继续如虫之食。关于前列腺炎，有三大病机：湿热、血瘀、肾虚，基本上跟"疝瘕"的病机是相吻合的。《素问病机气宜保命集》提出了一个比较生猛的治法：先以十枣汤下之。十枣汤是下水的，是峻下逐水药。当然也有人说它不仅仅是下水，它主要是下痰水。不管是下什么水，它都是峻下的药物。在精血已经暗耗的时候，用峻下的药是否合适呢？至少在现在，是不会这么用的。金元时期的人的体质跟现在肯定是有区别的。但有意思的是，下过以后的治法，"服苦楝丸大玄胡散调下之"，和现在的治法就特别像了。这就是个清热活血的方子，基本的治则是没有大的变化的。

如果传到了肾，仍然没有治好，再往后传。肾属水，水克火，就传之于心。心病的表现是"病筋脉相引而急"，这个病叫作瘛。瘛是抽动的意思。"筋脉相引而急"，就是抽动，这个时候可以用灸法，也可以用药物来进行治疗。

为什么肾传之于心就会"病筋脉相引而急"呢？因为病传到脾就已经化热了。传到心，还是热，并且热邪越来越盛，正气越来越虚。热益盛，而阴益虚，肾阴已伤，传之于心，心阴亦伤。病机是心肾阴虚，兼之热盛。这时筋脉不能受阴血之濡养，所以出现"相引而急"的表现。就像张介宾说的："心病则血燥，血燥则筋脉相引而急。"因为血被火热之邪燔灼，所以会出现血燥。

阴血大虚而出现的虚风内动证，可以用吴鞠通的复脉汤系列：一甲复脉汤、二甲复脉汤、三甲复脉汤、大定风珠等。当时学《温病条辨》的时候有没有觉得很奇怪，明明是一个心动悸、脉结代的炙甘草汤，怎么变成了一个用来治疗虚风内动的方子呢？看到这里就应该明白了吧。它们的主治病机是相通的。炙甘草汤证最根本的病机是阴血亏虚，所以炙甘草汤中生地黄用量最大。我们往往觉得炙甘草汤应该以炙甘草为君，所以炙甘草用量应该就是最大。其实不然，是生地黄用量最大，原因也就是在这里。想要大补阴血，以息虚风，用这个系列方就可以了。

心病如果不能治，复传于肺，因为心火克肺金，传到肺的时候，一圈都传完了。五脏俱传，传完了一圈，说明五脏俱伤，这个时候预后就一定不好。

在整个传变过程中，它是由寒而热，热渐盛而正渐虚。如果再传到肺还没能把它治好，那么"满十日，法当死"。为什么说"满十日，法当死"呢？因为十天恰好是十天干，就传了一圈，"而五脏周"，是五脏都传遍了，五脏俱伤，就要死了，五脏是人身的核心啊。

后面还继续接着解释："肾因传之心，心即复反传而行之肺。"这是最后这三脏的传变,重复了一遍,到了再传到肺的时候,"发寒热",发寒热说明邪气未祛,患者正气已伤,但是邪气却并没有被祛除。到了这个时候,病情会进一步恶化和发展。假设一天传一脏,从肺开始,再传回肺,肺传了两次,一共六天,再加上三天,到第四天刚好满十日,所以"法当三日死"。这跟前面的"满十日而死"道理是一样的,都是满十日而死。而满十日而死的关键点在于五脏尽传。五脏皆伤,精气皆竭,邪气尤盛,不死奈何?我们在治疗疾病的时候,就一定不能让疾病传到这个阶段。

2. 脏腑寒热相移

黄帝问曰:五脏六腑,寒热相移者何?岐伯曰:肾移寒于肝,痈肿少气。脾移寒于肝,痈肿筋挛。肝移寒于心,狂,隔中。心移寒于肺,肺消,肺消者,饮一溲二,死不治。肺移寒于肾,为涌水,涌水者,按腹不坚,水气客于大肠,疾行则鸣濯濯,如囊裹浆,水之病也。脾移热于肝,则为惊衄。肝移热于心,则死。心移热于肺,传为膈消。肺移热于肾,传为柔痓。肾移热于脾,传为虚,肠澼死,不可治。(《素问·气厥论》)

这里有几个需要校勘的地方。第一个是"肾移寒于肝"。根据《针灸甲乙经》和《太素》应该把"肝"校成"脾",所以这句话是"肾移寒于脾"。第二个是"心移寒于肺,肺消",这里从文法上来说,好像缺了一点什么东西,根据《针灸甲乙经》,在"肺消"前面加一个"为"字,"心移寒于肺,为肺消",这样在文法上就比较通畅了。

这段话主要是举例来说明五脏的寒热相移、气机逆乱，所导致的病证。因为是气机逆乱导致的病证，所以叫作"气厥论"。

从寒热相移上来说，脏有移寒，有移热，但是腑呢，就只有移热，没有移寒。我们记住这个规律就可以了。为什么脏有移寒移热，腑只有移热没有移寒呢？注家的意见是不一样的，但是大体来说就是：腑不需要移寒。如果说寒邪有客于腑，因为六腑本身是就是主传化、主通行的，那么它就直接为六腑本病，就不需要移了，有这么一种说法。但这个说法不管怎么说听起来都好像有一点点牵强的感觉。

移寒，移热，"移"的意思是什么呢？《外经微言》里面的解释比较有意思，认为"本经受寒"，比方说五脏任何一脏受了寒以后，"虚不能受"。因为它的亏虚，导致不能把寒邪驱之于外，这叫作虚不能受。那怎么办呢？就"移之于他脏腑"，把它移到另外、别家去，"此邪不欲去而去之，嫁其祸也"。这就有一个前提条件，本脏本腑受了邪，却不能驱邪外出，因为脏腑之气虚而不能抗邪。怎么办？我把它移到它脏去。大家想想，你不要，人家也不想要啊。可它居然移成功了，这说明被移的那一脏一定是虚。

我们看一下相移的规律。在《难经·五十难》里面有提到这么一个说法，就是所谓虚邪、实邪、贼邪、微邪、正邪的说法，我们了解一下就可以了。按照《太素》的说法，所有的寒热相移都用虚邪、实邪、贼邪、微邪来进行归类和解释，之所以命名为虚、实、贼、微，也有它特定的含义。什么叫作虚邪呢？"从后来者为虚邪。"所谓"从后来"，就是生我之脏而来就是为后来。当然不见得一定是脏，邪气也是一样的，这所指的非常广泛，不仅仅是指五脏相移，也包括五脏受六气之病。

比如说心病，心属火，木生火，六气来说，木通于风气。如果是心病由中于风邪而得之那就叫作虚邪；如果是由肝而传之，也叫作虚邪，一个意思。总之由生我者而来就是虚邪。

"从前来者为实邪。"前来，就是由我生之脏而来。"从所不胜"，所不胜就是克我之脏，为贼邪。"从所胜来者"就是从被我克的那脏传来的，"从所胜来者为微邪"，微那么相对来说就比较轻微，比较轻浅。"自病者为正邪"，就本脏之病，或者本气伤本脏病，比方说风气伤肝脏、湿气伤脾脏，这个为正邪。这是《难经·五十难》里的一个说法，也是我们了解后面具体五脏寒热相移规律的一个基础。

先看一下五脏移寒的规律。相移的顺序是由肾到脾，由脾到肝，由肝到心，由心到肺。乍一看是看不出来什么规律的，既不是相生顺序，也不是相克顺序。这个规律我们容后再说。

"肾移寒于脾，痈肿少气。"土克水，这是从所胜来者，它是微邪，邪微故正虚。既然是微邪都能"移"，那这个脾可真够虚的。一定有脾虚在先，然后才能够被肾移寒于脾。脾为气血生化之源，脾虚一定气少，所以"痈肿少气"的"少气"很容易理解，难理解的是痈肿。

这个痈肿到底是热痈，还是寒痈？这个痈肿和痈肿疮疡的"痈肿"是不是同一个意思？这很难说，也有争议和不同的理解。

首先看支持热痈的。张志聪的《黄帝内经素问集注》就说："脾主肌肉，寒气化热则腐肉而为痈脓。"很明显，他认为寒气传之——移寒，当然是寒气了——移寒到脾以后化而为热，最后肉腐成脓。这是一个热痈。汪昂的《类纂约注》也认为是"寒变为热而痈肿"。

但是，这个传变并不是传到脾就完了。"肾移寒于脾，痈肿少气"，后面脾还要移寒于肝呢？如果这个时候就已经由寒化热了，接下来就应该是脾再移热于肝，而不是脾移寒于肝了。单纯从条文的逻辑上讲就有不通之处。另外一方面，不是所有痈肿都是热，也有阴证。只是我们不叫阴痈，而是叫阴疽。阳为痈，阴为疽。

《太素》就认为，因为"脾主肉，寒生于肉则结为坚，坚化为脓，故为痈也。"这个也不错啊。既然是寒，寒性凝滞，既然凝滞，气血就不通；既然气血不通，就能够化腐成脓啊，这个没毛病，挺顺的。《类经》也是持这个观点。

那到底是阴痈还是阳痈呢？我觉得单纯从条文上讲，还是以阴痈，或者说寒痈更合经意。但这种解释不是最合适的。有可能这个"痈"根本就不是指"痈肿疮疡"的"痈"，它可能是指"壅塞"的"壅"。脾病而为壅塞。"诸湿肿满，皆属于脾"（《素问·至真要大论》），很通畅，没问题啊。当然这个观点是《类经》提出来的。《类经》说："痈者，壅也，肾以寒水之气，反传所胜。"所胜就是胜它之脏，就是脾土喽，"侵侮脾土，故壅为浮肿。其义尤通。"这么解释特别流畅，但是这个观点成立的基础是其中的第一句话"痈者，壅也"。就是"痈"跟"壅塞"的"雍"要能够相通。不能说就《黄帝内经》这么用，别人都不这么用，那这个就依据不足。

这有没有依据呢？在丹波元简的《素问识》里面，提供了一个文字上的依据："如悬雍，《甲乙》作悬痈；痈疽，《韩非》作雍钼之类。"他引证说在《针灸甲乙经》里面"悬雍"就是我们现在说的悬雍垂，写成"悬痈"。又比方说痈疽在《韩非子》里面，写成"雍钼"，证明这种文字的通用在古代是有的。

而且《韩非子》《针灸甲乙经》差不多就是《内经》成书前后，所以可能当时有这种使用习惯。如果把"痈"解释为雍肿的话，意思就特别通畅了。肾移寒于脾，脾素本虚，复受其寒，故而少气，不能运水，所以就雍塞而为浮肿。

"脾移寒于肝"，移寒于肝以后就会出现"痈肿、筋挛"。历代的注家解释略有不同，但争议不大。总的来说，脾移寒于肝，导致痈肿、筋挛的核心因素是气血凝滞。为什么气血会凝滞啊？因为寒性本来就收引，而肝藏血主筋，血不行，就气血凝滞。气血凝滞则为寒痈，这个是没问题。肝藏血合筋，肝受其寒而不能养筋，筋就挛缩。《类纂约注》里说："寒则挛缩。"这种情况下出现的痈肿，就是典型的寒性痈肿，或者叫作阴疽。举个例子：

> 一妇四十余，近环跳生疽，尺脉沉紧，腿不能伸。经曰：脾移寒于肝，痈肿筋挛。盖脾主肉，肝主筋，肉温则筋舒，肉冷则筋急，遂与乳香定痛丸少愈，更以助胃壮气血药，二十余剂而消。（《证治准绳》）

一个妇人，40余岁，环跳生疽，这是现在的环跳疽，一种典型的阴疽。根据她的临床表现，是痛肿筋挛，典型的脾移寒于肝。那么怎么治疗呢？"肉温则筋舒，肉冷则筋急"，这个病是由寒导致的，所以用乳香定痛丸温经缓急。先不管乳香定痛丸是什么药，这个病的病机特点是什么？首先一定有虚。脾移寒于肝，能够被移过来，一定是这一脏虚，才能被移过来，所以是肝虚，肝血虚。既然肝血虚，那就补血。然后，还有寒，"以其寒而凝之，肉冷筋急"。既然是寒，那当然要温阳散寒。但这还不够，因为病情有壅阻经络了，已经成阴疽了。既然邪滞经络，那还要通络。这样差不多应该够了。所以治这个病的立法就是补血、温阳、通络。

我们来看一下乳香定痛丸的方子是什么样的，它由哪些药组成。首先补血，用当归、川芎以补血；然后温阳，用苍术、丁香、川乌来温阳。再回到病机上来看，如果要温阳，脾移寒于肝，所以要温肝阳。既然是由脾而来，那么脾也是有虚寒的，所以还要温脾阳。最后导致了痛肿筋挛，说明经脉中也有寒邪阻滞，所以还要温经通阳。于是用苍术暖脾阳，丁香温肝阳，川乌祛经寒。温阳解决了，最后用乳香、没药通络。这就是乳香定痛丸。它的立法跟"脾移寒于肝"的病机恰好是<u>丝丝入扣</u>的。

《慎疾刍言》这句话说得很好："后之圣人取药之对证者，合几味而成方，故治病必先有药而后有方。方成之后，再审其配合之法，与古何方相似，则云以某方加减。并非医者先有一六味、八味、理中等汤横于胸中，而硬派人服之也。"不要把方和药严格对立起来，或者不要那么看重一个成方，那么看重一个人的经验用药。关键是有了立法以后，根据法来选药、组方。方子配好以后，再看这张方子"与古之何方相似，则云某方加减"等。这是一个非常有意思的观点，跟我们现在的很多观点是不一样的。我们现在强调要用原方原药，要有规矩，然后要有主方，如此等等。但也未必尽然，我觉得《慎疾刍言》的说法，可以给我们做一个不错的思路拓展。当然，自己组方，也不能全无规矩，那就又涉及组方思路的问题了，这里就不做深入探讨了。

"肝移寒于心"，就会出现"狂，隔中"。寒客于心，上焦的气机不利而为隔中之证，这个很容易理解。问题在于寒怎么可以致狂。

我们只要看到狂证，都会想到热，"两阳相并谓之狂"嘛。那在这里，狂证到底是寒，还是热呢？寒传于心，化而为热？还是说就是阴寒证而来的狂病？大多数注家认为这还是一个由寒而生的"狂"。

寒怎么会引起狂呢？因为寒郁心火，心火与寒相激荡，所以心神不宁而为狂。这是心气不通的缘故。既然是心气不通，心火为寒邪所郁，两相激荡，引起狂证。在治疗的时候，一方面要发散其郁结之心火，另一方面，还要疏散其寒。清代何梦瑶的《医碥》说，在这种情况下是阳气与寒相搏而成的，"非独专于寒也。医者不察，妄用热药，人言可下，退阳养阴，张眼吐舌，恐伤元气。惟刘河间三一承气汤，独超千古"。何梦瑶提倡用刘河间的三一承气汤来治疗。

我觉得这是不合适的。既然是寒郁于火，火郁而为狂，那应该发散火邪，而不是清泻火邪。一味清泻火邪，会更伤正气。这时候火属正气，寒才是致病之邪气。所以还是应该用宣发的治疗方法，再略加清火，柴胡加龙骨牡蛎汤会更合适。但是历代医家都没有提到这个用法，我个人也并没有相关的使用经验。大家可以考虑一下这里用什么方子最好。

"心移寒于肺"，就为"肺消"。肺消的症状为饮一溲二，所以死而不治。这段文字的疑点，第一，肺消和消渴是不是同一个病，或者肺消是不是消渴的一种？第二，饮一溲二到底是寒证，还是热证？心移寒于肺，那应该是寒证，可寒证怎么又能饮一溲二呢？饮一溲二，感觉好像是消渴，那应该是热证，阴虚燥热嘛。消渴的基本病机就是阴虚燥热。还有，为什么心移寒于肺就要"死不治"了？为什么预后会这么差。

首先来看是肺消病机，到底是热还是寒。有支持说是热的。《太素》说是热："肺得寒发热，肺焦为渴，名曰肺消。饮一升，溲一升，可疗；饮一升，溲二升，肺已伤甚，故死也。"既然是"肺焦为渴"，那肯定是热证了，因为只有热才能"焦"嘛！"饮一升，溲一升，可疗"，证明肺焦尚不为甚，正气尚未虚极，所以"可疗"。如果是"饮一升，溲二升"，说明"肺已伤甚，故死也"。王冰也是这么认为的，"寒随心火内烁金精，金受火邪，故中消也"，也认为是火。

但如果"饮一溲二"是由热灼伤津液导致的，那应该津液变少啊，"饮一溲一"就了不起了，要么饮一溲半。因为热证的表现应该是口大渴而欲饮，饮多而溲少才对啊，怎么可能是饮一溲二呢? 那多溲出来的那一份水液是从哪里来的? 有这么多的热邪在里头, 怎么反而还小便多了呢? 这是解释不通的。

可见,《类经》讲"饮一溲二"是寒, 可能更合适。为什么寒了以后, 会饮一溲二呢? 因为寒不能化水, 所以就饮一溲二。多排出的这个"二"里边, 本来是应该变成津液的水。损失的就是阴精, 肺肾之阴精。那么已然阳虚, 阴精复虚, 阴阳俱伤, 阴阳两劫, 不就是得死了吗! 所以这是一个危重证, 会"死不治"。

如果要想治疗肺消, 那就要用温药, 可以用肾气丸。《金匮要略·消渴小便不利淋病脉证并治》里就有用肾气丸治消渴。

《黄帝素问宣明论方》是从气化的角度来立方的, 用黄芪汤, 这就比肾气丸要好。肾气丸是治饮一溲一的, 黄芪汤是治饮少溲多, 饮少溲多就类似于"饮一溲二"。黄芪汤用黄芪、人参补肺气, 然后用麦冬、五味子收涩肺精, 枸杞子、熟地黄补益肾精, 最后以桑白皮泄水。我觉得这个方子就挺不错的了。但是《绛雪园古方选注》对这个方子进行了分析, 认为用人参、枸杞子、熟地黄用来两补肺肾, 这个没问题; 用麦冬和桑白皮, 这就有点于理未切, 不是特别合适。既然是饮一溲二, 气不化水, 应该助其化水祛饮, 化水祛饮最好的药是桂枝, 桂枝可以通阳化气。那用桂枝、干姜不是更好吗? 所以他认为, 应该去麦冬、桑白皮, 加桂枝、干姜。我觉得加减得非常好。这样更符合肺气不足, 不能化水, 水液直出为溲, 而伤津液的病机。所以, 用《绛雪园古方选注》的黄芪饮来治疗心移寒于肺, 可能会更合适。

"肺移寒于肾，为涌水"，涌水是什么症状呢？"涌水者，按腹不坚"，肚子按下去是软的，"水气客于大肠"，大肠里有很多水饮，所以"疾行则鸣濯濯"。如果走得很快，肠子就会咕噜咕噜得响。"濯濯"就是水流的声音。"如囊裹浆"，是指就像皮囊里面裹了水一样。这是一个非常明确的水病，阳不化水证。

问题在于肺移寒于肾以后，肺应该是没有寒了，只有肾寒。但是，在这里又说"水气客于大肠"。一想到大肠，当然就跟肺联系在一起，肺与大肠相表里嘛，不然水气为什么要客于大肠？肾与膀胱相表里，肾寒的话，水气应当客于膀胱啊，怎么会客于大肠呢？所以很多注家因为"水气客于大肠"的缘故，就讲肺还是有寒。

肺到底是有寒，还是没寒呢？我觉得，如果从寒热相移的角度上讲，肺应该是没有寒了。那没有肺寒了，为什么水气还是会客于大肠呢？可能有这么几个原因。

第一，既然肾不能化水，就一定会有水饮内停。水为阴邪，其性趋下，首先肯定是偏渗下焦。偏渗下焦，不是偏渗到膀胱，就是偏渗到大肠。所以这里水饮流于大肠，没问题。

第二，从人体本身水饮运化角度上讲，肺为水之布，脾为水之制，肾为水之根。如果有水饮不化，一定会损伤到中焦的脾土。胃肠有停饮，也就是《金匮要略·痰饮咳嗽病脉证并治》四饮里面的痰饮证，它也有类似的"疾行则鸣濯濯"的症状。有没有可能是水饮内停了以后，伤及中阳，所以也容易停于胃肠之间呢？这也是一种可能性。不同的理解，就决定了不一样的治法。

比如《黄帝素问宣明论方》里面就用葶苈丸来治疗。葶苈丸的药味是葶苈子、泽泻、椒目、桑白皮、杏仁、猪苓。为什么会这么组方来治疗涌水证呢？很明显，他认为"涌水"的基本病机是肺肾有寒不化水，水既在肺，也在肾。所以用葶苈子、桑白皮、杏仁泻肺水，然后用泽泻、猪苓、椒目泻肾水。只用这个方子治疗，肯定不够用，它没有祛寒，没有扶正的药。所以水去以后，还要再温阳扶正。

我们可以引用《金匮要略·痰饮咳嗽病脉证并治》中的"心下有痰饮，胸胁支满、目眩"，用苓桂术甘汤来治疗。为什么会想到用苓桂术甘汤呢？痰饮病的"水走肠间，沥沥有声"，跟如囊裹浆、疾行则鸣濯濯的症状非常像，同样是水饮流于肠间。"病痰饮者，当以温药和之"，用苓桂术甘汤这样的温药标本兼治，对涌水的效果会更好一些。

再或者，还是用经方："腹满，口舌干燥，此肠间有水气，已椒苈黄丸主之。"这是津液已伤，但是重点不在水走肠间，而是肠间有水气，这还是从下焦治。

到这里，五脏移寒就全部讲完了。最后把前面的一个小悬念回答一下。五脏移寒，我们来分析一下它的相移规律。按照五行来分析，肾移寒于脾，是移到克我之脏，因为脾土克肾水；脾移寒于肝，也是移到克我之脏，肝木克脾土，是一个反侮的变化；然后肝移寒于心，是移到我生之脏；心移寒于肺，是移到我克之脏；肺移寒于肾，是移到我生之脏，金水相生。这样看来，好像全无规律，生我的、克我的，什么都有。

五脏移寒有没有可能只是举例子呢？也就是说肾能移寒于

脾，但不是只能移寒于脾。前面讲了，一定要移到比我更虚的那一脏，才能移得过去。肾有寒，肾想去找一个地方移过去，结果脾很强健，倒是心虚，那可不可以肾移寒于心呢？理论上来说是可以的，五五二十五变嘛。这就是我个人比较推崇的一个观点：这段条文只是在举例说明五脏寒热相移。"举以一隅，当以三反之"，我们这里举以一隅，当以五反之，能够明白五五二十五变的道理。

清代高鼓峰的《四明心法》，就专门根据"五五二十五变"写了一个"二十五法方论"。他说："是又举寒热二气为病，而言其顺逆相移之变如此。举二气而风、暑、燥、湿之四气可例推矣。至谓邪有虚、实、贼、微、正五者之分……是举一脏之病而其余四脏之病可例推矣。夫六气各能为脏腑之病，五五二十五变，语其常也。"这段话特别有意思，大家如果感兴趣可以去看一下"二十五法方论"的全文。

但是安徽中医药大学的顾植山教授经过仔细研究，认为移寒的规律恰好符合从后天八卦移到先天八卦，就是后天变为先天的规律。伏羲的先天八卦和文王的后天八卦图相比，八个卦象当然都是没有变的，但是八卦的方位是不一样的。乾在上，坤在下，天尊地卑，乾坤定矣，这是伏羲八卦。文王八卦呢，就是离在上，坎在下，因为坎离就是水火，水火者，阴阳之征兆也，这是阴阳之用。这就是先天和后天的区别。

八卦分别与人体的脏腑相对应。注意是与人体的脏腑相对应，不是与五脏相对应。具体来说是这么配的：坤卦是脾；巽卦为风，风为胆，胆当然就跟肝有关系，就为肝胆；离为心；

乾为大肠，大肠与肺相表里，所以乾也可以把它引申到肺；坎为肾；兑为肺，这里有两个稍微不一样的地方，就是肝和肺，应该分别是震和兑。但是，它们相表里的腑，胆应的是巽卦，然后大肠应的是乾卦。我们知道这个对应规律就可以了。

然后我们来看，后天八卦中坎卦的卦位，对应在先天八卦，就是坤卦。后天的坎是肾，到先天八卦同样的方位，就变成了脾。所以肾移寒于脾，脾移热于肝，以此类推。脾为坤卦，坤卦在后天所处方位，相对应的在先天八卦里就是巽卦，所以脾就移寒于肝。可见，移寒移热的传变，就是由后天八卦移到先天八卦来的。这个解释非常好，很完美。但是我个人觉得，如果说在临床应用，除了要知道移寒规律是后天八卦移到先天八卦之外，更多的还是要学会"举以一隅，能以三反之"，要知道它的五五二十五变。要知道肾能移寒于脾，就能移寒于心，就能移寒于肺。既然肾移寒于脾，它可以为痈肿，可以为少气，因为脾虚，所以水气不行而为痈肿，因为脾虚所以气少。能够解释这样的病机变化，就能举一反三，这才是我们学习的重点。

前面这段是五脏移寒，接下来再看五脏移热。五脏之间的移寒移热，传变顺序是一样的，都是按脾、肝、心、肺、肾、脾的顺序来的。

先来看看脾移热于肝。"脾移热于肝，则为惊衄。"肝藏血，血舍魂，肝受邪热，则不能藏魂，而表现为易惊。"惊"，可以理解为容易受惊吓的意思。《太素》解释为"惊怖"，就是惊惧恐怖的意思，这倒是与肝病的特点是合拍的。《灵枢·本神》讲"肝气虚则恐"。但是惊、恐毕竟是有区别的，在这里来讲，到底是惊还是恐呢？应该说两者都有。《素问·金匮真言论》说肝"其病发惊骇"，现在肝受脾土之热而发病，则惊骇并见。当然，为什么肝病发惊骇？原因还是在肝藏魂的功能失常。至于"衄"，就是出鼻血的意思。《素问灵枢类纂约注》从经络循行的角度进行解释，比较到位："肝脉与督脉会于颠，血随火溢，上脑而出于鼻，则衄。"肝火上炎就是鼻衄病的常见病机。

　　肝再往下传就是心。"肝移热于心，则死。"心本来就是君主之官，有"心不客邪"的说法。肝热移于心，心主受邪，当然就是死证了。"心移热于肺，传为膈消。""消"是指能食能饮之病。《类经》说："膈消者，膈上焦烦，饮水多而善消也。"为什么心移热于肺，会出现"膈上焦烦，饮水多而善消"的消渴症状呢？消证总归是由热引起的，心肺同居膈上，肺移热于心，就形成了心肺同热的局面。正如《黄帝内经素问集注》所说："心肺居于膈上，火热淫于肺金，则金水之液涸矣。膈消者，膈上之津液耗竭，而为消渴也。"心肺皆热，金水液涸，所以消渴。怎么治疗呢？膈消，就是现在说的上消。可以用治上消的方法来治疗它，清热为主，兼以生津养阴，用白虎加人参汤。

　　肺再往下传，就是肾。"肺移热于肾，传为柔痓。"柔痓是什么病呢？《类经》说：柔，筋软无力也。痓，骨强直也。所以柔痓就是筋软而骨强，是一种筋软而无力，关节活动不利的病。《黄帝内经素问直解》说："肾主骨，骨属屈伸，故传为柔痓。"既然强调"骨属屈伸"，那么应该也是指关节的活动有问题。肺主气，肾主骨，肺肾皆热，则真阴劫烁，筋骨失养，所以发为柔痓之病。我们更熟悉的柔痓病是出现在《金匮要略·痉湿暍病脉证治》里:"太阳病,发热汗出而不恶寒,名曰柔痉(一作柔痓)。"病名虽然一样,但所指疾病是不同的。肺移热于肾,则发筋骨强直、痿软、蜷缩之柔痉;而湿阻肌肉,则发汗出项强之柔痉。

"肾移热于脾,传为虚,肠澼死,不可治。"肾为先天之本,脾为后天之本,现在脾肾皆热,先后天俱伤,就是虚证了。为什么会肠澼呢?首先,我们来看看肠澼的意思是什么。多数注家认为肠澼应当指慢性久泻或痢下之病。肾中有热则真阴必虚,移热于脾,则肠受其热。热邪壅滞肠腑,脂膜血络受损,故见下利脓血的肠澼。真阴已虚,邪热壅滞,这是重证,所以说"不可治"。

(三)五脏病不按规律传变

然其卒发者,不必治于传,或其传化有不以次。不以次入者,忧恐悲喜怒,令不得以其次,故令人有大病矣。因而喜,大虚,则肾气乘矣,怒则肝气乘矣,悲则肺气乘矣,恐则脾气乘矣,忧则心气乘矣,此其道也。故病有五,五五二十五变,及其传化。传,乘之名也。(《素问·玉机真脏论》)

乘,是指五行相乘的关系,就是克之太过。顺传,就是传于我所克之脏。所以说"传,乘之名也"。

这段主要讲的是五脏病猝发和不以次相传的原因。前面风气在五脏之中相传那段条文,是严格按照相克的顺序来传的。我们很喜欢这样的文字,规律非常清晰。但是,有的时候疾病不是按照书本得的，它也有"不以次相传"的时候。传着传着它忽然传到所克之脏，又传到所生之脏，又传到生我之脏，又传到克我脏，它都可以传。

为什么会出现这样的现象呢？甚至有的时候没有经过传变，没有经过先皮毛、再经脉、再肺、再肝……这样的顺序，而是直接伤于某脏为病，这又是为什么呢？这段文字就是来解释这个问题的。

"然其卒发者，不必治于传，或其传化有不以次"，是说之所以有猝然发的疾病，是因为不是每个病都要经过传变才发生的，这些不需要传变或者不按照"乘"的方式相传变的疾病中。有一个典型的例子，就是七情为病。"忧恐悲喜怒"，是七情之变，它们中人为病，是不以次相传，直接"令人而有大病"的。

接下来就讲七情为病，是怎样不以次相传而令人有病的。有几种情况，第一种情况，是引起本脏之虚而被所不胜之脏相乘。比方说喜，喜为心志，因为喜太过，心遂大虚。心为火，肾水克心火，则肾气乘矣。某脏的情志太过，则伤本脏之气，本脏之气衰，那就为我所不胜者克之，这就是"因而喜，大虚，则肾气乘矣"所反映的规律。还有同样的例子，但是就没有讲这么细致了，直接就是"恐则脾气乘矣"。恐为肾志，恐则肾气伤，肾气伤则脾土乘之，因为脾土克肾水。忧为金志，肺金之气伤则心火之气乘之。这是由某脏情志太过，伤其本脏而为我所不胜克之。

还有一种情况，是因其本脏之实，于是反而能够克所胜之脏。比如"怒则肝气乘矣"，"悲则肺气乘矣"。其中没有说克何脏,但是肝气乘,乘是相克之太过谓之乘,肝气应该乘脾。所以怒则肝气过,肝气过则乘脾;悲则肺气过,肺气过则乘肝,以此类推。这是因本脏之气实而乘所胜之脏。

举了这两个例子以后,大家要注意,并不是说喜一定就会伤心气,就一定会为肾气乘。也有可能因而喜则心气大胜,心气大胜则乘肺金。这里只是举例以明之。虽然只讲了五个,但是"病有五,五五二十五变,及其传化"。实际操作过程中,它有五五二十五变。因为每一脏有五变,本脏之病和传于其余四脏之病,加在一起就是五脏之病,每一脏都有五种变化,就是五五二十五变。

有了这句话打底,我们就知道前面这两种相乘都是举例说明。这也是《内经》条文里比较常见的一种现象。在讲某种传变或者致病规律的时候,五脏各举不同之例,并不是该脏只得该病,而只是举一个例子。可能这几种情况在五脏都是可以出现的,我们要自己再去做推演。在这里只写了五种,而我们可以推演出至少二十五种变化。二十五种以外,还有病后再发生传化,那就复杂得多了。这就是为什么临床所见如此复杂多变的原因之一。

第十讲　正邪与虚实

一、虚实的基本概念

黄帝问曰：何谓虚实？岐伯对曰：邪气盛则实，精气夺则虚。帝曰：虚实何如？岐伯曰：气虚者，肺虚也；气逆者，足寒也。非其时则生，当其时则死。余脏皆如此。（《素问·通评虚实论》）

（一）邪气盛则实，精气夺则虚

这段条文的文字很简单，但是内涵很丰富。开篇就是讲什么是虚实，可以认为是《内经》给虚实的一个定义。后面还举例说明了什么是虚，什么是实，预后如何。

"邪气盛则实，精气夺则虚"，这句话就是中医学对于虚实最根本的定义。辨证首先要看虚实。尤其是看杂病，其关键要义就是在虚实。

先来看什么是邪气。邪气就是不正之气，就是所有病因，既包括各种六气变化,比如虚邪、实邪、贼邪、微邪,也包括饮食劳倦所伤,"不以次入"的七情所伤,还包括汁沫、恶血、留气等精微不守其位而生成的各种病理产物。不同的邪气致病特点不一样,致病能力也不一样。虚邪、贼邪致病力强,实邪、微邪致病力就相对弱。《类经》说:"邪气有微甚,故邪盛则实。"

从这句话可以看出,"实"的重点是在邪气。正如《医贯砭》所说:"凡言盛者皆指邪气。"在研究实证的时候,着眼点就要放在邪气上,何种邪气为病,客于何处,程度如何,如此等等。

举个例子,咳嗽要辨虚实,它的实证可能有哪些病机呢?只要重点分析什么邪气可以引起肺气上逆作咳,就可以了。有六淫致病,则风、寒、热、燥都可以引起咳嗽;有情志致病,则郁、怒、悲、忧也可以引起咳嗽;还有饮食所伤,则嗜食湿热燥烈之品也能引起咳嗽。虽然"五脏六腑皆能令人咳,非独肺也",但是"五气入鼻,藏于心肺",所以六淫伤人为病,多客于肺而为咳。"形寒寒饮则伤肺",六淫之中,应该以风寒之邪最易致咳为病。咳嗽实证,以风寒客肺为第一证,若兼以内饮,则咳喘尤甚。通过对邪气的分析,就搞清楚了咳嗽的实证特点。其他各种邪气致实咳,都可以用这种方法。这里要强调的重点是,因为"邪气盛则实",所以任何时候,谈到实证,都要把着眼点放在邪气上。诊断是这样,辨证是这样,治疗也是这样。

"精气夺则虚"是什么意思呢?精气是指人身一切正气,

或者说精微物质。具体来说，就是气血精津液，或者用《内经》的话说，是"精气津液血脉"。《灵枢·决气》里说"余闻人有精、气、津、液、血、脉，余意以为一气耳"。这个气，是人身之正气。当然，精、气、津、液、血脉，也无非是人身之阴阳。所以，有时候可以在精气的概念里再加上阴阳。

"夺"是什么意思呢？有次我上中医内科学课程的时候，引用这句"精气夺则虚"。后来下课以后，有同学问我这个"夺"，是谁来"夺"的，对辨证有没有影响。结果一下把我问傻了，一下没反应过来。他把这个"夺"理解成"抢夺"的意思了，这当然是不对的。张介宾《类经》注曰："夺，失也。"这就是"夺"的本意。《说文解字》里对"夺"的解释是"手持隹失之也"。就是说手里拿的雀鸟飞走了，引申为丢失的意思。所以"精气夺则虚"，是说精气丢失即为虚。这样的话，如果是研究"虚"的病机，重点就应该放在"精气"上，也就是前面说的精、气、津、液、血、脉、阴、阳上面。从一般应用上讲，则以精、气、血、阴、阳五者的不足最为常见。

需要指出的是，除了精气本身丢失以外，具体是哪脏的精气丢失对于分析虚证来说，也是非常重要的。正如《黄帝内经素问直解》所说："虚实者，非但经脉血气之虚实，乃邪气盛于人身则实，精气夺于内脏则虚，是邪实而正虚也。"有经气之虚，也有五脏之虚，未必都是一脏之虚。"邪气盛则实"也是一样的，邪气客于何处，致病当然不同。虚实往往兼见，加之所病之处不同，虚实程度有别，则病机的虚实变化就非常复杂了。辨清虚实，往往是诊治疾病的关键所在。《景岳全书》说："矧人之疾病，无过表里寒热虚实，只此六字，业已尽之。然六者之中，又惟虚实二字为最要。盖凡以表证、里证、寒证、热证，无不皆有虚实，既能知表里寒热，而复能以虚实二字决之，则千病万病，可以一贯矣。"

"邪气盛则实，精气夺则虚"是我们判断虚实最重要的理论依据，李中梓在《内经知要》中说"此二语为医宗之纲领，万世之准绳"。但是"此二语"的引申非常宽泛，我们后面学习的一些条文还会从各个方面来加强对这两句的理解，绝不仅仅是"邪气亢盛，精气不足"那么简单。

（二）虚实举例

为了理解"虚实"这个看起来简单，实际上复杂的概念，原文紧接着就举了一个例子："气虚者肺虚也，气逆者足寒也。"气为肺所主，所以气虚主要体现在肺虚上。刚说过这是举例子，并不是说气虚就只有肺虚。按同样的句式，说"气虚者脾虚也"，也没有问题。气血为生化之本，脾为气血生化之源嘛。这里只是一个举例子，气不足的时候，可以是肺虚。

《内经》里举例子，当然也不是胡乱举的。肺主气，所以气虚首先就应当想到肺虚。这一点对于临床是非常重要的。肺主气，气病则首责于肺，无论虚实。这一点往往被我们忽视掉了。《中药学》教材里的补气药，一共有12味药，只有白术、扁豆、大枣3味药不入肺经。我们常用的黄芪、党参、人参、甘草都是可以入肺经的，这就是一个非常明显的证据。

"气逆者，足寒也"，这就比"气虚者，肺虚也"要更复杂一些。"气虚者，肺虚也"是一个纯虚。"气逆者，足寒也"，是虚实夹杂。实在哪里呢？气逆，就是气往上走。气从下而上，所以实在上。这样的话，下面的气就不足，阳气不足则寒，所以足寒。这是一个上实而下虚的病机。

从这个例子，我们可以推出"有所实，则必有所虚；有所虚，必有所实"的理论。前面讲消瘅时，讲过"夫柔弱者，必有刚强，刚强多怒，柔者易伤也"，和这个道理是类似的。那么，气逆而上，下气不足，于是足寒。如果是血逆，怒则气上，血菀于上，那么底下也是亏虚的。如果是气陷，气陷而不升，也可以是上虚而下实。气陷则下实而腹胀闷而热，甚至迫其气而二便频急；上虚则见头晕耳鸣。这在男科还是不少见的，通常用补中益气汤来治疗，效果往往不错。如果气并于血，那就血实而气虚。血并于气，则气实而血虚。这就是我们后面将要讲到的气血相并，以致虚实。

从这个例子可以看出，"邪气盛则实，精气夺则虚"虽然是很简单的一句话，可是推演起来，非常复杂，临床所见也是变化多端。

举了这个例子之后，接着又加了一句，"余脏皆如此"。不只肺是这样，其他各脏腑的情况也都如此。我们也可以自行推演一下，比如按这个句式，可能还有"血虚者，心虚也。气散者，内不荣也"。平时推演、思考多了，临证时自然就可以左右逢源。

最后再讲一下预后判断："非其时则生，当其时则死。"什么时候病情向愈而生？非克我之时则生。何时病情加重而死？

当克我之时则死。余脏皆如此，不仅仅是肺脏，肝、心、脾、肾也是一样的。生死是疾病发展的两个极端，如果把生死替换成中间的状态，就可以理解为"非其时则愈，当其时则病"，或者"非其时则病减，当其时则病重"。这个基本思想，不仅仅是决生死，也是判断病情发展的重要依据，很多条文的理解都会用到它。

二、真气、正气、邪气

黄帝曰：有一脉生数十病者，或痛，或痈，或热，或寒，或痒，或痹，或不仁，变化无穷，其故何也？岐伯曰：此皆邪气之所生也。黄帝曰：余闻气者，有真气，有正气，有邪气。何谓真气？岐伯曰：真气者，所受于天，与谷气并而充身也。正气者，正风也，从一方来，非实风，又非虚风也。邪气者，虚风之贼伤人也，其中人也深，不能自去。正风者，其中人也浅，合而自去，其气来柔弱，不能胜真气，故自去。（《灵枢·刺节真邪》）

"此皆邪气之所生也"的"邪气"是什么意思？可能有人会想，邪气不就是致病之气吗，这有什么好纠结的？关键是下文还有一个"邪气"，"邪气者，虚风之贼伤人也"，而这段文字之后，正是深入讨论邪气中人以后的各种变化。那么这里的两个邪气是不是同一含义呢？多数注家认为两种邪气是一个意思。比如《黄帝内经灵枢注证发微》就说："邪气者，即下文之虚邪也。盖虚邪贼风，善行而数变，故为病之多有如是也。"之后的

《类经》亦从其说。

　　但是下文岐伯回答致病之邪，不仅是虚风之邪气，还有正风。正风虽然"中人也浅，合而自去"，但也没有说正气就不会致病呀。这个疑问很容易解答。黄帝是问"有一脉生数十病者，或痛，或痈，或热，或寒，或痒，或痹，或不仁，变化无穷"的原因，而下文岐伯则依次解释了虚邪伤人是如何引起这些疾病的。可见，这里的邪气是特指虚邪贼风。

　　什么是虚邪贼风呢？黄帝也表示很疑惑，提出问题："余闻气者，有真气，有正气，有邪气。何谓真气？"于是岐伯依次回答他。真气就是元气，也就是现在所谓的人体的正气，正邪相对应的正气，是一切人体精微之气的总称。《类经》注曰："真气，即元气也。气在天者，受于鼻而喉主之；在水谷者，入于口而咽主之。然钟于未生之初者，曰先天之气；成于已生之后者，曰后天之气。气在阳分即阳气，在阴即阴气，在表曰卫气，在里曰营气，在脾曰充气，在胃曰胃气，在上焦曰宗气，在中焦曰中气，在下焦曰元阴元阳之气，皆无非其别名耳。"人体的正气，各种精微物质，无非是天之清气与水谷精微所化生。只不过张介宾在这里比原文多说了一个"先天之气"。这个当然是对的，因为所受于天，也可以理解为先天即受，那么先天之气的意思已经包含于其中了。况且《灵枢·决气》说"精气津液血脉，余意以为一气耳"，"精"就是先天之精，与"气津液血脉"是一气所化。这里的真气，"所受于天，与谷气并而充身也"，一方面是强调所谓的"真气"，就是元气，人身之正气；另一方面也强调了人身之正气，无非来源于先天之气和后天水谷之精气。

既然这里的"真气",就是现在所说的"正气",那后面讲的正气又是什么意思呢?这个"正气"有一个别名,就是"止风"。所谓"风得时之正者,是为正风"(《类经》)。就是当其时而有其气的气候变化,夏天的热,冬天的寒,春天的风,秋天的燥,这些就叫作"正风",或者"正气",是"当其时之正"的意思。

实风是什么意思呢?"正风实风本同一方。"同一个方向来的,意味着"实风"也是当其时而有其气。比如到了冬天就刮北风,这是实风的一个大前提。但是为什么不叫正风呢?《类经》的解释是"而此曰非实风者,以正风之来徐而和,故又曰正气;实风之来暴而烈"。这个"实风"是超出了正常的范围,太过所以称为实。比方说夏天特别热,冬天特别冷,这个就是"实风"。

这是与"虚风"相对应的。"虚风"是不当其时而有其气,"从其冲后来者为虚风"(《灵枢·九宫八风》)。这里也有要澄清的地方。不当其时而有其气,则除了当时之气,其他五气,均可称为虚风。但从冲后来者,则只限于与"当时之风"方向恰好相反者。以《内经》原意来说,虚风应当只是指"从其冲后来者为虚风"。如其在《灵枢·岁露》中所说:"常以冬至之日,太一立于叶蛰之宫,其至也,天必应之以风雨者矣。风雨从南方来者为虚风,贼伤人者也。"冬至之日,当为北风,现在"风雨从南方来",故为虚风。但是后世逐渐将虚风的概念扩展为所有的"非其时之气"。

在临床应用时要注意两点：一是非其时之风既为虚邪，并不需要一定拘泥于"从其冲后来者"，二是毕竟以"从其冲后来者"致病力最强，而尤应引起我们的警惕。原文里说"邪气者，虚风之贼伤人也，其中人也深，不能自去"，这也是强调虚风邪气致病力之强。相比之下，正风致病能力就弱。"其气来柔弱"，就是致病能力弱的意思，所以不能胜正气，纵然触犯人体，也会因正气的抗邪能力而祛之于外，故能"自去"，自己就好了。比方说冬天很冷，但是通常情况下，在我们可承受范围之内。可能加个衣服，泡个脚，生个炉子，就过了，没事儿了。如果没有采取这些措施，没有帮助正气驱邪，甚至于进一步损伤正气，那也可以"著而为病"，这是正气为病。那邪气呢，"虚风之贼伤人也，其中人也深"。其所致之病就比较深，比较重，"不能自去"，所以就需要进行干预和治疗。

三、虚邪中人的后果

虚邪之中人也，洒淅动形，起毫毛而发腠理。其入深，内搏于骨，则为骨痹。搏于筋，则为筋挛；搏于脉中，则为血闭不通，则为痈。搏于肉，与卫气相搏，阳胜者则为热，阴胜者则为寒，寒则真气去，去则虚，虚则寒。搏于皮肤之间，其气外发，腠理开，毫毛摇，气往来行，则为痒。留而不去，则痹。卫气不行，则为不仁。虚邪偏容于身半，其入深，内居营卫，营卫稍衰，则真气去，邪气独留，发为偏枯。其邪气浅者，脉偏痛。（《灵枢·刺节真邪》）

先来校勘一下。"气往来行，则为痒"，应该是"往来微行，则为痒"。如果只是正常运行，是不痒的。"留而不去，则痹"，是"气留而不去，则痹"，加上"为"，就是"气留而不去则为痹"。"虚邪偏容于身半"，改为"虚邪偏客于身半"。这段条文需要校勘的地方比较多，上面讲的这些校勘，其版本依据都是《针灸甲乙经》。这段话讲的内容主要是承接前面对虚邪、正风、实风的分析，详细讲了虚邪中人形体的不同部位，所产生相应的病证及其机理。

（一）其在表

虚邪中人，先客于表。卫表为虚邪所客，则"洒淅动形，起毫毛而发腠理"。"起毫毛"的意思是起鸡皮疙瘩。"动形"是形体动摇。所以这句话是说虚邪袭表，则恶寒而使形体战栗。《伤寒论·辨脉法》里说："脉浮而数，浮为风，数为虚，风为热，虚为寒，风虚相搏，则洒淅恶寒也。"这里的"洒淅动形"与"洒淅恶寒"是类似的意思。洒淅动形就是恶寒、寒战。

（二）入深以传

表邪未解，则渐次深入。"其入深，内搏于骨，则为骨痹。"骨痹有什么临床表现呢？《素问·长刺节论》里说："病在骨，骨重不可举，骨髓酸痛，寒气至，名曰骨痹。"《灵枢·寒热病》里讲："骨痹，举节不用而痛，汗注烦心。""举节不用而痛"与"骨重不可举，骨髓酸痛"是差不多的意思。后面加了一句"汗注烦心"，这是痹而不通，郁而化热，扰动心神的缘故，应该并非骨痹必备的症状。这样，我们就知道骨痹的标志性症状是"骨重不可举，骨髓酸痛，寒气至"。

在学习《内经》的时候，经常会碰到一个问题。现在我们是讲到病因病机，之后会讲到病证，再后面会讲到诊法和治法。《内经》在讲具体病证的时候，哪怕后面讲到非常具体的一些疾病，比方说《素问·咳论》，就是专门讲咳嗽的，讲完了之后，可能会给一个治法，"治脏者治其经，治腑者治其合"，更多的时候是连这个治法都没有。它对临床的直接指导好像是比较少的。比方说"举节不用而痛"，是虚邪内搏于骨而致，但我们不知道怎么去治。就感觉讲得天花乱坠，讲完以后怎么去治疗？不知道。这个问题其实很容易解决。因为《内经》是示人以方法的，只要知道了方法，自然而然，治则治法就出来了。

比方说在这里，"其入深，内搏于骨，则为骨痹"。其病为虚邪入深，内搏于骨。为什么会出现虚邪内搏于骨的情况？一则邪气胜，二来正气虚。针对这个分析，治则就是扶正祛邪，祛的是虚邪。虚邪是哪种邪气呢？"骨髓酸痛，寒气至"，由此推测，应该是寒邪中人，所以要祛寒。怎么祛呢？这个邪气从哪里来的？"其入深"，说明虚邪是由肌表传变而来的，所以仍然要使其由表而出。"其在表者，汗而发之"，就可以考虑用发表解表的方法来治疗。这样还不够。邪气"内搏于骨，则为骨痹"，痹者，闭塞不通，风寒湿三气杂至，合而为痹。除了让邪气外出，还要通行阳气，使血络通行则不痹。为什么不客于别处，偏偏就"内搏于骨"？因为肾虚骨弱，虚邪因其虚而客之，还得补肾。好，具体治法就出来了：补肾，通行血脉，散寒祛邪。这三条治法孰轻孰重，孰主孰次呢？看病情。如果虚得很明显，就是补肾为主。大多数情况下这是一个实证，虚证并不明显，而以痹阻、骨重不可举、骨髓酸痛等症状为主。这个时候要以通行经脉为主，略佐益肾，因为肾主骨。然后还要稍佐宣发，使邪气有出路。可见，只要根据《内经》的病机和基本原则，就可以分析出各个疾病的具体治则治法。我们前面的分析，也是以《内经》的原文作为依据的。做这样的分析多了，在临床上看到这个病，就能知道这是骨痹。后面还有，汗注烦心，第一个多汗，第二个，心烦，说明郁而化热，影响到心经，虚热扰动心神。既然是郁而化热，火郁发之，就要稍佐发散，使火邪能够祛除，而不单纯说一定要用苦寒直折的药物。毕竟这个人有热，可以稍佐寒凉。到底用甘寒，还是苦寒呢？取决于热的严重程度和体质的虚实特点。热甚用苦寒，热轻用甘寒；实甚用苦寒，虚甚用甘寒。

接下来，"搏于筋，则为筋挛"。邪气与经脉相搏结，那么经脉就失养，失养则为痉挛，那对于这种痉挛，除了要养阴血，更重要的是要祛除邪气。什么邪气？寒。应当以祛散寒邪为先。

"搏于脉中，则为血闭，不通则为痈。"邪气由筋脉再深入，就留着于血脉。脉为血之府，邪气搏于脉中，血的流行当然会出现问题，故为"血闭"。到这里都好理解，"不通则为痈"这个不太好理解。中医学认为，痈的发生，就是营气不能通行，壅结化热，所以才称之为痈。痈者，壅也。《素问·生气通天论》里讲痈成因的时候说，"营气不从，逆于肉理，乃生痈肿"。营血不通利，郁而化热，就会出现生痈肿，这是化腐成痈的最核心病机。整本《中医外科学》里面讲治痈肿，很少纯粹用苦寒药去清热的。按理说，痈不都是红肿热痛吗？那是热毒啊，应该清热解毒，五味消毒饮就很合适。但除了热毒特别炽盛的，比如颜面部疔疮，会单用五味消毒饮或纯用苦寒。其他疮痈之疾的治疗，都是在清热解毒，苦寒清热的基础上加活血通络，祛瘀凉血的药。为什么会这样？就是强调要通行。外科名方仙方活命饮治阳证痈疡，里面也有通行药，比如乳香、没药、皂角刺等。治阴证痈疡的阳和汤也有通行药，它用的是麻黄和肉桂。

　　一开始学方剂的时候，我还理解不了，为什么痈肿这样的热盛之证要用通行药呢？尤其是仙方活命饮的方歌里还特别指出了"痈肿初起能消散，溃后无功用更差"。虽然书上有讲溃后不宜再过用苦寒之药，但在理解上始终差一点儿。后来做医生了才发现，很多痈肿的患者，若是苦寒太过，尤其是脓溃以后，还用苦寒，会导致寒凝太过，气血不行，反而结聚为核，难以消散。有一次，有个患者颜面部长了一个直径 3 厘米左右的大疖肿，疼痛非常。于是我们就给他外用清凉膏。这个药是以清热为主，略有一些活血通络的作用，但是不强。用上去以后，病人感觉很舒服，疖肿也迅速地束围缩小，中心成熟透脓以后，就溃破了。我们就让他不要再用了。可是患者感觉很舒服，就继续用。结果脓是好了，却留下一个接近 1 厘米的黑色小结节消不掉了。这就是一个非常典型的寒凝成核的例子。可见，痈肿的基本病机是气血壅塞不行，郁而化热，通行气血是需要贯穿痈肿治疗全程的，这是一个非常重要的思路。

"搏于肉，与卫气相搏，阳胜者则为热，阴胜者则为寒，寒则真气去，去则虚，虚则寒"，这里的阳胜与阴胜是指患者的体质是偏阳热或偏阴寒。卫气行于分肉之间，能够温分肉。现在邪气继续深入，由脉而到肉。在肉这个层次就与卫气相搏结而为病。如果体质是阳胜，那么就从而化为热；如果体质是阴胜，那就从而化为寒。体质阴的人，往往是阳虚而有寒的，复受以虚邪，则阳气更加不足，所以叫"寒则真气去，去则虚，虚则寒"。

卫气是可以"卫外而为固"的，虚邪传到"肉"这个层次之后，与卫气相搏，"其气外发"于皮肤之间，这是卫气抗邪的作用。"搏于皮肤之间"的"搏"，也有版本做"抟"，比如《类经》就是这么写的，它这段所有的"搏"都写作"抟"，其实意思是一样的。邪气外发于皮肤，客于腠理之间，于是腠理开而易汗，毫毛摇而枯槁。除此之外，还可能有三种病机演变。

第一个，"气往来微行则为痒"。气为什么会"往来微行"呢？因为邪气搏于皮肤则卫气必然通行不利。这种卫气循行不是那么通畅的状态，就叫"往来微行"。阳气"往来微行"，就会表现为痒。我们平时看到痒，首先想到的是风证。那是因为"阳之气，以天地之疾风名之"，阳气的变动就是风。在天地之间如此，在人身亦是如此。这么看来，"气往来微行"就是风象。除此之外，湿、热、虫、毒等原因都可以出现痒，都可以使气往来微行。

再严重一点，就是"气留而不去则为痹"。比起"气往来微行"，"留而不去"是不能流动了，气机痹阻不通了，所以为

"痹"病。虽然说是"留而不去",但这个时候,经脉的循行并没有完全阻滞,若是病情进一步加重,卫气完全为邪气所痹阻而不行,就会出现"卫气不行则为不仁"。不仁的意思是皮肤木掉了,没感觉了。虽然我们经常麻木并称,但麻和木是不一样的。麻,是麻滋滋的,好像有很多小虫爬,或者小针扎的感觉,它是有感觉的。木,是完全没有感觉了,即使针扎上去也没有感觉。或者虽然可以感觉到有针扎,但是感觉不到痛,这个是木,是不仁。卫气不行,就不能荣养肌肤腠理,表现为不仁,这就是《素问·举痛论》说的"皮肤不营,故为不仁"。关于不仁,《素问·逆调论》也有相关论述:"荣气虚则不仁,卫气虚则不用。"这认为不仁的病机在于皮肤或肌肉失于荣养。但和这里不同的是,《素问·逆调论》说"荣气虚则不仁",这里是说"卫气不行则为不仁"。这个矛盾如何理解呢?荣为血,卫为气,应该说气血不养,皆可致不仁,而以卫气不能温养肌肉皮肤为多。正如《类经》所说"若卫气受伤,虚而不行,则不知痛痒,是为不仁"。

(三)虚邪偏客于身半

身半,这个概念好大啊!半个身子,那么筋、脉、肉、皮、骨,经脉骨髓,气血津液都包含在里面了。虚邪到底是客于何处呢?后面给了解释,是"内居营卫"之中。第二个问题是,邪气客于身半则发为偏枯,那么偏枯的是哪一半呢?偏枯的是客邪的一半,还是没有受邪的一半?"邪气独留,发为偏枯",当然是邪气客于哪边,哪边就不能用。邪气偏客于身半以后,正邪交争，正气不能胜邪气，"真气去，邪气独留"，这半身只有邪气了，正气不足以抵御邪气而退去，所以就不能发挥正常的功能，于是发为偏枯之病。偏枯就是半身肌肉枯萎，而且不能随意运动的病证。

看到偏枯，我们可能会想到王清任的补阳还五汤，补阳还五汤就是为偏枯所设的。王清任在《医林改错》里说"偏枯者，半身不遂也"。在分析前人治疗半身不遂的种种错误以后，他提出了新的观点。

夫元气藏于气管之内，分布周身，左右各得其半，人行坐动转，全仗元气。若元气足，则有力；元气衰，则无力；元气绝，则死矣。若十分元气，亏二成剩八成，每半身仍有四成，则无病；若亏五成剩五成，每半身只剩二成半，此时虽未病半身不遂，已有气亏之证，因不疼不痒，人自不觉。若元气一亏，经络自然空虚，有空虚之隙，难免其气向一边归并。如右半身二成半，归并放左，则右半身无气；左半身二成半，归并放右，则左半身无气。无气则不能功，不能动，名曰半身不遂，不遂者，不遂人用也。(《医林改错》)

既然半身不遂是半身元气亏虚引起来的，那么用补阳还五汤还此五分元气，不就好了吗？这个方子自从问世以后，大家用起来都感觉很顺手，效果非常好，现在几乎已经成了治疗半身不遂的主要方剂了。

如果是邪气浅，就会出现"脉偏痛"的症状。正气不能胜邪气，所以"其入深"，说明邪气很盛。如果邪气没有盛到让

"真气去"的地步，正气还能起而抗邪，邪气就只能停留在相对表浅的位置，这就是"邪气浅者"。这会有什么临床表现呢？痛。因为"虚邪偏客于身半"，所以只有半身的经络疼痛，就是"脉偏痛"的意思。《类经》的解释明确而简单："若邪之浅者，亦当为半身偏痛也。"两句话连起来看，病情浅的痛，病情深的反而不痛，表现为枯萎不用的特点。

四、精气、津液、血脉的有余和不足

黄帝曰：六气者，有余不足，气之多少，脑髓之虚实，血脉之清浊，何以知之？岐伯曰：精脱者，耳聋。气脱者，目不明。津脱者，腠理开，汗大泄。液脱者，骨属屈伸不利，色夭，脑髓消，胫酸，耳数鸣。血脱者，色白，夭然不泽。其脉空虚。此其候也。

黄帝曰：六气者，贵贱何如？岐伯曰：六气者，各有部主也，其贵贱善恶，可为常主，然五谷与胃为大海也。(《灵枢·决气》)

还是先来看需要校勘的地方。"其脉空虚"前面少了"脉脱者"。"五谷与胃为大海也"中的"胃"可以删掉。

这段话讲的是六气亏虚的病证举例以及六气活动的规律。具体来说就是精脱、气脱、津脱、液脱、血脱、脉脱，这六个"脱"证。

"精脱者耳聋。"为什么精脱就会耳聋呢？因为肾藏精，耳为肾窍，所以精脱者耳聋，精脱代表肾虚。《类经》注云"肾藏精，耳者肾之窍，故精脱则耳聋"。但不能到此为止，我们还得想想，精脱者，除了耳聋，还可能有什么其他表现，可以帮助诊断？再者，诊断为精脱以后，如何去治疗？这些思考不应该漫无目的。从《内经》的学习上来说，最好能在《内经》的其他篇章找到相应条文，来支撑这个推理。或者退而求其次，如果对《内经》条文不是那么熟悉，至少应该在医理上讲得通。回到"精脱者，耳聋"，这里的"精脱"是承接前面一段条文来的："两神相搏，合而成形，常先身生，是谓精。"这是指先天肾精不足，那就应该还有腰酸空痛、胫酸眩冒等肾精不足的表现。《太平圣惠方·治耳聋诸方》说："其肾病精脱耳聋者，其候频颧色黑。"这也是一个重要的临床表现。

在治疗上，我们会想到补肾填精。肾受五脏六腑之精而藏之，想要填补肾精，最好的办法是生成更多的五脏六腑之精授之于肾，则肾精必能泉源不竭。五脏六腑之精由水谷精微而来，所以可以健脾，化水谷。这是一个很重要的思路。我们见到肾精不足，不能只记得补肾填精，还要想到可以后天资先天，以助其源泉。

接下来是"气脱者目不明"。五脏六腑之精气皆上注于目而为精，眼睛能接受五脏六腑之气而濡养之。如果是阳气脱失，不能上注以养目，眼睛的功能就差，这就是"目不明"。气脱，指的是阳气脱。那是不是所有的阳气脱都会引起"目不明"呢？如果是阳气大脱，一定会有"目不明"，会出现视物昏花，或者看不见东西，这个很容易理解。但是如果一定要做一个脏腑定位的话，我们想想这个阳气脱，可以是何脏之脱呢？不要说肝，肝藏血，目得血而能视，但是肝气脱而致目不明的可能性很小。原因很简单，肝气脱本身就很少，肝气脱而致目不明的可能性就更小了。我们首先应该想想，哪个脏对升清功能最为重要？五脏六腑之精都能上注于瞳子以养之。上注，靠的是升清的作用。脾主升清，所以治疗视物昏花或视物不明，可以从脾胃治。尤其是劳则气耗，对于长期疲劳脱力，或是用眼太过之视疲劳而引起的视物昏花，要考虑"气脱者目不明"的可能性，用益气升提的方法来治疗。最容易想到的方子肯定是补中益气汤。但李杲还有一个专门用来治眼疾的益气升提方：益气聪明汤。我们来看一下。

益气聪明汤

治饮食不节，劳役形体，脾胃不足，得内障耳鸣，或多年目昏暗，视物不能，此药能令目广大，久服无内外障、耳鸣耳聋之患，又令精神过倍，元气自益，身轻体健，耳目聪明。

黄芪、甘草各半两，人参半两，升麻、葛根各三钱，蔓荆子一钱半，芍药一钱，黄柏一钱（酒制，锉，炒黄）。

上㕮咀，每服秤三钱，水二盏，煎至一盏，去滓，热服，临卧，近五更再煎服之，得睡更妙。（《东垣试效方》）

这个方子除了用人参、黄芪益气，升麻、葛根升提之外，还加用了蔓荆子清利头目，芍药养肝以明目，黄柏清热以坚肾阴。如果只是气虚不升，这样组方当然是好的。但要是气大虚欲脱，黄柏之类的苦寒药就不宜用了。益气聪明汤不但对气脱之目不明有效，对于气虚清窍不养的耳聋、头昏重、头痛也都可以随证用之。

　　"津脱者，腠理开，汗大泄。"我们之前讲过"何谓津？腠理发泄，汗出溱溱，是谓津"。原文在解释津的时候，是用大汗的病理状态来反证的。津脱的表现是腠理开泄而大汗出。但是引起津脱的病机却不止一种。阳气不足，失于固摄，或者腠理疏松，不能敛津，都可以引起津脱。不同注家对于引起津脱病机的关注点不一样，注疏本条的落脚点也就不同。例如《类经》注曰"汗，阳津也，汗大泄者津必脱，故曰亡阳"，以亡阳为津脱之因。《增订通俗伤寒论》说"津脱者，腠理开，汗大泄，宜人参固本汤，合生脉散"，落脚点就在气虚不能摄津上。《伤寒论·辨太阳病脉证并治中》第 54 条："病人脏无他病，时发热自汗出而不愈者，此卫气不和也，先其时发汗则愈，宜桂枝汤。"邪气留于肌腠，卫气因之不和，腠理开而汗自出，也是一种"汗大泄"。可见，"津脱者，腠理开，汗大泄"，讲的是汗大泄则津脱。至于引起津脱的病机，临床上自是变化多端，要详加辨析。千万不可以读了这一条，就以为所有的大汗之症，皆是脱证，而一味益气固脱。

　　"液脱者，骨属屈伸不利，色夭，脑髓消，胫酸，耳数鸣。"这个液是"谷入气满，淖泽注于骨，骨属屈伸，泄泽补益脑髓，皮肤润泽"的液。因为液脱则不能"注于骨"，所以"骨属屈伸不利"。不能"泄泽补益脑髓"，骨髓于是不充，髓海空虚，故见髓消胫酸。为什么会胫酸？因为肾主骨生髓。肾开窍于耳，所以还会有耳鸣的症状。液可以使皮肤润泽，现在液脱则不能润皮肤，所以皮肤无以滋，色枯而夭，才会有"色夭"

的症状。用什么方法治疗呢？以补肾养阴，甚至填精为主。比如《证治准绳》就用地黄丸来治疗。

血脱，"色白，夭然不泽"。血主荣养，血之荣在色。正常人的脸色之所以白里透红，就是因为有血，也叫"有血色"。血脱了，无血荣于面，所以就白。这种白是色白如盐，没有光泽。这种白非常不好，夭然不泽，枯槁无神。

"脉脱者，其脉空虚"，脉为血之府，如果脉脱的话，切到的脉当然就空虚乏力，甚至是摸不到。临床上经常会摸到虚脉，但什么样的虚脉是真正危险的呢？第一种情况，这个人平时的脉象都很强健，突然一下虚了，摸不到了。这是不对的，是危险的。第二种情况，要看这个虚脉沉取有没有力，如果推按至骨，仍然是虚弱无力，脉来如游丝的，那一定是不好的，危险的。第三个，看脉的感觉有没有一种沉着实在的感觉，或者说摸到虽然虚，但摸到的是一个清晰的脉，而不是说"散似杨花无定踪"这种若有若无的感觉。如果真是若有若无了，那也是危险的。为什么要强调这一点呢？因为前两天学生在跟诊的时候问我，为什么有位病人两个手的脉都摸不到，这是不是大虚之证？但这个病人长得挺壮的，貌似身体还不错的样子，只是有点勃起方面的问题，才过来就诊的。他的虚脉，顶多只能提示有点亏虚，但整体情况并没有到脉脱，或者说危重的地步。因为他的脉沉取是有力的，甚至带点滑象，所以这个人没有大虚的情况。不过摸这个病人的脉，确实需要一点经验，他的脉确实很难摸。难摸的原因有两个：第一，他的脉推筋着骨才能摸到，很深。第二，这个人长得既胖且壮，肌肉特别结实。不像有些人，虚胖的，用力一按，手就陷进去了，所以沉取比较好感受到脉象。这个人的肉整个就结实得像石头一样，往下按，按不下去，所以很难摸到脉，得推寻一番，才能找到。但这种不能作为脉脱者，他不是脉脱，只是脉深伏不出而已。这种脉象甚至往往是有大实证的表现。

五、上、中、下三气的不足

故邪之所在，皆为不足。故上气不足，脑为之不满，耳为之苦鸣，头为之苦倾，目为之眩；中气不足，溲便为之变，肠为之苦鸣；下气不足，则乃为痿厥心悗。(《灵枢·口问》)

先校勘一下，"头为之苦倾"，要删去"苦"字。"则乃为痿厥心悗"，要把"乃"删去，改"心"为"足"，所以是"则为痿厥足悗"。

这段是承接上文讲的，上文讲的是十二邪之走空窍，都是正气不足，还举了许多例子，到这里就接着讲"邪之所在，皆为不足"。这句话就是说，"不正之邪"之所以会客于孔窍，还是因为正气本身不足，所以邪气才能得而乘之。这句话对理解病情的传变和发病，都有非常重要的意义。之前在讲疾病传变的时候，就有同学提出疑问，说病传或不传也应该和邪气的盛衰有关系吧，不是到了时间就一定得往下传吧？他的疑问当然是有道理的。如果是到时间就一定往下传的话，那么一天一传，传到六七天，病人就要去世了。就当然是不可能的事情，不符合常识。那什么时候传变，什么时候不传变，传给谁？除了有正传、顺传的规律以外，最重要的规律就是虚处受邪。这就是"邪之所在，皆为不足"。我们前面讲"邪气之中人也"，可以中头面，也可以中胸腹。因为"邪之所在，皆为不足"，哪里正虚，邪气就侵袭哪里。正是因为有了正气的虚实，和天地自然的虚实（也就是正风、实风、虚风），二者相互作用，才会演变出这么多纷繁复杂的病变。

（一）上气不足

《内经》接下去继续举例子，讲人体的上、中、下三部精气不足所产生的病变。如果是"上气不足"，则"脑为之不满，耳为之苦鸣，头为之倾，目为之眩"。《太素》注曰："头为上也。""上气不足"，就是头之清气不足。因为没有足够多的清气上注于头以养之，所以髓海不能充，于是"脑为之不满"；耳窍失于荣养，所以"耳为之苦鸣"。"头为之倾"，倾，就是歪。这里的头歪和落枕的歪脖子可不是同一种症状。这里的"头为之倾"，是指没有力气把头直起来、抬起来，所以是歪的。"目为之眩"，眩是指两目发黑，天旋地转。这都是因为清气不能荣养于上而引起的。

上气不足，是因为下气不能上，上面的精气是从下焦而来的，症状是"脑为之不满，耳为之苦鸣，头为之倾，目为之眩"。如果不考虑原文说的"上气不足"，只看这些症状，首先想到的肯定是肾精不足证。因为肾精亏虚不能上承头目，头目清窍失养，所以才出现这样的症状。这里的"上气不足"，是因为肾中精气不足，无以上承引起的，这是文字之外的东西。既然知道了"上气不足"是精气不能上承，尤其是肾精不能上承，那应该怎么治疗？补肾填精。可是，就只有这一种思路吗？还有什么病机能够引起"上气不足"呢？脾气升举不力也可以的。即使下焦精气充足，若脾气无以升清，就不能上养清窍。所以中气下陷证也可以出现这些症状，这时就应当补中益气。在这里，"上气不足"是后果，而不是原因。

既然在下精气不足，在中不能升清，都可以引起"上气不足"。在上焦自身的病变，也可以引起"上气不足"。若是有邪气居之，正气就被赶走了，那就是"上气不足"了。比如气血郁积于上，也可以导致"上气不足"。

就中医学来说，正气和邪气始终是一对相互影响的，矛盾的两个方面。气血郁积于上，是邪气盛则正气不居。若是上气本自不足，则邪气亦能客之而为病。比如《太素》就说"头为上也。邪气至头，耳鸣，头不能正，目暗者也"。《太素》认为上气不足，故而邪气至之，引起了下文中的各种症状。

当然，我们需要注意的是，因为原文中有"脑为之不满"，所以多数注家还是从肾精不足，无以生髓通脑来解释的。我们做的上、中、下的推演，只能算是拓展思路，不可以认为就是《内经》原意。

再者，上下也是相对的。在《内经》中，"上气不足"凡三见，所指皆有不同。除了这段条文以外，另外两处均见于《灵枢经》。如《灵枢·官能》："上气不足，推而扬之；下气不足，积而从之。"这里的"上气"多指膻中之气，但也未必只是实指一处。《灵枢·大惑》："上气不足，下气有余，肠胃实而心肺虚。虚则营卫留于下，久之不以时上，故善忘也。"此处"上气"则是指心肺之气。

（二）中气不足

"中气不足，溲便为之变，肠为之苦鸣"，这句话是临床上经常引用的。就是说溲便的变化，往往从中焦去论治。现在通常认为，"中气"就是指脾胃之气。但并不是所有注家都这么认为的。《太素》说："肠及膀胱为中也。邪至于中，则大小便色皆变于常，及肠鸣也。"可见，在这句条文来说，杨上善是以大小肠和膀胱之气为"中气"的。这种理解是有道理的。因为三句话连起来，上气为头，中气为肠及膀胱，下气为足，很合理。而且这样解释"中气"，在病机上也很容易理解。大肠为传导之官，变化出而主大便；小肠为受盛之官，化物出而泌清浊；膀胱为州都之官，气化出而主小便。这三个腑有病了，当然会表现为大小便的异常。不过在杨上善之后，鲜有注家从其所说，多半还是将中气作为脾胃之气来理解。

不足是什么意思呢？后人多以虚论之。其实不只是虚。脾胃居于中焦，斡旋气机升降，但凡脾胃功能失常，不能升降气机，皆可以称为不足。正如王孟英在《随息居重订霍乱论》所言："所谓不足者，非言中气虚也。以中气为病所阻，则不足于降浊升清之职，故溲便为之改常也。"这里有个非常有意思的医案，我们一起来看一下。

陈喆堂令郎子堂，甲寅春，连日劳瘁奔驰之后，忽然大便自遗，并非溏泻，继言腹痛，俄即倦卧不醒，及唤醒，仍言腹痛，随又沉沉睡去，或以为痧，或以为虚，邀余决之，身不发热，二便不行，舌无苔而渴，脉弦涩不调，非痧非虚，乃事多谋虑而肝郁，饥饱、劳瘁而脾困，因而食滞于中也。予槟、枳、橘、半、楂、曲、蕤、楝、元胡、海蛇，服二剂，痛移脐下，稍觉知饥，是食滞下行矣。去楂、曲，加栀、芍，服一剂，更衣而愈。

此证不难于认食滞，而难于认肝郁，且当劳倦后见嗜卧证，不以为痧，必以为虚，而兼用参术以顾脾胃，如此则肝愈不舒，而变证作矣。半痴用药至轻，而奏效至捷，良由手眼双绝。余尝问半痴曰，既肝郁于上，而食不下行矣，何以干矢自遗而不觉乎。半痴谓胃与大肠，原一气相贯，惟其食滞于胃而不化，似与大肠气不相贯。故广肠宿粪出而不觉，经云：中气不足，溲便为之变，是亦变也。所谓不足者，非言中气虚也。以中气为病所阻，则不足于降浊升清之职，故溲便为之改常也，余闻而折服其善读古书，宜乎临证之神明变化，令人莫测也。(《随息居重订霍乱论》)

既然是正气不足，邪来居之，那这里的中气不足，就不只是虚证，而往往是虚中夹实之证。因为中焦有两个非常重要的脏腑：一个是脾，一个是胃。脾主升清，胃主降浊，溲便是所有六腑最终的成果。六腑者，传化之腑，其传化的最终"成果"就是溲和便。那么，六腑主通降，胃为之主。胃主通降，所以胃对六腑传化通降的功能有非常重要的调节作用。再者，水谷入胃，脾为胃行其津液。脾主运化，使胃受纳水谷，是运化精微的重要保证。如果脾气亏虚，中气不足，不能够运化水谷，当然也可以引起"溲便为之变"。当看到任何大便和小便的病变，都要想到中焦脾胃不足的可能性。通常大家在看到大便异常时，很容易想到中焦脾胃，但是小便的病变就不一定能想到中焦脾胃。因为我们看这方面的病比较多，经常遇到中焦不足而致小溲诸疾。比方说虚淋、劳淋，我就常用补中益气汤来治，这也是中气不足。

（三）下气不足

"下气不足，则为痿厥足悗。"痿和厥，都是失于荣养引起来的。悗，通"闷"。足悗，是指下肢胀闷酸软的一种症状。这种症状在肝肾精血不足的病人中经常可以看到。这里的下气不足，还是指肝肾精气亏虚。肝肾居下焦，主筋骨。肝肾亏虚的病证表现以下肢的痿软不用，厥逆发冷，甚至胀闷酸软为主。这个很好理解，医理也很通畅。

但是，也有医家并不同意按照《太素》将"心悗"校勘为"足悗"。那么阴精气血不足，为什么会心悗呢？《类经》注曰："悗，闷也。下气不足，则升降不交，故心气不舒而为悗闷。"悗，就是闷的意思。张介宾的解释是下气不足，则其气不能上。下不能升，则上不能降，升降不交，气阻于上，所以心气不舒而出现心闷的感觉。这个倒是有点下虚则上实的感觉。当然上实并不是胸膈有邪气阻滞，只是气机失于升降，痞塞不通而已。《黄帝内经灵枢集注》里就说得更直白一些，下气不足而心闷，就是下焦之气"不得上交于心",是心肾不交的一种表现。

章虚谷的《灵素节注类编》认为这种下气不足引起的心闷,并非心肾不交,而是在下肾阳不足,则阴邪不化,反而壅塞上逆,上冲于心,发为心闷。这样的话,就不仅是补益肝肾就可以的,还得降浊逆上犯之气,要用川牛膝、泽泻、车前子一类的药把由下焦上逆的阴邪浊气给降下来。

总之,"下气不足,则为痿厥心悗"有这么三种解释。从《内经》原意来说,据《太素》校为"足悗"最为合适。但心肾不交而心中胀闷,或肾虚浊邪上犯而心中胀闷,这两种解释也合乎医理,对临床也有启示作用。

六、肉苛的主要证候及机理

帝曰:人之肉苛者,虽近衣絮,犹尚苛也,是谓何疾?岐伯曰:荣气虚,卫气实也,荣气虚则不仁,卫气虚则不用,荣卫俱虚,则不仁且不用,肉如故也。人身与志不相有,曰死。(《素问·逆调论》)

这里有个需要校勘的地方。"荣气虚,卫气实也",这七个字放在这儿,和前后文很不搭。《素问识》说:"下文云'营气虚则不仁,卫气虚则不用,营卫俱虚,则不仁且不用'。则此七字不相冒,恐是衍文。"讲得很有道理。据此,可把这七个字删掉。

这段文字是讲肉苛的表现、病机和预后。对于肉苛,历代医家的理解都比较一致,是指身体"顽木沉重"(《类经》)。因为下面的条文也做了解释，既不仁，又不用，肌肉也没有明显萎缩、肿胀等变化，就是"肉苛"。在分析肉苛的病机之前，《内经》先分析了肉苛主要症状的病机。就是这段："荣气虚则不仁，卫气虚则不用，荣卫俱虚，则不仁且不用，肉如故也。"字面意思很好理解，荣气不足就出现不仁的症状，卫气不足就出现不用的症状，荣卫之气都不足，就出现肉苛。马莳注："不仁者，不知寒热痛痒也。"不仁就是肌肤感觉减退或者消失的症状。不用则是指机体的运动障碍，如黄元御所注："卫气虚，则动转莫遂而不用。"

但是，为什么荣气不足就不仁呢？张介宾从阴阳的角度做了分析，章虚谷又在他的基础上做了发挥，解释得挺好。营为阴，主里；卫为阳，主表。营阴充足而能濡养，则肌肤得养，神气如故，能知痛痒。营阴不足，肌肤失养，所以出现不知痛痒的不仁之症。卫阳主动，卫阳能充则肢体柔和而运动正常，若卫气不足，则肢体失其鼓动而不能用。如果营卫俱虚，那当然就是既有不能感知痛痒的不仁，又有运动不能自如的不用了，这就是肉苛病。

"人身与志不相有。"志，是指神志而言。感觉和运动功能都失常了，当然是神志异常的表现了。但是"肉如故"，肌肉机体的外形并没有明显的变化，这是神伤而形未伤。所以，人身与志不相有，就是说二者不能协调相应的意思。形体虽然正常，但是在内之神气已经失守，所以预后不好，是死证。

不过，临床上肌肉麻木不仁，痿废不用的疾病很多，好像也并没有说都是死证这么严重。对这里的"死"字的理解，也有不同。最常见的解释，就是死亡。比如《类经》注曰："人之身体在外，五志在内，虽肌肉如故而神气失守，则外虽有形而中已无主，若彼此不相有也，故当死。"也有人认为，这个"死"并不是指生命的消失，而只是"一肢一肉"的死。比如吴昆的《素问吴注》："志不足以帅形气，人虽犹存，失其生理矣，死其一肢一肉，是为死之徒也。"这个解释，可能与临床所见更切合一些。

营卫俱不足，以致肉苛，应当如何治疗呢？第一想法当然是补气养血，充实营卫了。但如果肉苛之症，不是遍布全身，而只是拘于身体的某一部位，那么只是补益气血恐怕就效果欠佳了，还得加上通行气血的药物才行。比如《黄帝素问宣明论方》中专门治疗肉苛病的前胡散，就用了细辛、肉桂通行阳气，川芎、当归养血行血，吴茱萸、附子温阳通阳，川椒达下，白芷升清，前胡降气，一起和调气机。因为只是局部气血不足，所以不用内服，而是制膏外用，立方不可谓不精。

从通行的角度上讲，除了用药，导引针灸也都是不错的方法，甚至更有独特优势。《内经》虽然没有讲具体的治法方药，但我们搞明白了道理，就自然知道如何去治疗了。

七、四海的虚实变化

黄帝曰：四海之逆顺奈何？岐伯曰：气海有余者，气满胸中，悗息面赤；气海不足，则气少不足以言。血海有余，则常想其身大，怫然不知其所病；血海不足，亦常想其身小，狭然不知其所病。水谷之海有余，则腹满；水谷之海不足，则饥不

受谷食。髓海有余，则轻劲多力，自过其度；髓海不足，则脑转耳鸣，胫酸眩冒，目无所见，懈怠安卧。（《灵枢·海论》）

这段是讲四海有余不足的见证。所谓四海，就是气海、血海、水谷之海和髓海。气海有余，它的表现是"气满胸中，悗息面赤"；血海有余，表现是"则常想其身大，怫然不知其所病"；水谷之海有余，表现为"腹满"；髓海有余，就"轻劲多力，自过其度"。在这四个"有余"里面，只有一个"有余"是好的，或者说是我们所希望的，那就是髓海有余。

"自过其度"，是指能够超过自己能达到的限度，这是比正常还要好。在整本《内经》里，看到"有余"，然后还有好的结果的，我就想到这一句话。这说明髓海的充盈对养生和身体健康很重要。那什么情况下才能做到髓海有余呢？肾生髓通脑，所以要肾精充足，才能达到"自过其度"的境界。也就是说在人体里，有一个东西是越充足越好的，这就是肾精，除此之外，别无二家。

（一）气海

"气海有余者，气满胸中，悗息面赤。"为什么会出现这样的症状呢？邪气盛则实。"气有余"的"气"，不是指气海所藏的人身正气，它指的是邪气。气海有余，是说邪气壅塞于气海。所以就会有气满胸中，闷塞不通的表现。气海位于胸中而属阳，气闷于胸中，除了闷和喘息以外，还会怎么样？所谓"气有余便是火"，就会有火热的症状，于是"面赤"。这就是"悗息面赤"的原因。

如果气海不足，就会出现"气少不足以言"。这里的不足，指的是胸中之气不足。所谓声由气发，我们平时说话，出声音，是宗气上出喉咽而来。气不足了，发声就会有影响。具体来说就是声音低微，甚至于不能出声。后面讲诊法的时候，还会讲到《素问·脉要精微论》中的条文："言而微，终日乃复言者，此夺气也。"当气海不足进一步发展到夺气的时候，就表现为"言而微，终日乃复言"。

"终日乃复言"，这里有一个校勘，应该改成"终乃复言者"。就是说话声音很低，半天才说一句话，这就是夺气，是在"气少不足以言"的基础上进一步发展而来的。通过"夺气"这个极端情况作为例子，我们就可以理解，如果气不足，病人说话的声音就低，就不想说话，或说不出话来。我有一个病人就是气血大虚。他是因为严重的遗精来看病的，辨证是气血大虚，虚不摄精。大概治疗一年多的时间，现在基本上是好了。他有什么"气大虚"的典型表现呢？用病人自己的话讲，他说话都是"飘的"。就是他说出来的声音，连自己听着都像是从外太空传来的，飘飘荡荡的感觉，甚至于会出现说话轻到别人听不见。这就是气海不足，气不足的临床表现。

怎么治疗呢？当然是补气了，补胸中大气。因为膻中为气海，可以用张锡纯的升陷汤。但是有一点，升陷汤是为升提宗气而设，升提有余而补益不足。如果气海不足，就还要再加人参这样大补元气的药。甚至不要用晒参，直接就用红参，以加强力量。

（二）血海

"血海有余，则常想其身大，怫然不知其所病。"怫，《类经》释为重滞不舒的样子。《太素》说"怫郁不安，不知所苦也"。"不知所苦"是说，这个人糊里糊涂的，只是觉得自己身体差，不知道自己有其他的不舒服。或者是说虽然很难受，重滞不舒，周身不适，但是说不出来到底是哪里不舒服。在临床上看，恐怕还是后者为多。"常想其身大，怫然不知其所病"，意思是常想其身大，周身不适，重滞不舒，但是描述不出来具体哪里不舒服。

为什么血海有余会出现这些表现呢？因为形以血充，形体是靠气血充盈而来的，所以血有余的时候，就容易产生自己身体很大的一种错觉。正如杨上善所注："血多脉盛，故神想见身大也。"血脉盛满，壅塞脉道，则易滞结不行，所以周身重滞不舒，而莫知其所苦。

如果血海不足，那就恰好相反，"常想其身小，狭然不知其所病"。狭然，张介宾的解释是"狭，隘狭也，索然不广之貌"。索然，就是乏味、落寞的意思，有个成语叫"索然无味"，大约就是这种感觉。冲脉为血海，血海不足，则血不养神，神气萧索，而感万事索然，天地狭小，而不觉有病。

这种情况虽然在古案中没有直接相同的文字描述，但在实际临床工作中却常常看到。"常想其身小"倒不是很典型，但"狭然不知其所病"就太多了。这种病人能吃能做，工作生活表面上看起来没什么大的异常。但是他自己感觉到生活索然无味，只是顺着惯性做日常该做的事情。一旦闲下来，就觉得无所适从，甚至了无生意，去心理卫生科看，常常会被诊断为抑郁症。

男科有很多主诉"性欲低下"的患者就是这种情况。仔细一问，原来他不是性欲差了，而是对所有事情都没有兴趣了，"狭然而不知所病"。这个时候，往往可以看到病人有其他血虚的表现，尤其以望、切二诊最能发现问题。仔细观察这些病人，会发现他们面色萎黄无华；爪甲淡滞，凹凸不平，或有较深的纵纹；舌嫩，舌色淡，尤其是舌底颜色淡；脉象往往是弦弱无力的，左关更为明显。这些都是血虚的表现。用点补血的方子，再据证加减一下，往往效果不错。这个时候可不能因为病人主诉"性欲减退"，就拼命补肾助阳，会越补越差。

（三）水谷之海

"水谷之海有余，则腹满。""有余"，不是说水谷之海强健，而是有邪气壅盛于水谷之海。什么邪气呢？留滞的水谷、宿食。水谷留滞于胃腑，所以腹为之胀满。胃主受纳水谷。水谷入胃以后，一定要传化，要能够下输于小肠、大肠，最后经大肠传导变化，而成糟粕。现在水谷不能够传导而下，积于胃不化，变成宿食，那么病人就会感觉腹部满胀。这就是"水谷之海有余，则腹满"。既然有宿食停滞，当然就不可能只有腹满这一个症状，还会兼见其他食积的表现，比如嗳腐吞酸、矢气泻痢、味臭如败卵等。这些在《中医诊断学》里有详细的描述，大家应该是非常熟悉了。

水谷之海不足，这个我觉得可以好好研究一下。它的症状是"饥不受谷食"。水谷之海不足则饥，这个可以理解吧？水谷之海不足，那就是胃里没东西，当然会有饥饿感了。不受水谷有两种可能性。一种是根本不想吃，虽然很饿，但是不想吃东西。还有一种可能性是虽然很饿，也很想吃，但是吃不下，一吃就难受，就胀痛，或者有其他各种不适，这是胃虚不能纳。

那么，哪种情况是吃了难受，哪种情况是不特别想吃东西呢？如果是脾虚不能运，那么病人可能有饥饿感，而且想吃。但是吃了以后，不能运化，反而积滞其中。这时候就变成所谓的水谷之海有余了，病人就腹满、难食，甚至腹痛。如果胃虚，尤其是胃阴虚，病人也会饿，而且往往饿了以后很难受，胃痛胃胀的症状会加重，但是他也不想吃。这叫饥不欲食，饿但不想吃东西。还有一种症状，是饥而欲食，食之即饱，这也是不受谷食。病人并没有明显不舒服，但他吃一点就饱了，不想再吃了。但迅速地，他又饿了，然后吃一点又饱了。这个叫知饥不纳，也是胃阴亏虚的表现，绍派伤寒的俞根初用沙参养胃汤来治疗。水谷之海不足引起的"饥不受谷食"，大约就分为这几种情况。

（四）髓海

"髓海有余，则轻劲多力，自过其度。"每次读到这句话，我都感觉："哇，这就是神仙啊！"你看这个"轻劲多力，自过其度"，是不是跟《素问·上古天真论》里面讲的"春秋皆度百岁，而动作不衰"有点像？不但百岁而动作不衰，甚至还能像孩子一样。"此其天寿过度,气脉常通,而肾气有余也",这就是讲的"髓海有余"。我们现在来讲养生的话,最高境界是什么?我觉得对于普通人来说,能达到"髓海有余,则轻劲多力,自过其度",这个养生的境界就已经非常高了。

怎样才能达到这个境界呢?肯定有人想到说"补肾填精"啊。不对的,肾精是易损而难成。想要肾精充盛而髓海有余,最重要的是减少肾精的消耗。哪些行为最能消耗肾精呢?在《素问·上古天真论》里举了一些典型的错误行为做例子。

今时之人不然也,以酒为浆,以妄为常,醉以入房,以欲竭其精,以耗散其真,不知持满,不时御神,务快其心,逆于生乐,起居无节,故半百而衰也。(《素问·上古天真论》)

这是《素问·上古天真论》中岐伯回答黄帝的问题时,所举的例子。黄帝的问题是,为什么当时的人活不到一百岁就行动迟缓,甚至死亡了?岐伯的回答也很有意思,他先说了上古之人是怎么做的,然后又举例说明当时的人是怎么做的。那么结论自然而然就出来了:上古之人善于养精,而今时之人则善于耗精。上面举的这些例子都是消耗精气的不良行为。

"以酒为浆",是说把酒当饮料喝。虽然当时是低度酒,但也耐不住这种喝法呀。酒性剽悍滑疾,善能生湿助热,喝多了就会生湿热,耗正气。中国有很多地方喜欢喝酒,男女老少都把米酒当饮料喝。那么这些地方的人,湿热体质的就特别多,于是百病丛生,连气血都难以保全,更遑论精气了。

"以妄为常",就是想干什么,就干什么,全然不考虑是否对身体会有伤害。在今天，这种情况就太常见了，想吃什么，就有什么；想要房间是什么温度，就是什么温度；想熬到多晚睡，就熬到多晚睡。结果是四季混乱，日夜颠倒，饥饱失常。人体的精气不但得不到补充，反而加速消耗。广州地区在2013年的研究显示，30～40岁的妇女卵巢早衰的发生率高达3.6%，比前些年明显升高，算是一个例证。当然，如果要找，这样的例子可能还有很多。出现这种情况的因素当然非常多，但是"以妄为常"无疑是其中一个重要原因。

"醉以入房"，就更不用说了。喝酒本来就伤身，喝醉了以后还要入房。心神摇动，肾精大耗，称得上是伐伤精气的"最强行为"了。

上面所说的这些行为，都是不知道控制自身的欲望，随性妄为，耗散真气，日久天长，肾精耗竭，当然就不能保生长全了。想要达到"轻劲多力，自过其度"，就更是难上加难了。

肾精亏虚以后，引起的髓海不足会有什么表现呢？《类经》说："皆以髓为精类，精衰则气去而诸证以见矣。"具体来说，就是"脑转耳鸣，胫酸眩冒，目无所见，懈怠安卧"。脑转耳鸣，是因为脑为髓海，髓海不充，则清窍不养，所以脑转、耳鸣、目昏不见、两眼发花。这是在上的症状，与"上气不足"颇有相似之处。因为病机是一样的，在上髓海不足，在下就肾精亏虚，精气不养，不能充骨养髓，于是小腿酸软，周身无力，这就是出现"胫酸""懈怠安卧"的原因。

既然已经肾精亏虚，髓海不充，治疗方法当然只能补肾填精。但我们需要清楚，补肾填精是个艰苦的、长期的、困难的过程。因为肾精来之不易。肾受五脏六腑之精而藏之，是为肾精。必须得是五脏六腑都很强健，能够正常地化气生精，五脏自用之余，才能把肾精再去交给肾。肾精真的是精华中的精华。现在肾精亏虚了，想要补起来，首先要补五脏六腑。五脏六腑强健了，肾精才能够逐渐充实，这当然是一个困难的、漫长的过程。所以补肾填精是临床上最头痛的事情。

补肾填精的药物也不少，一想可以想出好多来。什么子类药、胶类药，都有不少填精药。但是所有的这些药用上去，皆非一日之功，都要用很多时间，这是第一个。其次，所有的填精药都有个共同点——滋腻。滋腻药长久用，脾胃就受不了。所以不能用得太重、太猛、太急。这也决定了肾精不是一下就能补起来的。

既然补肾填精有这样的特点，我们就一定要有耐心，要有节制。医生不要急在一时之效，病家不要随补随耗，否则就难以成功。同时，对于补肾填精，我们还要强调效专力宏，要专注在这一件事上面。因为补肾填精着实不易，所以一定要专注。在治疗过程中，所做的一切都要为补肾填精服务，该填精就填精，需要帮助运化以消滋腻，就健脾运化，做好长期的准备。

八、五气所胜的致病特点

风胜则动，热胜则肿，燥胜则干，寒胜则浮，湿胜则濡泻。(《素问·阴阳应象大论》)

（一）风胜则动

这里的"动"指的是振掉摇动之病，它的本意是指肢体动摇。这是比较早就已经确定的中医学观点之一。早在《左传》中，医和为晋侯治病的记载就提到了类似的思想。晋侯得了病，可能是因为秦国有名医，就求医于秦。秦伯就让医和来为晋侯诊治。医和看过以后告诉晋侯，已经病重不治，还为他分析了一番病机。其中专门谈及六气太过，则为六淫，并分别分析了六淫致病的特点。与后世六淫风、寒、暑、湿、燥、火不同，医和说的六淫是阴、阳、风、雨、晦、明。其中，医和所说的风淫致病特点就是"风淫末疾"。末疾，即指四肢疾病而言。可见"风胜则动"的原意应该就是指四肢的动摇而言。王冰注为"风胜则庶物皆摇，故为动"，将动的症状不再局限于四肢，万物动摇，都与风有关系。则肌肉之瞤动、抽动，目睛之转动、震颤、上吊皆可归于风象。但凡看到这类动摇之象，就要想到风邪为病的可能性。既包括外风，更包括内风。临床所见，还是以内风为多。

但是前面所举的动象，如四肢、肌肉、目睛之类，都是肢体之动。湖北中医药大学的邱辛凡教授将动象又扩展到内脏之动，认为一切"不动而动"和"动而太过"，都可以认为是风象。所谓"不动而动"，是指人体正常无动象的部位出现了异常的动象，如筋肉跳动、面肌抽动等；"动而太过"，是指人体正常活动的部位出现了异常太过的动象，如头部摇动、四肢抽搐、哮喘、心之悸动等。他的主要创新在于将内脏之动也纳入了风象。比如胃肠本来就是传化之腑，传化水谷当然也是动。如果传化太过，水谷不及久留即传导而出，就变成了泄泻，这也是一种"动之太过"，也可以认为是风象。再比如心脏本来就要动，但如果动之太过，就会出现心率过快，悸动不安，也可能是风象。

邱辛凡教授曾经看过一个病人，是位退休工人。他患有 10 多年的高血压，还有 6 年的室性心动过速。主要症状是心悸、气短、胸闷、头昏、倦怠乏力、五心烦热、口燥咽干、大便干结，舌红少苔，脉弦而细数。邱教授辨证为心肾阴虚，用天王补心丹加减治疗 7 天有效。心率从每分钟 140 多次降到 120 多次，但总归未获全功。于是，从风胜则动的思想出发，考虑心动过速是内风引起的，在原方基础上加天麻、钩藤、地龙、僵蚕、龙骨、牡蛎等息风止痉之品，再服 7 剂，心率即恢复正常。10 年后复发，还是用这个方子加减，只用了 7 天就好了。

邱教授的这种阐发是非常具有实践意义的。有医生在这个理论基础上，又扩展到其他疾病的治疗。比如肾脏病的蛋白尿，大量蛋白尿可引申为肾脏的"动而太过"。肾脏每天滤过产生蛋白的量是有一定范围的，这是肾脏生理范围的"动"，是正常的"动"。当"风"邪内扰于肾，使之过动，导致肾脏高滤过、高灌注，出现大量蛋白尿，这也是风动之象。在辨证基础上加用风药治疗，取得了不错的效果。

但是我们必须注意，都可以从风证论治和都必须从风证论治可不是一回事。当我们看到不动而动，或动之太过的病证时，要想到风，但不能只想到风，不然就失去了辨证的意义了。

（二）热胜则肿

"热胜则肿"，这句话比较有说头。在同一篇《素问·阴阳应象大论》里，有"寒伤形，热伤气，气伤痛，形伤肿"的条文。寒伤形则肿，热伤气则痛，很顺啊，怎么这里又说"热胜则肿"呢？肿有很多不同的类型，五脏皆能令人肿，六气也都能令人肿，只是肿的具体表现不一样罢了。关于这点，张介宾在《类经》辨析得很清楚。

肿胀一证，观本篇之义，则五脏六腑无不有之。再考诸篇，如《脉要精微论》曰：胃脉实，气有余则胀。《邪气脏腑病形》篇曰：胃病者，腹䐜胀，胃脘当心而痛。《本神》篇曰：脾气实则腹胀，泾溲不利。《阴阳应象大论》曰：浊气在上，则生䐜胀。此皆实胀也。《太阴阳明论》曰：饮食起居失节，入五脏则䐜满闭塞。《经脉》篇曰：足太阴之别公孙，虚则鼓胀。此皆虚胀也。《师传》篇曰：胃中寒则腹胀。《异法方宜论》曰：脏寒生满病。《风论》曰：胃风隔塞不通，腹善满，失衣则䐜胀。此皆寒胀也。《阴阳别论》曰：二阴一阳发病，善胀心满。《诊要经终论》曰：手少阴终者，腹胀闭。足太阴终者，腹胀闭。此心脾受伤之胀也。此外如《六元正纪》《至真要》等论，有云太阴所至为重胕肿，及土郁之发，太阴之初气，太阴之胜复，皆湿胜之肿胀也。有曰水运之太过，有曰寒胜则浮，有曰太阳之司天，太阳之胜复，皆寒胜之肿胀也。有曰少阴之司天，少阴之胜复，少阳之司天，少阳之胜复，有曰热胜则肿，皆火胜之肿胀也。有曰厥阴之司天在泉，厥阴之复，有曰阳明之复，是

皆木邪侮土及金气反胜之肿胀也。观此，则不惟五脏六腑，即五运六气，亦无不皆有是病。(《类经·疾病类·脏腑诸胀》)

就六气致肿来说，以寒、湿、热三种最常引起肿胀。因寒所致者，多为水饮之肿，由下而起，按之凹陷而不能起；因湿所致者，肿势较广，皮肤绷亮，按之虽陷，移时即起；因热所致者，多限于局部，色红，多痛，按之不陷。这个只要学过诊断学，都不难理解。难点在于，为什么热胜则肿？热胜则肿是不是只限于"丹毒痈肿"(《类经》)之类？

这还得从热邪引起肿胀的病机说起。热为无形之邪，气为无形，正如《素问·阴阳应象大论》说"热伤气"。但如果是热邪郁而不散呢？毕竟热邪也是一种邪气，其入人体，必然与正气相搏。如果阳气因之郁结，与热邪搏结难散，反而会助热化毒，更能壅塞气血，表现为局部肿胀。热邪搏结于何处，则肿胀起于何处。总的来说，热为阳邪，其性炎上，所以易结于阳位。哪些阳位呢？在表为阳，在里为阴；在上为阳，在下为阴；四肢为阳，脏腑为阴。所以热胜之肿，多见于肌表、头目咽喉和四肢。

如果是热邪和阳气结于肌表，壅塞气血，则易化腐成脓，而为"丹毒痈肿"之类。这也是历代注家最为重视的。比如张介宾的《类经》注曰："疮疡痈肿，火之病也。"高士栻的《黄帝内经素问直解》则说："火气为热，热胜则经脉为之痈肿矣。"之所以如此，也与《内经》自身有关，在著名的病机十九条中，有"诸病胕肿，疼酸惊骇，皆属于火"的说法。而这里的"胕肿"，指的就是痈肿一类的疾病。

如果热邪和阳气结于上，则表现为头目咽喉红肿热痛。比如大头瘟、疫喉痧等皆属此类。既然是火热郁结，按《内经》五郁理论，就应当"火郁发之"。况且，"其在上者，因而越之"，所以东垣治大头瘟，用清热升散之法。著名的普济消毒饮就是基于这个治法而来的，治疗时行大头瘟，活人无数。其实，不只是大头瘟，只要是病发于上的火热郁结，都可以基于"清热发散"的思路来治疗。李东桓的弟子罗天益就曾经治过一个这样的病人。

中书左丞姚公茂，年六十七，宿有时毒，至元戊辰春，因酒再发，头面赤肿而痛，耳前后尤甚，胸中烦闷，咽嗌不利，身半以下恶寒，足胻尤甚，由是以床炕相接，身半以上卧于床，身半之下卧于炕，饮食减少，精神困弱，脉得浮数，按之弦细，上热下寒明矣。《内经》云：热胜则肿。春气者病在头。《难经》云：热在头身宜砭刺之，取其易散故也。遂于肿上约五十余刺，其血紫黑，如露珠之状，顷时肿痛消散。又于气海穴中，大艾炷灸百壮，乃助下焦阳虚，退其阴寒，次于三里二穴中，各灸三七壮，治足胻冷，亦引导热气下行故也。遂处方云：热者寒之。然病有高下，治有远近，无越度其制度，君以黄芩黄连，苦寒酒炒，亦为因用以泻其上热，桔梗甘草辛甘温上升，佐诸苦药以治其热，柴胡升麻苦平，味之薄者，阴中之阳，发散上热以为臣，连翘苦辛平，以散结消肿，当归身辛温和血止痛，大黄苦寒，酒煨，引苦性上行至颠，驱热而下，以为使也，投

剂之后，肿痛全减，大便利，再服减大黄，慎言语，节饮食，不旬日良愈。(《奇效良方》)

患者是一个六十七岁的老人家。宿有时毒，是说他平时就容易发热毒之病，比如易生疮痈、口舌糜烂之类。结果这一年的春天，因为饮酒，时毒又发了。这次的表现是头面赤肿而痛，耳前后尤甚。这就很像是大头瘟了。大头瘟，又叫抱耳风，就是耳前后肿势最为明显。这个病人就是这样。还伴有胸中烦闷，咽喉也不舒服，这些都是在上的热象。但同时，他下半身又很怕冷，小腿和两个脚尤其明显。只好把床和炕接起来睡。上半身怕热，就睡在床上，下半身怕冷，就睡在炕上。罗天益据此诊为上热下寒证。下寒非一日之病，上热可以速祛其邪。所以先散上焦结聚之邪热。在肿胀的地方用针刺五十多下，放出紫黑色的恶血。再用艾灸气海的方法温化下元。配合药物治疗，具体方药和解析原文都说得很详细了，这就是一个普济消毒饮的方子。这个案好在记录详细，分析清晰，很能帮助我们理解"热胜则肿"的表现和治法，值得仔细体会。

如果是结于四肢，就是《内经》说的结阳病了。《素问·阴阳别论》曰："结阳者，肿四肢。"阳，就是热；结阳，当然是阳胜了。四肢为诸阳之本，所以表现为四肢肿胀。《脉因证治》说："结阳者，肿四肢。夫热胜则肿，四肢为诸阳之本。阳结于内，不得行于阴，热邪则菀于四肢，大便闭涩，是热也，非水也。宜服犀角、玄参、连翘、升麻、麦门冬、木通、芒硝。"这可以为诊治结阳病提供思路。

"热胜则肿"，主要是指痈肿一类的疾病，但并不限于此。一切热邪结滞，都可能引起肿胀的症状。我们列举了一些，但临床上还可以见到很多，比如脾胃热积则舌红肿大，也是一种"热胜则肿"。只要抓住了热邪结滞这个基本点，就可以灵活辨析。

（三）燥胜则干

"燥胜则干"，从字面意思上来看，很好理解。燥邪为病，就表现为"干"的症状。既有在外皮肤之干，比如《太素》的注文说："邪热燥于皮肤，则皮干无汗。"也有在内津液之干，比如《类经》就强调："精血津液枯涸于内，皮肤肌肉皱揭于外，皆燥之病也。"大抵来说，对燥的认识，相比其他六淫，要略晚一些。这么说的证据，主要是病机十九条中，只有风、寒、湿、热、火的病机，唯独少了一个"燥"。刘完素在《素问玄机原病式》里特别补充了一条："诸涩枯涸，干劲皱揭，皆属于燥。"这个当然算不上纯原创。因为在《素问·阴阳应象大论》的这段条文里，已经有"燥胜则干"的论述，只是在整本《内经》中，对燥的论述相对比较少而已。

燥，确实是一个比较特殊的存在。按阴阳特性来说，它五行属金，主气机初降，所以属阴。但从表现来说，万物枯涸，口干无汗，又很像热的表现。所以古人有其本属阴，其末属阳的说法。但另一方面，秋燥之后，就是冬寒。冬天也是很干燥的，尤其在中国北方，既寒且干。从这个现象出发，又有医家说"燥为次寒"，也有说"燥为小寒"的，意思都差不多。感觉这个"燥"很是骑墙，一会儿阴，一会儿阳的。其实这些说法都是片面的，是没有理解燥的特性。用五行气机升降的分析方法，很容易就可以明白燥是怎么回事儿。

燥，五行属金，为气机初降，表现为气机开始下降、肃敛的特性。从这个角度讲，燥为阴邪，一点问题也没有。那为什么会表现干而津液不足的表现呢？燥的干、渴症状，并不是热邪伤阴，津液大伤引起的，而是由于气机初降，化气力量减弱，气不化水以布周身引起的。这种干燥的症状，仍然是气机收敛的后果。当然，若论气机收引，寒邪肯定排第一，所以冬天会干燥一些也就是题中应有之意了。反过来看，一年中最热的时候是暑气当令，暑热气蒸，故多兼湿。也是由热甚则阳气蒸腾，水化为气，弥漫四宇，所以才会有湿的。

既然"燥胜则干"并非津液不足所致，实乃津液失于布散。我们就很容易理解"辛以润之"这个概念了。借辛味走窜之力，津液得布，则燥气自除。所以治燥若是一味甘润养阴，未必就有好的效果。无怪乎喻嘉言在《医门法律·秋燥论》中嘲笑缪希雍以润法治燥了："昌谓不然，世之患燥病者多，仲醇喜用润剂，于治燥似乎独开门户，然亦聪明偶合，未有发明，可以治内伤之燥，不可以治外感之燥。何况风寒暑湿哉，节取其长可矣！"而在该文结束之处，喻嘉言又特别指出："凡治燥病，不深达治燥之旨，但用润剂润燥，虽不重伤，亦误时日，只名粗工，所当戒也。"初读难以理解，治燥不用润剂用什么呢？深入思考，才得其真义。喻老先生不愧是千古论燥第一人啊！

（四）寒胜则浮

这一句关键点在于对"浮"的理解。刘完素的《素问要旨论》就比较简单粗暴，非常明确地说这个"浮"就是"虚肿也"。张介宾也将其解释为"胀满浮虚之病"，意思都差不多，就是虚证的浮肿。这样就与"热胜则肿"的红肿高突很容易区别开来了。

这种虚证的浮肿，当然以水肿为最多。而水肿发生的重要病机就是阳气阻遏，不能化水。《素问·汤液醪醴论》有云"其有不从毫毛而生，五脏阳以遏（竭）也"，说明阳气阻遏实乃水气内停之主因。寒性收引，最伤阳气，阳气既伤，不能化水，水停为肿，也就是顺理成章的事情了。

清代医家李彣以《内经》解《金匮》，写成《金匮要略广注》一书。在书中注解肾着汤的时候，他说"寒胜则浮。故形如水状，而体若虚肿也"，是对这句条文比较好的一个发挥。

当然，"浮"也并不只被解为"胀满浮虚之病"。因为凡病总有虚实二端，既然阳气阻遏有虚寒之"浮"，那有没有实寒之"浮"呢？其实也是有的。比如《灵枢·水胀》中的肤胀病："肤胀者，寒气客于皮肤之间，鼙鼙然不坚，腹大，身尽肿，皮厚，按其腹，窅而不起，腹色不变，此其候也。"寒气客于皮肤之间，阻碍阳气，气停而肿。气为无形，所以按之不坚；气无处不到，所以腹大身尽肿；气停而水未停，所以皮厚腹色不变。这就是实寒之"浮"。

日常生活中，遇到寒冷损伤，会生冻疮，也会肿。这个肿也可以算作"寒胜则浮"。《周慎斋遗书》引东垣语云"北方人为大寒所伤，其足胫胀，乃寒胜则浮，理之常也"，也算是来自临床实践的切实体会了。

（五）湿胜则濡泻

这句条文有一点争议。《太素》里是没有"泻"字的，为"湿胜则濡"。这样与前四句的文字一样，都是四字成句，很整齐。《太素》给的解释是"阴湿气盛，则多汗也"，把"濡"解释成"多汗"的症状。湿为阴邪，为人体阳气蒸腾而表现为汗出。这么解释也挺通顺的。《新编黄帝内经纲目》从其说，而将"濡"释为因湿盛而致的体重、汗多、泄泻之类的病证。体重是由湿邪致病特点来的，泄泻则多少还是受了"湿胜则濡泻"的影响吧。

但是临床所见，出汗确实不是湿邪致病的主要表现。多数注家还是按"濡泻"来理解这句条文。比如张介宾将此句与医和所说的"雨淫腹疾"相联系，认为脾恶湿而喜燥，湿邪重了，必伤脾胃，水谷不分，而成濡泻之病。雨就是湿，腹泻可不就是腹疾吗？他认为这句条文与医和的"雨淫腹疾"类似。这与临床所见是比较一致的，湿邪确实是引起泄泻的重要病因。古人有所谓"湿多五泻"之说。现在的统编教材《中医内科学》也把湿作为泄泻的主要病因，这是有道理的。湿邪可以通过多种病机引起泄泻，湿阻脾土，失于运化，可以泄泻；水湿内停，清浊不分，可以泄泻；寒湿或湿热积滞肠腑，传导失司，也可以泄泻。我们可以根据湿邪所致泄泻的不同病机而加以治疗，但总以苦温燥湿为主。《黄帝素问宣明论方》治濡泄证的豆蔻散可为范例。用豆蔻、厚朴苦温香燥以除湿，甘草、粳米顾护中气。治湿邪所致泄泻，总不出祛湿、健脾这两条。

第十一讲　阴阳病机

一、阴阳偏盛

帝曰：法阴阳奈何？岐伯曰：阳胜则身热，腠理闭，喘粗为之俯仰，汗不出而热，齿干以烦冤，腹满死，能冬不能夏。阴胜则身寒，汗出，身常清，数栗而寒，寒则厥，厥则腹满死，能夏不能冬。此阴阳更胜之变，病之形能也。(《素问·阴阳应象大论》)

这段有几个字是需要校正的。第一处是"齿干以烦冤"，"冤"《太素》作"悗"，通"闷"。第二处是"能冬不能夏"，"能夏不能冬"，"能"同"耐"，所以是"耐冬不耐夏，耐夏不耐冬"。

这段文字主要讲的是阴阳偏盛的临床表现。阳盛是表实而热，阴盛是里虚而寒。

阳热之邪内盛，当然会表现为身热。身热表现为周身壮热。

《太素》注曰："通身热也。"热为阳邪，能开腠理而迫津外泄，所以热证往往表现为有汗。比如，白虎汤的四大证：身大热，汗大出，口大渴，脉洪大。但这里的身热却是"腠理闭"，有些让人难以理解。高世栻大约也有些怀疑，于是在他的《黄帝内经素问直解》里就把条文改成了"腠理开"，并且注解说"热气在表，则腠理开"。我之所以说是他改了条文，而不是版本的问题，是因为高世栻参与编写的《黄帝内经素问集注》所用版本的条文是"腠理闭"，注文为："热在表则腠理闭"，和《黄帝内经素问直解》差不多，就是关键的那个字不一样。

热邪在表，腠理到底是开，还是闭呢？热为阳邪，主升主开，当然是开。历代注家或者说"阳盛者表实"（《类经》），或者说阳邪"过盛则闭"（《太素》），都还是有点随文衍意的感觉，并没有把问题讲清楚。其实，这里把因果关系颠倒一下就清楚了。并不是阳盛引起的腠理闭塞，而是腠理闭则热邪不能外散，反而入里，灼津耗液，加重病情。"腠理闭"后面的"喘粗为之俯仰，汗不出而热"等，都是里热炽盛的表现。腠理闭而里热盛，最典型的例子就是寒包火。大青龙汤、麻杏石甘汤，都是治疗这类病证的方剂。

既然热盛而腠理闭，热邪闭阻于胸膈之间，肺气因之不利，则上逆而为喘粗。"俯仰"不过是喘急之貌，是形容呼吸不利，憋气难受的样子。到此为止，身热、腠理闭、喘粗都还只是热盛，正气尚未大伤。

接下来，"齿干"是热灼肾液。叶天士创验齿之法，对温病的诊断有很大的贡献。如果上溯其源，可能就在这里了。叶天士在《外感温热论篇》中说:"再温热之病,看舌之后,亦须验齿。齿为肾之余,龈为胃之络,热邪不燥胃津,必耗肾液。"后列验齿之法13条。其中"若如枯骨色者,肾液枯也,为难治"与本条之"齿干"即颇有类似之处。

"烦冤"即是烦闷之意。热邪在里,扰动心神,自然会烦,但是到了"烦闷"的地步,就有些严重了。《黄帝内经素问集注》认为,这是心血枯竭的表现。热邪灼伤脾胃,脾胃生机败绝,则出现腹满的症状。到了这一步,肾、心、脾三脏俱败,当然是死证了。在冬天得天地阴寒之气相助,尚有一线生机。如果是夏天暑热亢盛,那就连这一线生机都没有了,所以说"耐冬不耐夏"。

"阴胜则身寒",这段比较好理解,只要抓住"阴胜"是在里之虚寒就可以了。阳虚则寒,故见身寒。阳虚不能固表,则汗出。汗出则腠理开,阳虚则卫阳衰,所以常常觉得怕冷,甚至寒战,这就是"汗出身常清,数栗而寒"的意思。四肢为诸阳之本,现在表阳不足,里阳虚衰,阳气不能充养四肢,所以出现四肢厥冷的症状。腹满是阴寒内盛,中阳败绝的表现,所以是死证。得夏日阳气之助,则尚能暂延性命,如果是冬天阴寒大盛,阳气更为败绝,就必死无疑了,所以说"耐冬不耐夏"。

"更胜",就是胜负的意思。"此阴阳更胜之变,病之形能也",意思是说上述条文都是阴阳偏盛的病理表现。

本部分内容主要对其中的"阳"进行论述。

二、阳气的作用

阳气者，若天与日，失其所，则折寿而不彰，故天运当以日光明，是故阳因而上，卫外者也。因于寒，欲如运枢，起居如惊，神气乃浮。因于暑，汗，烦则喘喝，静则多言，体若燔炭，汗出而散。因于湿，首如裹，湿热不攘，大筋緛短，小筋弛长，緛短为拘，弛长为痿。因于气，为肿。四维相代，阳气乃竭。(《素问·生气通天论》)

这一段话有一些争议。争议点在于"因于寒"和"因于暑"这部分。这里要不要做校勘，是有些争议的。"因于寒"后面是"欲如运枢，起居如惊，神气乃浮"，这是病机的描述，而不是症状。与后面的暑、湿、气都不一样，后面这三种邪气都是在描述症状。朱丹溪在《格致余论》里就提出应该把"因于寒"放到"神气乃浮"的后面。

再看"因于暑"，后有"体若燔炭，汗出而散"八个字，与前面的"汗，烦则喘喝"自相矛盾了。而这八个字正好是伤寒的症状，所以朱丹溪建议把它们放到"因于暑"前面去，这就通顺了：

欲如运枢，起居如惊，神气乃浮。因于寒，体若燔炭，汗出而散。因于暑，汗，烦则喘喝，静则多言。

但这个观点只是朱丹溪从医理上推论出来的，并没有版本上的证据来支持。其他注家不这么改，也勉强说得通。现在这两种观点是并列存在的。我个人比较支持朱丹溪,他这么一改,整段文字一下就通气了,好得很。

这段文字主要是强调了人身阳气的重要作用。人身的阳气,就像自然界的"天"和"日"一样,是人身最重要的东西。张介宾在《类经附翼·大宝论》说道:"天之大宝,只此一丸红日;人之大宝,只此一息真阳。""失其所"是说阳气失去正常的居处。《内经》中的一切精微物质,都有各自应该待的地方。例如,脉为血之府,血就应该待在脉里;肾藏精,精就应该待在肾里;三焦为决渎之官,津液就应该运行于三焦经脉之中;胃肠为水谷之海,则水谷糟粕就传化于胃肠,胃实而肠虚,肠实而胃虚,水谷顺次传化而下,化为糟粕而出。如果精微物质没有待在该待的地方,就叫"离位",也就是这里的"失其所",则反而成为邪气。血离其位则为瘀,精离本宫则为败精,津液离位则为汁沫,水谷离位则为宿食积便,如此等等,以此类推。所以这里说"失其所",而没有用"失守""不用"等字眼,就是在暗示"当位"的重要性。

既然阳气这么重要,当阳气"失其所"之后,就"折寿而不彰"。"折寿"就是寿命减短,"不彰"是不能彰显于人世,这两个词都是缩短寿命的意思。全句的意思是说,阳气对人体非常重要,一旦阳气功能失常,就会影响到人的寿命。那么正常情况下,阳气应该待在哪儿呢?原文接下来就给出了答案:"故天运当以日光明。"意思是说阳气如天道之运行,又如太阳之大放光明,是在不停地运动中的。

"阳因于上"的"因",是顺从的意思。我们初中的时候学过一篇古文《核舟记》，里面有句话"因势象形，各具情态"，这个"因"就作顺从讲。人身之阳气要顺从阳向上向外的气化特点，以其向外，所以有卫外的功能。这就是"阳因于上，卫外者也"的意思。

原文讲了人身阳气的重要性和功能特点，接下来又解释了阳气运行失常的原因，这就是"欲如运枢，起居如惊，神气乃浮"。

对"欲如运枢"的理解，不同的医家有所区别。其实，关键点就在于这句话的主语是什么，这方面有所争议。大体来说有三种看法：一种认为主语应该是"寒"邪所伤之人。很明显这种看法是基于没有校改过的原文。"因于寒，欲如运枢，起居如惊，神气乃浮"嘛。可是寒性收引，为什么伤于寒邪，反而导致"欲如运枢"呢？《太素》的解释是，正常情况下，阳气应当像"连枢"一样，运动不停。伤于寒邪以后，因其收引之性，结果引起阳气运转之枢机不利。《太素》原文是"志欲如连枢"，连枢，就是连动之枢纽，是一种很经典的机械装置。如果说这种解释，在本质上还是将"欲如运枢"的主语认作阳气的话，王冰的解释就很明确地说出"欲如运枢"的主语是人。王冰说："言因天之寒，当深居周密，如枢纽之内动，不当烦扰筋骨，使阳气发泄于皮肤而伤于寒毒也。"意思是说，天气寒冷之时，要深居于密闭的空间里，不要做太多运动，以免扰动筋骨。这种状态就像运转的车轮上那个永远不会动的车轴一样。过去的马车、牛车，它们的车轴是不会转动的，所以叫"运如运枢"。黄元御和王冰是一个意见，但说得更清楚："欲如户枢运转，户有开阖，而枢则不移。"只不过，黄元御拿来打比方的是门轴，而不是车轴。

杨上善和王冰的解释都是不应当动，也有解释为应当动的，比如汪昂的《素问灵枢类纂约注》。汪昂说："如枢运动，则寒气散。"意思是说中于寒邪之后，应当像枢纽一样，运动不休，则阳气运转，寒气可散。

应该说，各个注家说得都有道理，只是切入点不一样而已。阳气主动，顺其性为补，要补充、振奋阳气，当然就要动了。但是这种动，必须是适度的动。《素问·汤液醪醴论》说的"微动四极"就刚刚好，切切不可过度。因为人与天地相应，天寒地冻之时，人也应该蛰藏阳气，要"无扰筋骨，无见雾露"，这就是王冰和黄元御的观点了。但如果已经感受寒邪，那就得"如枢运动"，以使寒气得散了。这是第一种，以"寒"邪所伤的对象为主语来理解。

第二种，是以阳气为主语，这与杨上善的解释有些像。区别在于杨上善还是拘于寒邪所伤，认为寒邪"系之而枢机不利"。持第二种看法的注家则多半认为，阳气应当周旋不息，运动不已，否则就神气虚浮，诸邪得乘，并不只限于寒邪。如《灵素节注类编》所说："良以人身阳气根于阴，自下而上升，外行以为卫也。升必有降，内外周流，欲如机枢之运转，而循环不息者，起居如有惊扰，则神劳气动，而阳不固密，外邪因而伤之。"这种解释不仅是强调阳气要不停地运动，更强调阳气要规律地运动以循环不息。这样就与下文的"起居如惊，神气乃浮"衔接起来了。起居如惊是指生活起居没有规律，变化快而混乱。此时阳气并非静而不动，反而因其"如惊"的状态而扰动，于是"神气"浮越，阳气不密，卫外不能，邪气因而伤人。"阳不固密"，原文是"阳强不能密"的"密"，是平和静谧的意思。现在"起居如惊"了，阳气就不能平和静谧了。

第三种解释，是以欲望、欲心为主语。持此观点的主要有李中梓，他在《内经知要》中说"内而欲心妄动，如运枢之不停"。欲望之心就像运枢一样动个不停，人也随之不得安宁，一会儿想做这个，一会儿又要做那个，于是神气虚浮。这对于现代人来说，就太有指导意义了。都市人每天都为各种事情忙个不停，驱使人们如此忙碌的，正是心中的欲望。即使好不容易空下来，还要刷一下手机，真是一刻不得闲，这就是现代版的"起居如惊"。在这个过程，消耗的正是阳气、神气，神气浮越，卫外无力，就容易得各种疾病了。当然，就古人来说，持此论点，大多似乎还是将欲心作性欲讲，这又是另一个问题了。

三、阳虚邪气致病的特点

（一）因于寒

虽然很多注家都还是从"因于寒，起居如惊，神气乃浮"来解这句条文，但我们还是采用朱丹溪的说法，从"因于寒，体若燔炭，汗出而散"来解，这样文义更为通顺。寒邪伤人，其性收引，则卫阳与寒邪相搏，郁于肌表，化而为热，故见大热。因为这个热是在肌表的，所以摸上去热感很明显，就像摸烧红的木炭一样，这就是"体若燔炭"的意思。

《医经原旨》说《伤寒论》里有很多相关论述："感寒邪则发热，得汗而解，南人曰伤寒，北人曰热病。其所感阴阳虚实，经络脏腑，即病不即病，传变不传变，惟仲景书另为圣经，所当玩索者也。"这是完全正确的。《伤寒论》专门研究感寒为病，麻黄汤证可以大热，《伤寒论·辨太阳病脉证并治中》第35条："太阳病，头痛发热，身疼腰痛，骨节疼痛，恶风无汗而喘者，麻黄汤主之。"桂枝汤证也可以大热，《伤寒论·辨太阳病脉证并治上》第13条："太阳病，头痛发热，汗出恶风，桂枝汤主之。"除了麻黄汤证和桂枝汤证，大青龙汤证也可以大热，《伤寒论·辨太阳病脉证并治中》第38条："太阳中风，脉浮紧，发热恶寒，身疼痛，不汗出而烦躁者，大青龙汤主之。"这些条文中的大热都是寒邪郁于肌表引起的，所谓"其在皮者，汗而发之"（《素问·阴阳应象大论》），用发汗的方法来治疗这类疾病，当然就是顺理成章了，所以说"汗出而散"。

引起表证发热的不只是寒邪，汗法解表也不限于解风之表。但是，伤寒而表热确实是汗法最典型的应用见证。临床应用的时候，关键在于把握"散表寒以开腠理"，则自然可以左右逢源。比如《丁甘仁医案》"伤寒案"的第一个案。

姜左，外寒束于表分，湿痰内蕴中焦，太阳阳明为病。寒热无汗，头疼，胸闷泛恶，纳谷减少，脉浮滑，苔白腻。拟汗解化滞，重用表药。经云：体若燔炭，汗出而散。

淡豆豉三钱，赤茯苓三钱，炒枳壳一钱五分，净麻黄四分，生姜二片，姜半夏二钱，六神曲三钱，青防风一钱，广陈皮一

钱，炒谷芽三钱，炒赤芍一钱五分。(《丁甘仁医案》)

虽然也是伤于寒邪，但是病人素有湿痰蕴于中焦，所以不是一个单纯的表寒证。但是现在恶寒发热的同时，却无汗，说明表邪闭郁还是很明显的。而在内之湿痰困阻，则表现为胸闷泛恶，纳谷减少。此时，单用辛温表散是不够的，还要佐以内化湿痰。丁甘仁用麻黄、生姜、防风、淡豆豉外散表寒；二陈汤加枳壳内化痰湿；炒谷芽、神曲消食以和胃，胃安则痰湿去；略佐赤芍活血凉血，配合枳壳通行邪气瘀滞之气血。尤其是他用淡豆豉散表寒，是很有江南特色的，不但可以宣散表邪，而且兼有除湿之功，对这个病人来说是很合适了。

(二) 因于暑

校勘过后的条文，就是"因于暑，汗，烦则喘喝，静则多言"。暑为阳邪，应少阴君火之气，所以暑邪的特性必然是开泄的。加上阳邪伤人，则迫津外出，所以一定多汗。这也是我们经常说的"暑性开泄"。暑应心气，所以暑邪伤人，最易直伤心主之宫城。为什么不是伤心，而是伤心主之宫城，也就是心包呢？因为《内经》有个非常重要的思想，就是心不受邪。心是不可以为邪气所伤，伤之则死。人要把心一层层地保护起来，心经、心包都可以代心受邪。暑邪侵及心经，则心烦。如果更进一步，蒙蔽心包了，就会出现神志症状，严重的可以神昏谵语，轻一些的就只是神志不清，反应迟钝，独语错语。《温热经纬》说："喘喝者，火克金故喘。遏郁胸中清廓之气，故欲喝而伸之。"暑为君火之邪，火克金，心肺同居上焦，所以暑热最善伤肺，肺热则喘汗而呼喝。呼喝并不是大声叫的意思，而是胸中闷督不舒，欲一吐为快的感觉。这正是肺中实热的表现。

"因于暑"的三组症状，全是暑热之邪的本症。因为暑邪还易于夹湿，易于兼寒，所以后人往往在概念上就有所混淆。有说暑必兼湿的，将暑和湿完全捆挷起来。但实际上，暑为阳邪，湿为阴邪，二者致病特点大有不同，必须分开来看，善于鉴别。如果是伤暑，则治以甘寒清热如西瓜翠衣、绿豆之类；如果是伤于暑湿，则可辅以清利淡渗如稽豆衣、绿豆衣、六一散等。而暑月炎热，人多喜凉，难免太过而反伤风寒，形成暑月感寒之证。因为有寒邪所伤，所以往往表现为无汗、恶寒、头疼等，后人有称之为阴暑的，实在太过混淆概念。王孟英在《温热经纬》中力陈其害："凡寒湿为病，虽在暑月，忌用凉药，宜舍时从证也。昔贤虽知分别论治，惜不能界画清厘，而创阴暑等名，贻误后学不少。徐洄溪云，天有阴暑，人间有阴热矣。一语破的。"并自创清暑益气汤，治疗暑湿伤气之证，为后世治暑良方。

（三）因于湿

若是阳气不足，卫外无力，而为湿邪所伤，就会出现"首如裹"的症状。"首如裹"，就是头上好像被湿布包起来一样。有一次，我给一些师承学员讲"首如裹"，有位学员就问："老师，俗语说男怕穿靴，女怕戴帽，是不是就是首如裹的症状？"其实并不是。"首如裹"是整个头部都像被包起来了，甚至七窍都好像要闭起来了，是这样一种感觉。病人往往还觉得头上油比较多，头发油，脸上油。这就是湿邪伤于头面的症状。

湿邪久郁，就会化热。湿热相合为患，会出现"湿热不攘，大筋续短，小筋弛长，续短为拘，弛长为痿"的表现。攘，是驱除的意思。湿热久居不去，就会引起筋病软短、拘急。续，指软弱不用。"拘"者，拘急。"痿"者，痿弱。这里是一个互文，湿热久居不去，则大筋、小筋都会出现软短、拘急、弛废不用的病证。

为什么湿热会引起"筋"病呢？湿和热都会引起筋失所养，二者相合，更有增强致病能力的作用。这也是湿热之邪的特点，热由湿化，湿因热滞，湿热相合，不但更难祛除，也更易伤人为病。热胜耗气，气伤不养，则筋痿不用；湿阻阳气，筋失其荣，则拘挛难伸。

也有注家一定要把大筋、小筋分开解释，我觉得多少还是有点穿凿附会了。比如张志聪注曰："盖大筋连于骨节之内，故郁热而续短。小筋络于骨肉之外，故因湿而弛长。"但是，把这个注也作互文来看，就没问题了。

"续短为拘，弛长为痿"，可以用于各种痿证。事实上湿热为病就是痿证的一个重要病机。比如阳痿，现在很多男科医生就认为以湿热病机最为常见，这是有临床实践证据的。

（四）因于气

"因于气为肿"，理解这句话的关键点就在两个字上面："气"和"肿"。

对"气"的理解大抵有两种意见：阳气和风。其实这两种意见也是相通的，风就是阳气的变动。高士栻的《黄帝内经素问直解》说："气，犹风也。《阴阳应象大论》云，阳之气，以天地之疾风名之，故不言风而言气。因于气为肿者，风淫末疾，四肢肿也。"但细究起来，两说其实大有不同。作"阳气"解者，是阳气壅塞于四肢而为肿；作"风"解者，是风伤于人，肌腠之阳气因之阻滞而为肿。为什么要强调是肌腠之阳气呢？风为阳邪，易袭阳位，在表为阳，所以说是肌腠之阳气阻滞。

对"气"的理解不同，也就决定了对"肿"的理解。如果是阳气壅塞之肿，则或为气肿，或因阳气化热而为热肿；如果是因风气为肿，则为肌腠浮肿之风水。多数注家对这句话都是随文衍义，并没有进一步深究"因于气为肿"的临床表现特点。但是结合上下文来理解，前面依次是"因于寒""因于暑""因于湿"，那么这里解为"因于风"也似乎顺理成章。

后面的"四维相代，阳气乃竭"又当做何解释呢？早期的注家一般将"四维"解为"四肢"。那么顺着前文来，四肢为肿，因为气为无形，所以肿无定处，或肿于此，或肿于彼，这就是四维相代。病久不去，则阳气渐渐损伤。"竭"不可理解为"竭绝"，否则阳气竭绝了，人岂不是没有生机了吗？

《内经知要》的注解最有意思，他也认为"四维相代"的"四维"是指四肢。但是"相代"的意思格外与众不同："相代者，言足肿不能行，手代之以扶倚也。"阳气壅塞，则足肿难行，于是病人用手来帮助，称为相代。这也姑为一解吧。

《灵素节注类编》对"四维相代"提出了另一种解释，把

"四维"理解为四种气候特点，或者说是邪气。他说："况《至真要大论》岐伯曰，夫气之生，与其化，衰盛异也。寒暑温凉，盛衰之用，其在四维。盖言寒暑温凉之气流行，有盛衰而后有变化，当变化之际，在辰戌丑未之四季，而立春夏秋冬之四时。故土旺四季，而为一岁之纲维也。所以然者，春夏秋冬是木火金水四气，金木水火互相克贼，必赖四季之土于中调理维持，方成造化之功。故曰盛衰之用，其在四维。观此，其义理岂不确然可证乎！"这认为四维即上文所说的寒、暑、湿、风四气。联系上下文来看，这么解释似乎更为合理，也更符合《内经》重气化，人天相应的基本观点。四种邪气，交替伤人，则阳气损耗，终致衰竭。整段文字的理解就浑然一体了。

四、烦劳是损伤阳气的重要原因

阳气者，烦劳则张，精绝，辟积于夏，使人煎厥，目盲不可以视，耳闭不可以听，溃溃乎若坏都，汩汩乎不可止。阳气者，大怒则形气绝，而血菀于上，使人薄厥。有伤于筋，纵，其若不容。汗出偏沮，使人偏枯。汗出见湿，乃生痤疿。高梁之变，足生大丁，受如持虚。劳汗当风，寒薄为皶，郁乃痤。（《素问·生气通天论》）

这段话讲了几个非常重要的病机。首先有几个校勘。第一个，"足生大丁"应当校成"是生大丁"。因为古代用竹简书写，"是"中间那个横，磨啊磨，日子久了就看不清楚了。或者有人当初写"是"字的时候，中间就点了一个点儿，很快被磨掉了看不清楚，最后就变成"足生大丁"。这段话主要是讲阳气失调所产生的病症。当然不是所有阳气失调的病症都可以讲到，只是举一些例子而已。

第一种阳气失调所生之病是"煎厥"。"烦劳"是什么"劳"呢？我们在中医基础理论里学过劳力、劳神、房劳，是三种最常见的劳伤，可是没有学过"烦劳"。《新编黄帝内经纲目》将"烦劳"解为"繁劳"，就是过度劳累的意思。那么，我们前面说的三种劳伤都可以算是"烦劳"了。因为多数注家并没有详细辨析烦劳是什么劳，所以就给我们留下了很大的思考和理解的空间。很多人将烦劳直接理解为"既烦且劳"，这也是很有道理的。因为烦为心火，劳伤而兼心火，则伤阴尤甚，更可能灼伤阴精，而成"精绝"。

"烦劳则张"的"张"，是嚣张而不能松弛的意思。《灵素节注类编》说"若烦劳不息，则阳气嚣张，化为邪火，火炽则水耗，水者，精血所由生也，其水渐耗，而至精绝不生"，是对这句话比较清楚的解释。

劳伤也好，既烦且劳也好，总之是劳累太过，就会出现阳气张于外而不能缓，这样就内耗阴精。久而久之，阴精渐趋耗竭，就会发生疾病。阴虚则不能制阳，况且其本来的病机就是阳气嚣张于外，所以总体是一个阴虚阳亢的态势。到了夏天，再加上天地之气的炎热，阴益伤而热益盛，于是发生"煎厥"。煎，就是煎熬的意思。从病名可以看出来，这个病是以热盛为特征。尤怡在《医学读书记》中干脆就称之为"热厥"。阳性主动，所以病来得很快，病势很猛。

猛到什么程度呢？"溃溃乎若坏都，汩汩乎不可止。"都，是水利工程，在这里可以理解为堤坝。汩，大家可能会想到是屈原投水的汩罗江。是的，这两个字很像。但"汩"是三点水加个"曰"字，读"骨"音。《康熙字典》："《正韵》古忽切，音骨。"其义为"波浪声也。"那这句话就是说煎厥发生的时候，病情来得又急又快，就像堤坝溃口一样势不可挡。正如《素问经注节解》所说："溃溃乎若都邑之败坏，汩汩乎若水之流而不返也，不亦大可畏哉！"

这样一个急证，它主要的临床表现是什么呢？"目盲不可以视，耳闭不可以听"，这都是上窍的功能异常，是由于阳气鸥张于上，清气不能充养上窍引起来的。《黄帝内经素问直解》之注最是清晰明白："精气不注于目，故目盲不可以视；精气不充于耳，故耳闭不可以听。"按《黄帝内经素问直解》的这个问式，我们还可以连下去：精气不注于鼻，故鼻塞不可以嗅；精气不注于脑，故脑鸣不可以转；精气不注于头，故头重不可以倾，如此等等。总之是清气不养上窍的各种症状。为什么阳气上行，反而会导致清窍不养呢？一切精微物质或者正气，不当其位即是邪气。阳气上行太过，不当其位，则为热邪，与暑热之气相合而益甚，上阻清窍，则精气反而为其所阻，不能充养，从而出现各种在上之清窍的症状。

这样，我们就很容易理解张锡纯把"煎厥"作为内中风的一种了。他在《医学衷中参西录》里说：

内中风之证，曾见于《内经》。而《内经》初不名为内中风,亦不名为脑充血,而实名之为煎厥、大厥、薄厥。今试译《内经》之文以明之。《内经·脉解篇》曰:"肝气当治而未得,故善怒,善怒者名曰煎厥。"盖肝为将军之官,不治则易怒,因怒生热,煎耗肝血,遂致肝中所寄之相火,掀然暴发,挟气血而上冲脑部,以致昏厥。此非因肝风内动,而遂为内中风之由来乎?(《医学衷中参西录》)

张锡纯认为,煎厥实乃肝风内动,非但有目盲、耳闭之症,还可能伴有易怒等肝阳上亢的表现。这也不算是张锡纯的原创。因为《素问·脉解》说:"肝气当治而未得,故善怒,善怒者名曰煎厥。"基于肝阳上亢的病机,张锡纯创立了著名的镇肝熄风汤来治疗煎厥、薄厥等内中风之症。我们再来看看清代名医叶天士治疗煎厥的医案:

王(四一)。经云:烦劳则张,精绝,辟积于夏,令人煎厥。夫劳动阳气弛张,则阴精不司留恋其阳,虽有若无,故曰绝。积之既久,逢夏季阳正开泄,五志火动风生,若煎熬者然。斯为晕厥耳。治法以清心益肾,使肝胆相火、内风不为暴起。然必薄味静养为稳。

连翘心、元参心、竹叶心、知母、细生地、生白芍。(《临证指南医案》)

病人因长期劳累后,在夏天突发晕厥。叶天士在案里没有更多症状记载,但是开篇即引煎厥条文,并且断其"五志火动风生,若煎熬者然",推测发病与情志应当也有关系。可能是劳累之后，复因恚怒，而发晕厥。劳伤则精绝在前，恚怒则阳升在后，加以夏天阳气开泄，所以发病。叶天士上清其心包相火，用连翘心、元参心、竹叶心；下滋其肝肾之阴，用知母、生地黄、生白芍。立法清晰，药简味薄，正是案中所说"薄味静养为稳"的具体体现。

煎厥这种病，现在社会中真的太常见了。可能更多的没有那么严重，没有到晕厥的地步，但是耳不可闻，目不可视却是常有的。因为大家普遍都处于一种过度劳累的状态。所谓五劳，久坐伤肉，久卧伤气，久视伤血，久行伤筋，久立伤骨。现在的上班族，日常就占有两样：久坐伤肉，久视伤血。加上工作节奏快，生活压力大，信息大爆炸，每天都会思考和处理很多事情。好不容易停下来了，有一点自己的时间，还得看手机，刷微信，这也是一种烦劳的状态。于是就出现两眼发花，头晕昏重，时欲昏仆，还有的人表现为思绪停不下来。在忙碌的工作状态时还好，一旦没事情做了，就觉得无所适从，心慌焦虑。这些都是典型的阳气鸱张而不能松弛。怎么办呢？可以向叶天士的治疗思想学习："薄味静养。"尝试让自己的思绪慢下来，再配合清淡饮食，服用适当的滋阴养血药以制心肝之火，慢慢就会好起来。

我曾经治疗过这样一个患者。她是公司高管，精练利落，管理公司井井有条。但这是她数十年如一日的打拼才做到的。她不但长期熬夜，每天还要思考和处理很多问题。结果45岁以后就开始出现明显的不适症状，包括容易心烦、易怒、难以入睡、一过性的眩晕和健忘、突发的方向感缺失、尿频尿急，甚至尿失禁。摸她的脉，细数无力，重按尤其无力，左手关尺二部，甚至有些空的感觉。给她下填肾精，上清心火，兼用龙牡、磁石等重镇安神的药，治疗了两个月左右，这些症状才慢慢好起来。但如果公司有什么突发事件，她还是容易发病。可见长期烦劳对人的影响有多大。

第二种阳气失调所生之病是"薄厥"。薄，义同"迫"，是指上逆而逼迫于上的意思。"阳气者，大怒则形气绝，而血菀于上，使人薄厥。"怒则气上，血随气升，气血郁结于清窍，就会发生薄厥病。

这段条文比较好懂。就是说大怒之时，肝气逆于上，而在下之形独居，所以称为"形气绝"。气上而血升，郁结于胸膈、头目，而出现胸闷、眩晕，甚至昏仆不知人的薄厥。这就是张介宾说的："相迫曰薄，气逆曰厥，气血俱乱，故为薄厥。"

讲到这儿，大家可以发现，煎厥、薄厥的"厥"，我们都是作"昏仆"解的，并没有提"四肢厥逆"。这是因为，从医理上讲，这两种厥证都是阳气上逆而致，应当以昏仆而不是四肢冷为主证。有些注家以四肢冷来作解，不能说一定不对，但终究有些不合适。

遇到薄厥病该如何治疗呢？其实，这和九气之变的"怒则气上"，处理原则是一样的。我们首先肯定想的是要把上逆的气血给降下来。如何降？无非养阴以制阳，开宣以散逆气，引气以下行，重镇其浮越这四种思路。这样够不够呢？刘完素《黄帝素问宣明论方》有一张赤茯苓汤，专治薄厥病。我们来学习一下他的思路。

赤茯苓汤主之：治薄厥暴怒，怒则伤肝，气逆，胸中不和，甚则呕血衄衄也。

赤茯苓（去皮）、人参、桔梗、陈皮各一两，芍药、麦门冬（去心）、槟榔各半两。

上为末，每服三钱，水一盏，生姜五片，同煎至八分，去滓，温服，不计时候。（《黄帝素问宣明论方》）

这个方子后人引用很多。《圣济总录》《绛雪园古方选注》都有选录，尤其是《绛雪园古方选注》还给了方解。他说这个方子是"用赤茯苓、橘红、生姜利肺经血分之郁，用麦冬、桔梗清肺经气分之郁，人参固肺经之正气，使之下续真阴，白芍约肝经厥逆之气，使以槟榔，导引至高之气下行"。这个方解主要还是从解郁结的角度出发的。其实我们仔细看这个赤茯苓汤，除了"降"的思路，还兼顾了"气血菀""形气绝"这两个病机。

先来看它是怎么降的。方中用赤茯苓渗利以降气，槟榔下行以引气，麦冬养阴以制阳。除此之外，还用陈皮、桔梗开宣在上郁结之气。尤其刘完素照顾到气血逆而上行，而下焦必然不足，又用芍药养血，人参益气，以助在下之气血不足。药味不多，却十分周到。真是一个好方子，处方思路非常值得我们学习。

"大怒则形气绝"可不只是"使人薄厥"，还会引起其他疾病。一个是"有伤于筋，纵，其若不容"，一个是"汗出偏沮，使人偏枯"。我们分别来看看这两个病的病机。

"其若不容"，"容"指"用"，"不容"就是"不用"。这也算是个经典用法，比如《老子》的"兵无所容其刃"，也是一样的用法。大怒则伤肝，肝合筋，肝血不足，则筋失其养而不用，就会出现筋脉弛纵、运动不利的症状。

为什么"汗出偏沮"呢？沮，是坏了的意思；偏沮，就是一半身体"坏了"，这里是指半边身体不出汗。因为"大怒则形气绝"，气血皆郁于上，那么身体的经脉就空虚。经脉空虚了以后，就不能荣养。于是一半身体出汗，一半身体不出汗。因为这边的津血都空了，所以才会出现"偏枯"的表现。

接下来又讲了几种皮肤病，我们把"汗出见湿，乃生痤痱"和"劳汗当风，寒薄为皶，郁乃痤"连起来看，可以有个对比。这段文字很简单，就是有几个名词的意思需要再辨析一下。

第一个是"痤"，很多现在的书解释为"痤疮"，也不能算错，因为现在的字典上就是这么解释的。但我们要知道，这不是它的原意。《说文解字》说："痤，小肿也。"《素问灵枢类纂约注》注曰："痤，疖也。"所以，痤应当是指小的疖肿。

其次是"痱"。咱们还是先查字典。《康熙字典》的解释是："《玉篇》热生小疮。《集韵》热疡也。"《玉篇》和《集韵》都是《康熙字典》引用的字书。所以"痱"的原意是因为热而生的小疮。那么有些注家解释成"瘾疹"(《素问灵枢类纂约注》)，"瘾粟"(《素问吴注》)都是不准确的。《类经》释其为"暑疹"，《黄帝内经素问直解》说"生疹如痱"，意思都差不多，相当于现在说的痱子。这个解释最接近原意。

"皶"，《内经知要》等将其释为"粉刺"，算是比较公认的意见。

这样，文义就比较清楚了。汗出之时，腠理大开，感受湿邪，郁于肌表，轻则长痱子，重则生疖子。而劳汗之后，复感风寒，就会生粉刺或疖肿。这几种皮肤病有个共同点，就是腠理开泄之后，感受风、寒、湿等邪气，郁于肌表不去而发病。可见，发病关键主要是三点：腠理开泄，寒湿入侵，郁而不去。这其中，寒邪又是使邪气郁结肌表的重要原因。在治疗上，就务必以开腠理、散邪气为第一要务。很多老中医在治疗痤疮的时候，强调用汗法，就是这个道理。

有一年，我下基层到一家社区卫生院坐诊。有一天，来了一个二十来岁的小姑娘看"急性荨麻疹"，说是突然发作的全身皮疹，瘙痒，以面部和背部为主。检查了一下，发现皮疹密布，疹色鲜红，突出皮肤。在西医院诊断为"急性荨麻疹"，用了两天的抗过敏药，没有一点效果。听说现在卫生院有中医坐诊，就想着来看看中医有没有办法。我不是皮肤科医生，也不敢确定是不是荨麻疹。但总要辨证论治，审证求因嘛。就问她当时发病的时候，有没有什么特殊的情况。这一点姑娘倒是没有任何犹豫就说出来了——因为病因实在太明确了。

当时正是盛夏，她出去办事，累了一身汗。回家以后就赶紧洗了个热水澡。然后对着空调吹了一会儿，感觉凉下来了，就美美地睡了一大觉。结果下午起来，就发现浑身上下都起了红疹。这就是典型的"劳汗当风，寒薄为皶，郁乃痤"。于是给她开了一些发汗除湿的药，加上一点养血之品，以充络祛邪。药只开了三天，让她服完药以后再来看。

因为是下基层，所以我一周才去一次。下次去的时候，我就专门问跟诊医生,那个小姑娘后来有没有再来。跟诊医生很开心,告诉我说她第二天就来了,还带了一个同事来看粉刺。她说药一吃下去,第二天疹子就消了一大半。这个就是对经文最直接的应用,用好了,效果也是非常棒。哪里需要《内经》一定给我们出具体方子呢?

最后,我们讲一下"高粱之变,是生大丁,受如持虚"。是,是"乃"的意思。这句话就是"高粱之变,乃生大丁"。

这个得好好讲一讲,所以放在最后。"高粱之变"就是指过食肥甘厚味而产生的一种疾病。过食肥甘厚味,最容易生湿热。痈肿疔疮产生的根本病机是营血壅塞不通。在这段条文后面,就是"荣气不从,逆于肉理,乃生痈脓"。如果是湿热内蕴,自然就特别容易长疔疮,所以说"乃生大丁"。容易到什么程度呢?"受如持虚",就好像我们拿一个空碗去接水一样容易。

这句话为什么要重点讲呢?因为经常被一些人拿来引用,说"高粱之变,足生大丁",这就是关于糖尿病足的最早记载。这个就未免有点以讹传讹了。按照中医学理论,膏粱之变,乃生大丁。这个大丁难道只长在脚上吗,能不能长到背上?当然能长到背上,而且最危险的是长在项、背部。尤其脑后,那是最危险的,是会威胁生命的。长到脚上,最多是脚没有了,但是不会威胁生命。这个危险系数可完全是两样的。他们说吃了好东西,就会得糖尿病,就会得糖尿病足,这个真是望文生义的结果。我们学过了,就不能再犯这样的错误。

但是,我们也不能说糖尿病足跟这句条文一点关系没有。我们要理解,一来糖尿病足只是众多大丁中的一种;二来,膏梁之变只是糖尿病众多病因之中的一因。这样就可以理解"高粱之变，乃生大丁"和糖尿病足的关系了。

举个简单的例子：很多大鱼大肉吃出来的胖人，他们背上就容易生很多痤疮。这个就是湿热久蕴，血气不通，变生风证。这种情况应该清热利湿。除了清热利湿，还应该养血通络祛风。

五、清静是保存阳气的最佳方法

故风者，百病之始也，清静则肉腠闭拒，虽有大风苛毒，弗之能害，此因时之序也。故病久则传化，上下不并，良医弗为。故阳蓄积病死，而阳气当隔，隔者当泻，不亟正治，粗乃败之。(《素问·生气通天论》)

这一段是借风气的传变为例，说明清静是保存阳气的最佳方法。

"故风者，百病之始也"和"风为百病之长"基本上是一个意思。那是不是有风就一定发病呢？不是的。只要正气强盛，则"虽有大风苛毒"也不会发病。什么情况下才能达到这种正气强盛的状态呢？两个关键点：第一条，"清静则肉腠闭拒"。阳气想要发挥最大的功效，最关键的是"清静"这两字。阳气的特点就是要清静。阳气在清静的时候就能够"肉腠闭拒"，能正常地防御于外，卫外的能力就强。第二条，"因时之序"。因，就是顺从，就是顺应四时交替的规律。清静自然，顺应四时之变，就可以达到"肉腠闭拒"的境界，有最强的抵抗力。在这种情况下，"虽有大风苛毒"，即使有很强的邪气，也能够抵御它而不容易发病。

"病久则传化",是说病邪总是要经历一个由浅入深的过程。但是在这个过程中,到了"上下不并"的时候,就很难治了。"并"指的是气机交通。就是说疾病传化,一旦发展到气机完全不能交通了,那就是阴阳离决了。这个时候,就算有再好的治疗方法,再高明的医术,也没有办法。这就是所谓的"良医弗为"的意思。这段话,是再一次强调了气机流行,阴阳交感的重要性。

接下来又举了一个具体的例子来做进一步说明。"故阳蓄积病死",阳气蓄积,则气机不能交通,就会变成危证。"阳气当隔",是说阳气之所以不能交通,是因为被挡住,隔住了。"当隔"的"当"字,指的是挡的意思,就是阻挡、隔拒。这个时候怎么办呢?"隔者当泻",要把阻隔它的东西给泻掉,这里的"当"是应当的意思。水平比较差的医生,也就是所谓的"粗工",不懂得这个道理,不能赶紧按正确的方法治疗,那就会使疾病更进一步加重。

把《素问·生气通天论》的这几段文字串起来再看一下,就会发现,《内经》是在反复强调阳气的重要性,而要阳气维持正常的生理功能,就必须以"清静"为务。"苍天之气,清净则志意治,顺之则阳气固"是这个意思;"清静则肉腠闭拒,虽有大风苛毒,弗之能害"也是这个意思;"阴阳之要,阳密乃固"还是这个意思。这几句条文都是《素问·生气通天论》里的,可见"清静"有多重要。相应地,我们就能明白"烦劳"又是多么伤人阳气!这一点怎么强调都不过分。

第十二讲　病机十九条

帝曰：善。夫百病之生也，皆生于风寒暑湿燥火，以之化之变也。经言盛者泻之，虚者补之。余锡以方士，而方士用之尚未能十全，余欲令要道必行，桴鼓相应，犹拔刺雪污，工巧神圣，可得闻乎？岐伯曰：审察病机，无失气宜，此之谓也。

帝曰：愿闻病机何如？岐伯曰：诸风掉眩，皆属于肝；诸寒收引，皆属于肾；诸气膹郁，皆属于肺；诸湿肿满，皆属于脾；诸热瞀瘛，皆属于火；诸痛痒疮，皆属于心；诸厥固泄，皆属于下；诸痿喘呕，皆属于上；诸禁鼓栗，如丧神守，皆属于火；诸痉项强，皆属于湿；诸逆冲上，皆属于火；诸胀腹大，皆属于热；诸躁狂越，皆属于火；诸暴强直，皆属于风；诸病有声，鼓之如鼓，皆属于热；诸病胕肿，疼酸惊骇，皆属于火；诸转反戾，水液浑浊，皆属于热；诸病水液，澄澈清冷，皆属于寒；诸呕吐酸，暴注下迫，皆属于热。（《素问·至真要大论》）

这段条文非常重要，也非常有名。它既是中医学首次提出"病机"的文献，也是著名的病机十九条之出处。因为病机十九条是如此声名赫赫，以至于后人只要看到这段条文，注意力就跑到后面的"诸风掉眩，皆属于肝……"上去了。其实，前面这一段文字也有非常重要的意义。

开篇是黄帝向岐伯提问。黄帝的提问非常有水平，他说"夫百病之生也，皆生于风寒暑湿燥火，以之化之变也"。"百病之生"在《内经》中反复出现了好多次。有一次听到几个学生凑在一起讨论背《内经》有多难，其中一位就说"相似的条文最难背，百病之始生，百病之生，生百病也，太多啦，老是搞混"。确实是这样。而且我们仔细比较一下就会发现，"百病之始生"这一类的条文基本就是三大类。一类是"生于风"，比如《素问·生气通天论》的"故风者，百病之始也"，《灵枢·骨空论》的"风者，百病之始也"。第二类是生于六气，比如这条的"生于风寒暑湿燥火，以之化之变也"。再有就是生于各种病因，比如"夫百病之始生也，皆生于风雨寒暑，清湿喜怒"。这是生于六气和情志。或者《灵枢·顺气一日分为四时》曰："夫百病之始生者，必起于燥湿寒暑风雨，阴阳喜怒，饮食居处，大惊卒恐。"这是六气、房室、情志、饮食、起居的病因分类。这些条文所反映的是《内经》对病因的认识。总的来说，有三分、四分、五分法的不同，而其中六气伤人之外因，又尤为所重。所以有"避虚邪贼风，如避矢石然"的说法。六气之中，以风为长，是这样一种层层递进的关系。

后面的这句"以之化之变也"是什么意思呢？简单地说，

就是变化。这是说百病皆生于六气的变化。但细究起来，也还有一些区别。比如《类经》注曰："气之正者为化，气之邪者为变，故曰之化之变也。"那就是六气的正常和异常都可能是致病因素。这是符合经旨的，正常的六气也可以伤人为病，称为"正风"，只是致病力比较弱一些而已。

"盛者泻之，虚者补之"，这是临床常用的治则，没什么好怀疑的。可是黄帝却说，当时的医生们得其传授，用这种治则来治疗疾病时，往往疗效不佳，"尚未能十全"。黄帝的要求比较高，想要让医生的疗效达到"桴鼓相应""拔刺雪污，工巧神圣"的程度，所以请教岐伯。

这一点，我们读着也有疑惑。"盛者泻之，虚者补之"，这没错呀，为什么不能获十全之效呢？莫非是当时的医生辨证不准，犯了"虚虚实实"的错误？且看岐伯怎么说："审察病机，无失气宜，此之谓也。"从字面意思上看，岐伯的意思是要仔细审察病机，把失调的气调回去，这样就可以了。可能很多人在最初读到这一条的时候，都是这么理解的。

这个理解是不合适的。如果只是审察病机就可以了，那么难道病机为实的时候，不应该"盛者泻之"吗？这还是没有解决黄帝的问题啊。想要了解这十二字的含义，得从《内经》原意出发，看看"病机""气宜"到底是什么意思。

先来看"病机"。因为病机是现代中医学理论中常用而重要的术语，所以大家都很熟悉，一看到病机就想到是指"疾病发生、发展和变化的机理"，这是教科书上的解释。但是《内经》的原意却并非如此。

所谓"机",《说文解字》的注释是:"主发谓之机。"什么是"发"呢?《说文解字》说"射发也",是射箭的意思。"机"的本义就是主管把箭射出去的东西。如果是普通的弓,好像也没有专门管箭的部件。可见,"机"的本义应该是指弩机上主管发射箭矢的部件,俗称扳机。《康熙字典》说"发动所由",这个"扳机"意思应该是很明显了。后来由"扳机"引申为"变化的关键",再引申为"气运的变化"。还是在《康熙字典》里,"机"的诸多含义之一是:"又气运之变化曰机。《庄子·天运》意者有机,缄而不得已耶。"

由此,我们可以推知"审察病机"的"机",应当做"发动所由"的"扳机"来解释。《素问·至真要大论》全篇都在论述五运六气,所以理解成"气运之变化"也是可以的。这两种说法并不矛盾,因为对于人的疾病来说,其"发动所由"正是"气运之变化"。

在《灵枢·顺气一日分为四时》中,也有一个百病之所生:"夫百病之所始生者,必起于燥湿、寒暑、风雨,阴阳喜怒,饮食居处,气合而有形,得脏而有名。"这里的"气合而有形,得脏而有名"已经把病机是"气运之变化",发动之所由的道理说得很清楚了。

明白了什么是"病机",再来看看"气宜"。对"气宜"的理解,有两种看法。一种是六气之宜,就是六气最合适,最正常的状态。那么"无失气宜",是说让病人的气机恢复与六气相协调的状态。从《素问·至真要大论》的行文看,是以论述六气为主的。一开篇就说"五气交合,盈虚更作,余知之矣。六气分治，司天地者，其至何如？"这提示全篇以"六气分治"为论述重点。前半段论六气之司天、在泉、司气、间气，并且明确提出了"六气分治"对治疗疾病的重要性。"故治病者，必明六化分治，五味五色所生，五脏所宜，乃可以言盈虚病生之绪也。"后半段则重点讲六气胜复的规律及发病特点、治疗方法。所以这里的"气宜"作"六气之宜"比较符合上下文的文义。

但不看全篇，只看病机十九条，则除了六气之变以外，还有五脏病机、气机升降的病机（上下）。《黄帝内经素问集注》将其释为"五脏五行之气，各有所宜也"，似乎也不为过。总之，"气宜"是指五行六气的正常状态。如何让病人达到这种正常状态，就是治疗成功的关键。而审察病机，找到"气运之变化"的关键所在，则是达成这一目标的前提。这就是"审察病机，无失气宜"的意义。那么，这个和"盛者泻之，虚者补之"有什么不同呢？盛、虚都只是病机变化的后果，如果只针对已经形成的后果来治疗，而不求其根本，当然有可能疗效不好了。

举个例子，这个病案是我们医院张卫星主任拿来分享的。

患者是一名 65 岁的女性，因为晨起喷嚏、鼻流清涕近 20 年而来就诊。20 多年前曾患"甲状腺机能亢进"病史，后行手术治疗，术后服用优甲乐。一度因便秘而从报纸上看到晨起饮冷水可缓解便秘，试之果然，便秘缓解。又听闻每天晨起要多喝水有益健康的报道，而养成每天晨起必饮 1500mL 水的习惯，有时为温开水，有时为冷开水。近 20 年来每晨起喷嚏连连，流大量清水鼻涕，湿透整条毛巾，早上饮水后清水鼻涕有加重，但早饭后则缓解，白天基本如常。西医诊为"变应性鼻炎"，中医诊为"鼻鼽"，服西药抗过敏药无效，亦曾服中药治疗，无效。

又患者有近20年的腹泻病史，日解大便4～5次，质稀，前进以中药温补脾肾之剂，用香砂六君子汤合四神丸出入作汤剂治疗，药后大便日解一次，大便之形状患者形容为"蛇一样"，解得非常舒服。后患者回故里坚持服该方3个多月，大便无变硬。鉴于中药治腹泻有效，要求再服中药治疗此"鼻鼽"。由于患者缺乏中医学的整体观思维，在诊治腹泻的过程中，始终未向医者提及有晨起鼻流清涕的异常现象。又患者20余年前之"甲亢"曾并发甲亢恶性心脏病，有过心衰的表现。

查舌淡红而润，边有齿痕，苔薄白腻，脉细弦小数。

病因当与晨起饮水过多有关，辨证属寒饮内停，治当温阳化饮，方选小青龙汤去麻黄加附子。

一个星期以后复诊。患者说7天前配药以后，当天中午饭后半小时服下头煎，服药后感胸脘部不适，恶心欲吐，约持续2小时后开始呕吐，先吐出胃内容物（中饭），继之吐出清水样物，并诉所吐清水味甜，无酸味，亦无胆汁吐出，量多，患者描述"起码有半脸盆"，嗣后不敢再服前方。

但一吐之后，第二天已无喷嚏，亦不再流清水鼻涕，晨起亦不再饮水，如是六天，也未再服其他中药，患者喷嚏、流涕未再作，大便反偏干，但能自解，日行一次。今再诊问是否还需服中药。《素问·调经论》谓："因寒饮食，寒气熏满，则血泣气去，故曰虚矣。"寒饮入胃，久之脾胃阳气被伤，又恐呕吐太过伤其阴血，故予归芍六君加干姜以善后。后其朋友来诊，问及情况，诉患者近4个月未再服中药，嚏、涕及腹泻情况均无发作。

对于这个病人，如果只看到便秘而用下法，或者鼻衄而用通窍法，就属于黄帝所说的"盛者泻之，虚者补之"的层次，疗效可能不好。但综合分析其病因为饮邪所伤，病机是寒饮停肺，选用小青龙汤温化寒饮，就能一发中的，半剂而愈，真的称得上是"效如桴鼓"了。

讲到这儿，我们再思考一个问题："病机"和"气宜"是什么关系呢？从文法上看，二者是并列的关系。但是，从因果上看，"病机"是从属于"气宜"的。气失所宜则病，治疗的目的是使病人"无失气宜"。所以，明辨病机只是第一步，更重要的是知气所宜，这也就正是《素问·至真要大论》通篇重点论述的内容。无怪乎张介宾在《类经》中说"病机为入道之门，为跬步之法，法有未善，而局人心目，初学得之，多致终身不能超脱"。跨越病机，达到"无失气宜"的境界，才可能达到"十全"的疗效。

不过，对大多数人来说，可能还是要先从病机入手。岐伯接下来就举了十九个病机的例子，世称"病机十九条"。我们切不可因为前面讲到明辨病机还不是最高境界就小看这个"病机十九条"。他们不但是病机之祖，而且直到现在仍然具有非常重要的应用价值。刘完素有本书叫《素问玄机原病式》。这个本书里面没有别的东西，就是在讨论病机十九条的阐发以及它的临床应用。应该说《素问玄机原病式》奠定了刘完素"火热论"的基础。为什么刘完素做"火热论"会结合病机十九条，而且病机十九条的阐发会成为他的一个重要的理论基础呢？我们看一下病机十九条里面包括哪些内容。这里面包括五脏病机五条，每脏各一条，上下病机各一条，风、寒、湿各一条，共三条。除此之外全部都是火热的病机：火的病机有五条，热的病机有四条，一共九条。也就是说，在病机十九条里面有九条都是讲火热的。刘完素在《素问玄机原病式》里面就对火热的病机做了比较多的阐述。但这本书是比较难懂的，大家如果有兴趣可以去看一下，看完以后你们的感觉就是天下病机不过火热而已。这个问题展开说的话，也是我们读古书经常会遇到的一个问题。我们读好多古人的书都会感觉他们的观点都是非常正确的，所有的病都按照他这个说法去治就可以了。再换一个作者，就再被颠覆一次。之所以会出现这样的情况，还是因为缺乏一个整体把握各家学术思想的能力和态度。当然也不只是能力问题，还有一个原因也很重要。古人在写书的时候，只写他们自己认为有心得和有价值的那一部分，而不是把他们认为正确的都写出来。很多他们认为正确的东西，但是因为当时大家都在用，没有新意，所以就不写了，这样可以节约篇幅。所以《素问玄机原病式》是很薄很薄的一本小册子。在这个册子里不可能把刘完素所有的思想都写进去，他只写他认为最重要的内容。或者说，他只写他认为别人阐述得还不够的东西，这就容易给我们造成只讲火热的感觉。这是题外话。

　　病机十九条通常是要求要背下来的。这个有诀窍：首先就是要记住它的组成规律，分为"五脏""上下""风寒湿"这些火热以外的十条病机，然后就是火热的九条病机，简称"火五热四"。五脏的五条病机："诸风掉眩，皆属于肝"，"诸寒收引，皆属于肾"，"诸气膹郁，皆属于肺"，"诸湿肿满，皆属于脾"，"诸热瞀瘛，皆属于心"。其中，"诸热瞀瘛，皆属于心"是校勘过的，原文是"诸热瞀瘛，皆属于火"，但是后世一般公认的是将它校勘成"诸热瞀瘛，皆属于心"。那相对应的"诸痛痒疮，皆属于心"就要把它改成"诸痛痒疮，皆属于火"。我们为什么说是"一般公认"呢？因为有很多注家就按照"诸热瞀瘛，皆属于火""诸痛痒疮，皆属于心"去理解，也解得通。为什么会出现这样的情况呢？因为心本身就属火，如果要硬解，那也是解得通的。

一、五脏病机

（一）诸风掉眩，皆属于肝

　　所谓"风"，就是所有的风证。风证的特点是"风胜则动"，一切动的病，就是"风"。"掉"和"眩"，也是动的症状。所谓"掉"，就是摆动的意思。在这里的"掉"是指肢体动摇。《说文解字》说："掉，摇也。掉者，摇之过也。"不但是摇的意思，而且摇得还比较厉害，这就是"掉"。有个成语叫作"尾大不掉"，就是说尾巴太大了，都不能摇动了。"眩"就是视物昏眩，看东西都在晃的意思。《康熙字典》说："悬也。目视动乱，如悬物遥遥然不定也。"诸风掉眩"实际上讲的都是动象。《素问吴注》说:"掉,摇也。眩,昏乱眩运而目前眩也,乃风木动摇蔽翳之效。"所以,"诸风掉眩,皆属于肝"讲的就是一句话——动皆属肝。

这条是病机十九条的第一条,我们来看这个病机的意义。"诸风掉眩",掉、眩都是风证。它其实就强调了一点——风证皆属于肝。这个当然没有问题,肝和风都属于木行,同气相求嘛。风证的具体表现是"风胜则动",所以原文举了两个动的例子。一个是明显的肢体动摇,"掉";一个是只有病人自己可以感受到的动摇,"眩"。这里说的病机,实际上是举例子告诉我们如何由症状判断"气宜"之变。比如这一条,就是在告诉我们风气之变的表现是什么,落实在哪一脏上。病机十九条都是这个套路。

从《内经》的原意来说,"风掉眩"都由六气所生,是外邪伤人之实证。但是从气化的角度看,无论内外虚实,只要是具有"风"的特点,"动"的特点,就可能为肝所主。张介宾在《类经》中反复强调说:"风主动摇,木之化也,故属于肝。其虚其实,皆能致此。"原文只是给个思路,具体的应用,我们还是要思路开阔。

最后强调一点,病机十九条的"诸……皆属于……",切切不可以理解为"凡是……都属于……",而是"诸如……要考虑……"。因为常常有人问这个问题,甚至还有专门发文章探讨的,专门举一些反例来说有掉眩之证不属于肝的,所以特别说明一下。

（二）诸寒收引，皆属于肾

收引，就是身体蜷缩，筋脉拘急之类的病证。王冰注曰："收，谓敛也。引，谓急也。寒物收缩，水气同也。"如同"掉眩"是风的特性，"收引"就是寒的特性。这条的意思是说寒邪伤人，则有收引之寒象。寒归于肾，所以说"诸寒收引，皆属于肾"。

那么问题来了，为什么寒性收引呢？因为寒在五行属水。水的气化特点是沉降收藏，以升降出入言，是降之极、入之极。这样气化特点，当然会表现为收引了。《素问·举痛论》说"寒气入经而稽迟"，这是气血的收引；还有"寒气客于脉外，则脉寒，脉寒则缩蜷"，这是经脉的收引。如果客于筋脉，"阳气者，精则养神，柔则养筋"，筋脉阳气收引，则筋失其养，就表现为筋脉拘急了。这样就可以解释有些同学的疑问：拘急不是风证吗？怎么又属寒了？就是这个道理。这个疑问不只我们有，古人也有。李中梓的《内经知要》也专门讨论了这个问题："筋脉挛急，本是肝症，而属于肾者，一则以肾肝之症同一治，一则肾主寒水之化，肾虚则阳气不充，营卫凝泣，肢体挛蜷，所谓寒则筋急也。"有种英雄所见略同的感觉，这就是读书的魅力。

（三）诸气膹郁，皆属于肺

膹，通"愤"。《说文解字》解"愤，懑也"，就是满的意思。"诸气膹郁"就是所有气相关的病——满、闷、郁、结等，这些都属于肺。

"䐜郁"是胀满的意思。冲气不降则生䐜郁。为什么冲气不降则生䐜郁呢？因为肺主气，肺主肃降。所以只要看到气病，就要想到肺的可能性。这在临床上是有点儿被我们忽视掉的。现在讲到肺的话，可能想到更多的是呼吸系统的疾病。如果没有咳、喘，就感觉肺跟这个病没有关系。但其实不是的，"肺主气"这个功能是非常重要的。比如气机不利，我们现在当然会想到有肝气不利，但除了"肝升"有问题，是不是也可能是"肺降"有问题呢？肺气不降，气机壅塞于胸膈之间，就会出现䐜郁的症状了。所以有时候要用降肺气的方法来理气。比方说紫苏子、杏仁，都是降肺气的。临床上治疗排尿障碍，有时会用杏仁，就是取其降气的功效。还有很多人治便秘喜欢用杏仁，也是因为它降气。可见，"诸气䐜郁，皆属于肺"的含义是很广的，只是一个"气"字的拓展就不得了。

这是从病机的角度进行解读。但是病机十九条的本质是论"气宜"，这一条从六气的角度如何理解呢？我们来看看张介宾在《类经》中的解释："肺属金，其化燥，燥金盛则清，邪在肺而肺病有余，如岁金太过，甚则喘咳逆气之类是也。金气衰则火邪胜之而肺病不足，如从革之纪发喘咳之类是也。肺主气，故诸气䐜郁者，其虚其实，皆属于肺。"肺属金，六气应燥，若燥金之气太胜，则肺气有余而发为喘咳逆气之类的䐜郁之证；若燥金之不足，则火邪克之，肺热而病喘。喻嘉言认为，䐜郁咳喘，就是燥气为病的特征。他在《燥气论》开篇就说"诸气䐜郁，皆属于肺；诸痿喘呕，皆属于上，二条明指燥病言矣。"并且引用《素问·生气通天论》的原文"秋伤于燥，上逆而咳，发为痿厥"，确实非常有说服力。

（四）诸湿肿满，皆属于脾

湿、肿、满，都是湿邪阻滞之证。脾为湿土之脏，所以湿属于脾，肿、满都是湿病的举例。那么，湿病为什么可以引起肿满的症状呢？还是从六气致病的特点来看，张介宾的解释比较清楚："脾属土，其化湿，土气实则湿邪盛行，如岁土太过，则饮发中满食减，四肢不举之类是也。土气虚则风木乘之，寒水侮之，如岁木太过，脾土受邪，民病肠鸣腹支满；卑监之纪，其病留满痞塞；岁水太过，甚则腹大胫肿之类是也。脾主肌肉，故诸湿肿满等证，虚实皆属于脾。"这里讲的岁土太过，或卑监之纪，都是《素问·五常政大论》里的内容。经过张介宾的整理以后罗列出来，可以让我们更清楚地看到湿土之气太过不及引起肿满之病的情况。而由其所述，我们也不难看出，这里的"肿"包括水肿、四肢肿胀等症状，而"满"则主要是指"留满痞塞""肠鸣腹支满"之类的症状。

当然，不从六气之变的角度解释也没问题——毕竟五运六气实在有些难懂。湿邪的最主要致病特点是阻滞阳气，而阳气则是运化水液的基本动力。湿邪阻滞阳气，阳气失于运化，水液停潴，则发为水肿之疾。《素问·汤液醪醴论》说内伤水肿是由于"五脏阳以竭也"，也是说阳气阻滞则水肿的意思。当然，如果湿邪同气相求，留于中焦，阻滞中焦阳气，则人体气机升降不能，上下不能交通，就出现痞塞胀满的症状。痞，通"否"，本意是不相交通而闭塞的意思。

（五）诸热瞀瘛，皆属于心

这条难理解就难在"瞀"和"瘛"的意思。我们把它们解释一下。"瞀"就是神志昏迷的意思。"瘛"是肢体的抽搐、抽掣。热气通于心，所以诸热皆属于心，瞀瘛都是热证的具体表现。心主神明，热邪或扰动，或蒙蔽心神，则见神昏之"瞀"；热伤筋脉，筋脉失养，故见抽搐、抽掣之症。心病而为瘛，《内经》中不只一处有类似的条文，比如《素问·玉机真脏论》中"肾传之心，病筋脉相引而急，病名曰瘛"。其实道理都是一样的，热归于心，灼伤阴精，筋失其养，发为筋急之瘛证。实际上，在更多的时候，筋急被看作风证而归于肝。同一个症状，是可能有很多病机，这也反证了病机十九条的"诸……皆……"不能理解死了。

这句"诸热瞀瘛，皆属于心"是有校勘的，其原文本来是"诸热瞀瘛，皆属于火"。这个校勘的依据是什么呢？并没有版本学的依据，是高士栻在《黄帝内经素问直解》中说"心，旧本讹火，今改"。并注曰"诸热而目瞀经瘛，病皆属于心，热气通于心也"。高士栻的解释看上去很直白易懂，直接就说"旧本讹火"，也不说是什么理由。其实，理由已经在注解里说了，那就是"热气通于心也"。

本条是五脏病机的最后一条，我们可以对五脏病机做一个总结。首先，其句式是统一的，与病机十九条的其他内容都不一样，这个句式就是"某气之病，皆属某脏"。气为六气，脏为五脏，而气与脏的对应则遵循同气相求的原则。比如肝、风同属于木，所以风气通于肝；风胜则动，掉眩是风证的举例，所以说"诸风掉眩，皆属于肝"。"诸寒收引，皆属于肾"，寒气通于肾，寒性收引，故如是。"诸气膹郁，皆属于肺"，肺主气，膹郁皆燥气为病，故如是。"诸湿肿满，皆属于脾"，湿气通于脾，湿病则肿满，故如是。唯独到了心，句式不一样，是"诸痛痒疮，皆属于心"。首先这就让我们产生疑问。其次，四脏病机之后，本来应当是心之病机的地方，原文却是"诸热瞀瘛，皆属于火"。"诸热瞀瘛"倒是和五脏病机的行文完全一致，热气通于心，热病则为瞀瘛，所以将其归于五脏病机，改成"诸热瞀瘛，皆属于心"是非常有道理的。这也正是高士栻提出"旧本讹火"的原因。他在后面又补充说："此病无形之六气，而内属于有形之形脏也。"这个意思真是再明白不过了。

二、上下病机

（一）诸厥固泄，皆属于下

厥，《中西汇通医经精义》解释为"四肢逆冷"，其实并不确切。《类经》说："厥，逆也。厥有阴阳二证，阳衰于下则为寒厥，阴衰于下则为热厥。"这里的"厥"是指《内经》的"寒厥"和"热厥"。"寒厥"以四肢冷为特征，"热厥"以手心热为特征。

固，就是大小便不通的症状。《内经知要》注："固者，二便不通也。"泄，则与固相反，是二便不固的症状。《类经》谓："泄，二阴不固也。"

《素问·厥论》说："阳气衰于下，则为寒厥，阴气衰于下，则为热厥。"可见，无论是寒厥，还是热厥，都是病起于下。至于二便不通，或是不固，当然就更是下焦的症状了。历代医家解释这句条文，都认为是厥、固、泄这三个症状是在下部的病所引起来的。区别点无非是对"下"的具体定位不同。有的认为是下焦，如《黄帝内经素问直解》说"下，下焦也"。有的认为是肝肾，如《张氏医通》认为"下，谓下焦，肝肾气也"。有的认为就是专指肾，如《类经》："下言肾气，盖肾居五脏之下，为水火阴阳之宅，开窍于二阴，故诸厥固泄，皆属于下。"我觉得这种区别，对于理解条文并没有太大影响。

问题在于，我们已经知道病机十九条是对六气之变的举例。前面的五脏病机已经逐条分析，都是如此，后面的六气病机，本身就是讲六气之变的。唯独这两条上下病机，单从病机解释，非常完美。历代注家也是这么解的。这条两条病机真的这么与众不同吗？

其实仔细想想，也未必如此。因为六气伤人，是有上下不同的趋向性的。《灵枢·百病始生》曰："风雨则伤上，清湿则伤下。"风雨为阳，故伤上；清湿为阴，故伤下。《素问·六元正纪大论》有"热病生于上，清病生于下"的条文。类似的条文还有很多，如《素问·太阴阳明论》曰："故阳受风气，阴受湿气。伤于风者，上先受之；伤于湿者，下先受之。"《灵枢·邪气脏腑病形》曰："身半以上者，邪中之也；身半以下者，湿中之也。"说明六气伤人，阳邪伤于上，阴邪伤于下，是《内经》非常重要的观点。而就在《素问·至真要大论》中，还特别讨论了"气之上下"的问题："身半以上其气三矣，天之分也，天气主之；身半以下，其气三矣，地之分也，地气主之。以名命气，以气命处，而言其病半，所谓天枢也。"因此，我们有理由相信，病机十九条的上下病机，分别是指能伤人身上下之邪气的致病特点。由此推之，则寒湿之邪易伤下，"诸厥固泄"是寒湿之气致病的特点。

厥由寒生，这个好理解。固、泄可以由寒湿之邪引起，也很常见。泄就不要说了，因寒邪结滞而引起的寒积证亦时有见之。所以这么来理解"诸厥固泄"似乎也不错。但是，历代医家没有持此论者。因此，我们还需要进一步的论证才可以采信这个观点。

（二）诸痿喘呕，皆属于上

痿，是痿证。喘，是喘息之证。喘生于肺，呕生于胃，二者皆为上逆之证，所以说"属于上"是很容易理解的。唯独"痿"证，是指四肢痿废不用而言，为什么也归于上的病机呢？《类经》引《素问·痿论》的条文加以解释："五脏使人痿者，因肺热叶焦，发为痿躄也。肺居上焦，故属于上。"这是后人较为公认的解释。

不过，如果从六气的角度来理解，就更通顺了。我们看看《素问·痿论》中对"痿"的论述，重点并不是"肺"，而是"热"。

肺热叶焦，则皮毛虚弱急薄，着则生痿躄也。

心气热，则下脉厥而上，上则下脉虚，虚则生脉痿，枢析挈，胫纵而不任地也。

肝气热，则胆泄口苦，筋膜干，筋膜干则筋急而挛，发为筋痿。

脾气热，则胃干而渴，肌肉不仁，发为肉痿。

肾气热，则腰脊不举，骨枯而髓减，发为骨痿。

而伤于上的，正是风热等阳邪。喘、呕皆是上逆之证，"诸逆冲上，皆属于火"，也是阳邪的常见表现。

三、六气病机

接下来看看六气的病机。因为病机十九条重点是在讲六气之变的病机示例，所以六气病机反而更加直接、易懂，没有那么拐弯的地方。唯一比较难的，可能就是火、热病机比较多，症状又类似，背诵起来比较难，火热之间经常容易搞混。

（一）风、寒、湿病机

1. 诸痉项强，皆属于湿

这一条可能是病机十九条里争议最多的。字面意思似乎很简单。"痉"，就是强直的意思。"项强"是项背的强直。合在一起，就是说各种强直，包括项背的强直多半是湿邪为病。争议在哪里呢？强直，就是拘急不利，这不是风证吗？怎么又成湿证了呢？而且还是"诸痉"，就是说不仅湿邪伤人，可以引起痉，而且这种情况还比较多。于是，有些医家就说，这个条文错了，"湿"应该是"风"，这句应为"诸痉项强，皆属于风"。比如吴鞠通就持这个观点，他在《温病条辨》中讲："此湿字，大有可疑，盖风字误传为湿字也。"

还有一些医家受仲景《金匮要略》的影响，认为痉证是太阳经病，是寒伤太阳，太阳经气不利引起的。所以就想办法把"湿"和太阳经联系在一起。比如《内经知要》："痉者，风湿而屈伸不利也。项属足太阳寒水，水即湿也，故皆属于湿。"水就是湿，足太阳经是寒水之经，所以湿病就是水病，就会引起足太阳经病，于是项强。这个解释看上去不错，但未免有混淆寒、湿二气的嫌疑。

最"骑墙"的是张介宾，他的注是："痉，风强病也。项为足之太阳，湿兼风化而侵寒水之经，湿之极也。"一则湿极则兼胜己之化，而见风象，所以说"湿兼风化"，一则湿邪入侵寒水之经，经气不利，故为项强。上面的两种观点他全沾边，却又完美解释了条文。这个看上去有些"骑墙"的解释，恰好是最合《内经》原意的。

从医理上讲，湿邪易阻阳气，阳气不畅则筋肉失养，发为痉证。《伤寒论》治"项背强几几"的葛根汤和桂枝加葛根汤，其关键药物就是葛根。为什么用葛根？正是因为葛根有"解肌"的作用。这也反过来说明"痉证"病在肌肉。

再看六气为病，《素问·至真要大论》讲："岁太阴在泉……少腹痛肿，不得小便，病冲头痛，目似脱，项似拔，腰似折，髀不可以回，腘如结，腨如别。"从"少腹痛肿"到"腨如别"都是湿中足太阳膀胱经的表现，颇有似于"痉项强"。可见，条文没有错，就是"诸痉项强，皆属于湿"。而湿为阴邪，最易阻滞阳气；太阳主一身之表，湿邪伤人，易中太阳，阻滞太阳经气，所以表现为项强。既然是这样，"痉"当然就不只是"项强"，也可以是身体其他部位的痉、挛、强直。这种湿邪伤人，却表现为类似于风证的表现，用六气解释，就是"反兼胜已之象"。某一行太过，就会反而表现为克我的那一行的特点，这就是"反兼胜已之象"。

再从临床来看，脾胃不好，湿邪阻滞的病人，往往有一个常见症状，就是两侧肩胛骨连及肩膀有一种困重的感觉，这就是一种"痉项强"。以暑湿之邪为主要致病因素的霍乱病，也往往表现有小腿转筋。这个转筋也可以算是一种"诸痉项强，皆属于湿"。

2. 诸暴强直，皆属于风

"暴"指的是很急的意思。"暴强直"就是猝然有强直之证。这个强直就是痉病，强痉，不柔和。这是一个风象，所以是"属于风"。

这里要注意的是，虽然风证有暴卒之象，但并非所有风证都是这种急暴之证。它还是有虚有实，有外感有内生的。风气太过所生病，可能比较急，如果是风所不及之证，就会缓和很多。正如《类经》所言："风气有余，如木郁之发，善暴僵仆之类，肝邪实也。风气不足，如委和之纪，其动缓戾拘缓之类，肝气虚也。"而从治疗角度讲，外感内生，治法大异，要注意区别。外风则予解表祛风，如果是内风，就不可以再用辛温燥烈之品。正如《内经知要》中说："内风多燥，若用风剂则益燥，故有治风先治血，血行风自灭之说也。轻与疏风则益燥，且腠理开张，反招风矣。"

总的来说，这一条没有什么争议之处，文字也比较好懂，只要搞清虚实内外的问题，就可以了。

3. 诸病水液，澄澈清冷，皆属于寒

大凡人体各种吐出来的，尿出来的，上面出来的，下面出来的，总之是任何外部可见的体液，都包括在水液这两个字里面。所有这些水液，只要它的状态是"澄澈清冷"的——清指的是澄清，冷就是寒冷的，也就是说水液是清亮和冰冷的——病机都是属于寒。基本上没有例外。例如，尿频小便清长，虚寒证；小便短赤，实热证；大便稀溏或者无味，寒证；大便臭秽浊，多半就是热证。这个大规律是比较容易理解的，也是临床上判断寒热的重要依据。

这里要注意与《素问·阴阳应象大论》的"寒气生浊，热气生清"相区别。因为从文字上看，这两段条文正好是反过来的。其实并不存在矛盾。"寒气生浊，热气生清"是说阴阳寒热的生化特点，是言其常。"诸病水液，澄澈清冷"和"诸转反戾，水液浑浊，皆属于热"则是言其变。关注点不一样，所指内容也有不同。

（二）火邪病机

1. 诸痛痒疮，皆属于火

"痛""痒""疮"为什么都属于火呢？第一个，火邪灼伤脉络，所以会痛。再者，火热结滞于内，闭阻气机，也会痛。

《素问·举痛论》中有一条热痛证:"热气留于小肠,肠中痛,瘅热焦渴,则坚干不得出,故痛而闭不通矣。"就是热邪闭阻气机而引起的。《素问·举痛论》里面一共十五条痛证,里面只有一条热证,其余全都是寒。我们往往在学习完《素问·举痛论》之后,会觉得痛的主要病因是寒邪。病机十九条对这个观点做了一个十分有意义的补充:热邪也是可以引起痛的。

"痒"呢,阳气微行则痒。火邪行于肌腠,阳气得热则行,就可能形成一种阳气微行的局面,所以会痒。我们应该都有这样的生活体验,在生冻疮以后,近火取暖反而会觉得奇痒难忍,就是这个道理。

为什么说"疮"属于火呢?因为"营气不从,逆于肉里,乃生痈肿"是产生痈肿疮疡的最重要病机。营卫不行,壅塞于腠理之间,郁而化热,化腐成脓,则生痈肿。所以大多数疮都是阳热性质的。

关于这段条文,解释得最有趣的,还是刘完素的《素问玄机原病式》。

> 人近火气者,微热则痒,热甚则痛,附近则灼而为疮,皆火之用也。或痒痛如针轻刺者,犹飞迸火星灼之然也。痒者,美疾也。故火旺于夏,而万物蕃鲜荣美也。灸之以火,渍之以汤,而痒转甚者,微热之所使也;因而痒去者,热令皮肤纵缓,腠理开通,阳气得泄,热散而去故也。或夏热皮肤痒,而以冷水沃之不去者,寒能收敛,腠理闭密,阳气郁结,不能散越,怫热内作故也。痒得爬而解者,爬为火化,微则亦能令痒;甚

则痒去者，爬令皮肤辛辣，而属金化，辛能散，故金化见则火力分而解矣。(《素问玄机原病式》)

这段文字比较长，我们简要说一下。火能令阳气通行，所以微热则气微行而痒，热甚则脉流薄急而见痛证。痒者得热转甚，是微热使气微行；得热可解，是热开腠理，阳气得泄，热气得散。痒者得寒不解，是寒性收引，阳气郁结，郁而微行之故。搔抓为火，所以轻轻地抓则似微火而令人痒（想想挠痒痒）。如果用力抓，则皮肤辛辣，而属金化了。辛则能散，火气因此可以外散而解，所以反而能够止痒。这段话，纯粹从气化的角度进行解读，可谓别开生面，逻辑环节非常清晰。唯一遗憾的是，文中说"爬为火化"，又讲"爬令皮肤辛辣，而属金化"，这两点不知依据何在。

这句话在外科的临床意义尤其大。大凡疗疮初起，不痛反痒者，往往是热毒深藏，未能骤发。如果以其不痛，而不引起重视，一旦火毒发作，则病情往往急转直下，不可收拾。

比如毒热炽盛的疫疗，大略相当于皮肤炭疽。初起之时，就只是在皮肤上有小的红色斑丘疹，痒而不痛。中医学形容为"蚊迹蚤斑"，就像是被蚊子、跳蚤叮了一样。但第二天，斑丘疹的顶部就变成水疱，周围也开始肿胀、皮肤发热。接下来，组织迅速坏死，肿势散漫增剧。往往这个时候才会出现明显的发热症状，这时已经离发病有 3 ~ 4 天的时间了。所以最初的痒而不痛，恰好是说明毒热之盛。初起头小而痒，几乎是热毒疗症的共同特点，可见"诸痛痒疮，皆属于火"确非虚言。

2. 诸禁鼓栗，如丧神守，皆属于火

"禁"指的是口噤不开。"鼓栗"是腮帮子鼓起来，以及战栗发抖的意思。"如丧神守"是神昏而不能自持，神明逆乱的样子。口噤不开，兼有寒战，很容易让人想到伤于寒邪。我们在冬天如果突然碰到一个大寒潮，又没有及时穿上厚衣服，就是这个状态。《类经》说："若表里热甚而外生寒栗者，如《阴阳应象大论》所谓热极生寒、重阳必阴也。"意思是说，里热太甚了，因为热极生寒的缘故，就会在外面表现出鼓栗等寒战的症状。道理好像没错，但总觉得没有落到实处。其实不用解释得这么复杂。火邪太过，与正气交争于内，则在外之卫阳反而不足，就会表现为寒战。这在临床上是经常见到的。有一些高热的病人，如果邪气未去，正气未衰，仍然会表现为寒战。这个时候，如果根据邪气的具体情况，用汗、吐、下等祛邪之法，让邪气因势而出，则正胜邪却，病情向愈。如果正气不敌，则病情深入，或持续高热，寒战反而消失，说明阳气已经不能起而抗邪。甚至正气大伤，转而为四肢逆冷，肢冷脉微之阴证。但无论哪种情况，都说明体内火热之邪的强盛。

"如丧神守"，则以《黄帝内经素问集注》的解释最为简洁有力："火者，少阳包络之相火……如丧神守。相火甚而心神不安也。"火，内应心包络之相火，故而火邪袭人，同气相求，则入心包，扰动心神而如是。或者各种病因引起在内之心包相火妄动，亦可见此证。谢映庐《得心集医案》载有一案，可为例证：

戴琪圃室人，小产后，业已越月，忽然浑身战栗，卒倒无知，目瞪手散，半晌略醒，旋发强言，或骂或笑，或歌或哭，一日两发，驱风养血之药，投之无算，而病不少衰。延余视之，见其产后久病，犹气旺神充，因笑曰：病之情由，吾深得之。戴曰：何谓也？余曰：令正之禀，必素多肝火，前之小产，必因多进补剂，以致血得热则沸腾而下。产后身中之火未息，冲任之血未安，胞宫之秽未尽，则污瘀之血，势必从火势而冲心包，以致神魂狂乱。稍顷火降而人事清，移时火升而神机似乱矣。故病发时，浑身战栗者，正《内经》所谓诸禁鼓栗，如丧神守，皆属于火。病经两旬，若谓血虚风动，安得久病而神不衰耶？用铁落饮合当归龙荟丸，加漆渣、桃仁、花乳石，下污血一片，而神清病愈。世知药能治病，抑知药能治鬼乎？近时通弊，尤属可笑，故记之。(《得心集医案》)

某妇人小产一个多月以后，突然发病。表现为浑身发抖，甚至干脆倒地而昏不知人。过一会儿又自己起来开始胡言乱语，一会儿哭，一会儿笑，一会儿又开始唱起歌来了。每天都要发作两次。这就是一个典型的"诸禁鼓栗，如丧神守"。可能是因为有昏仆不知人的症状，医生诊断为血虚生风，用了很多祛风养血的药也没有任何效果。请谢映庐来看过以后，他发现病人虽然是小产以后得病，但看上去气血还算充足的。就判断这是小产以后，家人以为产后必虚，给病人用了太多补药。温热太过，生内火热，鼓动小产未尽之瘀血，上冲心包，而为神明之逆乱。于是用清热降气的铁落饮合上当归龙荟丸和一些活血化痰之品来治疗。这个案是一个内生火热，侵及心包的病，其表现也有周身战栗，是本条病机的一个很好的例证。其实这种病并不少，但很多可能会被当作风证来看待。因为心包之病，在手厥阴，而足厥阴为肝，通过这一层关系，很多医家就以热极生风，木火相煽来解释了。他们的治疗方法也是清热为主，但通常会加用如钩藤、羚羊角等清热息风的药，往往也是有效的。只要抓住了火热这个关键病机，大方向就没有错。如果像这则医案的医生，用养血祛风的方法，就不对了。

3. 诸逆冲上，皆属于火

火性本就炎上，起动气机上逆，则为"诸逆冲上"之证。如果是伤肺则为咳嗽，伤胃则呕吐，伤阳络则吐衄。所以说"诸逆冲上，皆属于火"。临床上根据其"冲上"的症状，判断火邪居于何处，针对性地治疗就可以了。

4. 诸躁狂越，皆属于火

这句与"诸禁鼓栗，如丧神守，皆属于火"是一样的，都是指火邪扰动神明。但病机上看，则往往以实热为主。《内经》论狂越之证，以阳热为主要病机。例如《素问·生气通天论》："阴不胜其阳，则脉流薄疾，并乃狂。"《素问·病能论》："帝曰，有病怒狂者，此病安生？岐伯曰，生于阳也。"《灵枢·热病》："热病数惊，瘛疭而狂。"像这样的条文还挺多的。这是因为狂这种情志之病，即以阳证为其特征，所谓"弃衣而走，登高而歌，或至不食数日，逾垣上屋，所上之处，皆非其素所能"（《素问·阳明脉解》）。这些都是很典型的阳热之证，所以《内经》论狂，必言其热。

5. 诸病胕肿，疼酸惊骇，皆属于火

这句话有两方面含义。首先"疼酸惊骇"里面的"惊骇"仍然是扰动神明，正如《内经知要》说"疼酸者，火在经也。惊骇者，火在脏也"。火邪扰动五脏出现惊骇，而其中以扰动心神出现这类症状最为常见。而疼和酸就是火邪在经，经络闭而为疼酸之疾。

"诸病胕肿"中的"胕"，原义指的是足背，但这里不做此解。"胕"通"浮"，指浮肿。所谓"热胜则肿"，这个肿的特点是红肿热痛，而不是水肿。也有医家认为，这种红肿往往是外科痈肿疮疡之肿。他们提出，"胕"同"腐"，特指疮疡之肿，亦可为一解，只是未免局限了一些。比如大头天行的肿，肿势迅猛，头面焮红，确系火热所伤，但疾病全程都不会出现流脓等疮疡表现，那么这种情况算不算"诸病胕肿"呢？

（三）热邪病机

1. 诸胀腹大，皆属于热

胀腹大，指的是热邪聚集于胃肠诸府，府气不降而引起的症状。简单来说就是诸承气汤证。这个可能是多数医家都认可的观点。但"诸胀腹大"是不是仅仅限于胃肠积热呢？当然不是。热邪可以侵袭三焦，何止胃肠呢？热郁胸膈，则胸满胀痛；热留下焦，则小腹、少腹作胀。还是张介宾总结得比较全面，他说："热气内盛者，在肺则胀于上，在脾胃则胀于中，在肝肾则胀于下，此以火邪所至，乃为烦满，故曰诸胀腹大，皆属于热。"更引诸六气为病的条文以例证之："如岁火太过，民病胁

支满，少阴司天，肺䐜腹大满膨膨而喘咳，少阳司天，身面胕肿腹满仰息之类，皆实热也。然岁水太过，民病腹大胫肿；岁火不及，民病胁支满胸腹大；流衍之纪，其病胀；水郁之发，善厥逆痞坚腹胀；太阳之胜，腹满食减；阳明之复，为腹胀而泄。又如《素问·五常政大论》曰：适寒凉者胀。《素问·异法方宜论》曰：脏寒生满病。《灵枢·经脉》曰：胃中寒则胀满。是皆言热不足寒有余也。仲景曰：腹满不减，减不足言，须当下之，宜与大承气汤。言实胀也。腹胀时减复如故，此为寒，当与温药。言虚胀也。"这应该是最合乎《内经》原义的解读了。不过，这段文字有点长，有点难懂。那么至少要知道"诸胀腹大"并不限于胃肠积热，其他的还可以在以后的学习中慢慢体会。

2. 诸病有声，鼓之如鼓，皆属于热

这句还是讲腹部的症状，因为人身上基本只有肚子才能出现"鼓之如鼓"的症状。"诸病有声"的意思是什么呢？并不是说肚子敲上去有"鼓之如鼓"的声音，因为这样就前后文重复了，而《内经》的原文是非常精练的。"有声"指的是腹部发出来的声音，也就是肚子里发出来的"咕噜咕噜"的声音，是指肠鸣、嗳气而言。后面的"鼓之如鼓"指的是敲上去空空作响，形如鼓音。这些症状都是气滞而热导致的，说到底还是有腑气不利。而其原因则是热邪积于其中，可以是有形之热，也可以是无形之热。

3. 诸转反戾，水液浑浊，皆属于热

这句与前面所讲的"诸病水液，澄澈清冷，皆属于寒"是相对的。其中，"水液浑浊"与"澄澈清冷"是比较好理解的一对，分别是指人体的各种体液和分泌物浑浊或清稀澄冷的状态。"诸转反戾"是什么意思呢？"反"指的是身体反转过来。"戾"从字形上看，是户下之犬。户，就是门，门底下有个洞口。狗从门底下钻过去，是以身体反折过来的姿势钻过去的。所以，"戾"是指角弓反张的症状。"转反戾"，都是热邪灼伤津液，筋脉失养导致的，所以说"诸转反戾，皆属于热"。"水液浑浊"比较简单，就不再赘述了。

4. 诸呕吐酸，暴注下迫，皆属于热

"诸呕吐酸，暴注下迫"都是腑热之证。热邪在胃则为呕、吐、酸诸症，热邪在肠则为暴注下迫。我们以腹泻为例，来看寒热二气致病的不同。前面讲过"诸病水液，澄澈清冷，皆属于寒"。同样是泄泻，泻出大量清稀如水，无臭，或者略带腥味的大便，是寒泄；如果大便泻出如水，但是秽臭、浑浊，甚至伴有肛门灼热，这就是热迫大肠了。"暴注"是说明泻下之急迫，就好像向外喷射一样，泻势非常迅猛。阳热主动，这种急迫泻下正是热泻的特点。寒从水化，因寒而泻者，往往也会泻下如水，但不会这么急迫，也不会如此臭秽难闻。

第十三讲 五脏病机

肝藏血，血舍魂，肝气虚则恐，实则怒。脾藏营，营舍意，脾气虚则四肢不用，五脏不安，实则腹胀经溲不利。心藏脉，脉舍神，心气虚则悲，实则笑不休。肺藏气，气舍魄，肺气虚则鼻塞不利少气，实则喘喝胸盈仰息。肾藏精，精舍志，肾气虚则厥，实则胀，五脏不安。必审五脏之病形，以知其气之虚实，谨而调之也。（《灵枢·本神》）

首先有几个需要校勘的地方："经溲不利"改成"泾溲不利"；"鼻塞不利"改成"鼻息不利"；"谨而调之"则应该反过来变成"而谨调之"，即"以知其气之虚实，而谨调之也"。

一、五脏所藏之精和所舍之神

首先，这段原文的重点在于五脏所藏之精，与所舍之神。这五句话非常重要。

"肝藏血""肾藏精"，我们已经非常熟悉了，与之相对应的"脾藏营""心藏脉""肺藏气"可能知道的少一点。营、血、脉、气、精是五脏所藏之精，五脏藏这些精的意义，是能够使五脏舍神。以肝为例：肝藏血，而血能舍魂。肝藏魂的原理是肝藏血，血能舍魂。其临床意义是，如果肝不藏魂、魂不守舍，治疗从肝血入手就可以了。肝血虚就补血，肝经血热就清肝凉血，总之就得从肝血中找办法。

"脾藏营，营舍意。"如果脾藏意的功能失常了，我们就会去找营血的问题，脾不藏营嘛！而"意"的问题是什么呢？"心有所忆谓之意"，意的问题主要表现在对过去事实的记忆上。病人可能表现有一直纠结在某一个已经过去的问题上，不能确定事实。就像我们现在说的"强迫症"，总是觉得自己没做好，要再回去看一遍。这种情况下，我们就可以从脾来论治。

同理可得，心不藏神，就从脉论治；肺不藏魄，就以气论治，以此类推。

比方说"肾藏精，精舍志"。志舍于精，肾精不足的人在决断力、判断力上是比较差的。若给予补肾填精之法，他的症状就会好一些。比如我的一个病人，以阳痿就诊，细节就不具体描述了。反正所有的问诊结束了之后，我发现他从头到尾都没有抬头看过我一眼，这就是一副"短志"的样子。所以，我在辨证的基础上增加了两味药，熟地黄与远志。熟地黄填精，远志以强志。最后这个病人是痊愈了。至于是否和我增加的这两味药有关系，从逻辑上来讲很难判断。但从医理上来讲，我加的这两味药就是从"肾藏精，精舍志"来的。

二、五脏的虚实病证举例

五脏的虚实病机讲到五脏所藏之精与所舍之神之后，分别进行了举例。从一方面来说，这是举例，而从另一方面来说，是对五脏虚实病机的特点所做的一个诠释。例如"肝气虚则恐，实则怒"。那为什么肝气虚则恐呢？这有两种解法，其中较为直接的解法是，因为肝之志为怒，肝气虚则不能勃然而怒，故容易恐惧。另一种则是，肝为肾之子，肝气虚则母气助之，而肾之志为恐，故而肝气虚则恐。我个人比较倾向于第一种解法。不能勃然而怒之时，必然有所退缩，这种退缩就是恐。有人认为，不要生气，要控制情绪。但我个人是反对这样的意见的，七情都有用武之地，只要在可控范围内就可以。况且对于情志的调节，不应当是控制而应是调节，也就是说，并非不让病人生气，而是让他根本不想生气。在临床中，我们也有类似的案例。比如一个病人来就诊，非常紧张。我们知道他的病是由于各种紧张的情绪所导致的，但也不能对病人说"这就是紧张引起来的，你不用吃药了，回家去吧"。如果他能自我调节，也不会来找医生看病了。这个时候，我们要摆事实、讲道理，疏达其情志。同时，很重要的一点，还要调其气血来帮助他解决问题，而不是说仅凭病人本身去强行控制情绪。

要知道，人之七情，生于五脏气化。《素问·阴阳应象大论》曰："人有五脏化五气，以生喜怒悲忧恐。"故而七情亦名之七气。其气上者，则为怒；其气下者，则为恐；其气出而缓者则为喜，其气入而急者则为悲。这段条文在讲情志变化方面，其实是以主升的肝，和主散的心，这两脏为例来说的。肝气性升，故能主怒，然肝气不足，则气不能升而反降，故恐；肝气太过，则气升太过而不降，故怒。此即"肝藏血，血舍魂，肝气虚则恐，实则怒"的病机所在。而此处所谓肝气，系指五脏之气而言，非气血之气。《素问·调经论》曰："血有余则怒，不足则恐。"可见，此处肝气虚应当主要是指肝血虚而言。即如张志聪所云："盖肝藏之神魂不足。故意恐惧也。"同理，心气主散，故能主喜。心气不足，则气不能散，反而内敛，则为悲忧；心气太过，则气机涣散，则喜笑不休。

　　具体到"肝气虚则恐"，我们对于恐的认识也要仔细辨析一下。一般所说的恐，都以为要有两股战战、心中怵惕等表现。其实不一定。人之焦虑，多由惊恐而生。《精神障碍诊断与统计手册》（DSM-V）中的焦虑疾病，就包括恐惧和焦虑两种情况。对心理学感兴趣的同学可以去查一下，几乎所有医学心理学的著作都会对惊恐、焦虑等心理学名词做清晰明白的解释。简单地说，心理学对于已经发生的威胁的心理反应称为恐惧，而对将要发生的威胁之恐惧心理，即是焦虑。照此理解，那么当今社会的各种焦虑可能都与恐惧有关。肝血不足，则易生恐惧，表现为病人对外界自然和社会环境的处理能力下降，更容易出现情绪波动，甚至焦虑、易怒、烦躁等症状。这正是"勇者气行则已，怯者则著而为病"在情绪适应能力方面的例证。这种情况下，一味疏肝是不可取的，要充分考虑到"肝气虚则恐"的可能性，观其脉证，是否有血虚之象，而以养血疏肝之法治之。引用一则我本人的医案来看看"肝气虚则恐"。

某男，28岁，因"入冬则勃起困难三年"求医。两年前曾在我处求医治疗，中药治疗半年左右，能完成同房，后来因经济问题自行停药。今入冬后复见此症。自觉勃起与气温有关，天愈寒则勃起愈差。工作亦颇烦心，若同房失败则益烦躁。现有晨勃，硬度约为2度，欲同房时则不能勃起。易紧张，易心悸，素如是。今年尤甚，且易发怒。脉沉细，舌淡嫩，苔薄白。诊断为血虚肝郁之阳痿病，予养血疏肝之法。并结合针刺治疗，补血海、足三里、神门，脐针。

当归20g，炒白芍12g，阿胶珠9g，枸杞子20g，菟丝子20g，柴胡5g，川芎6g，熟地黄30g，蜜甘草6g。7剂。

一周后复诊，诉同房两次，硬度可，可达4度。同房时间可达5分钟。脉沉细，舌淡略青而嫩，苔薄白。上方略做加减，再进7剂。

当归30g，炒白芍12g，阿胶珠9g，枸杞子20g，菟丝子30g，川芎6g，熟地黄30g，蜜甘草6g。7剂。

2周后因落枕而求针灸治疗，诉房室甚佳，并补诉素来恐惧房室，如今则全然不惧。

本患者发生勃起困难已有三年，每入冬则发病。经曰"阴胜则身寒……能夏不能冬"，加之以阳痿不举为主证，舌淡嫩而脉沉细，或以为肾阳不足之证，当温肾壮阳为治。然其人颇烦心，易紧张而怒，易心悸。实乃血虚不养，肝不能疏，郁结为病。这就是上文所说的"肝藏血，血舍魂，肝气虚则恐"。

患者初诊所诉诸症，并没有惊恐的见证，为什么说这是一个"肝气虚则恐"的病机呢？患者自幼即易紧张而怒，易心悸，此即是血虚之明证。五脏与血之关系最密切者，无非心肝。心主血，肝藏血，若血虚则心失所养而悸，肝失所柔则郁怒，表现为紧张易怒。再者，患者每次同房失败时即倍感烦躁，其标证似为肝经郁火，其实不过是恐于再次失败而已。舌淡嫩，脉沉细正是血虚之象。故当以养血疏肝治之。患者自幼血虚，体质如是，当以重剂投之。故重用熟地黄为君，大补肝肾精血，取乙癸同源之意；臣以当归、白芍养肝血以治其本，尤嫌力之不足，再加阿胶血肉有情之品加强填补精血之功，佐以枸杞子、菟丝子平补肝肾精血，更有起阳之用。稍佐柴胡、川芎疏通肝经气血，毕竟血足则肝自能疏，无须重用疏解之剂。炙甘草调和诸药，共奏养血疏肝之功。针补血海、神门以养肝、心二经。脾化水谷以生气血，故补足三里以健脾胃，生气血。加减治疗两周，果获良效。而后来补诉惊恐症状也完全消失了。然而肝血不能速生，所以复诊时，在原方基础上再加重养血之力，减疏泄之品，冀其缓缓见功。应该说，这是一个很典型的通过治疗气血而调畅情志的例子。毕竟情志由气血而生，我们怎么可以只看到情志，而不看到它背后的气血变化呢？

"脾气虚则四肢不用，五脏不安"，其原因是什么呢？大家看《内经》辨证体系中，凡是脾病就容易出现四肢不用。其原因是因为脾主肉，肉不能荣则四肢自不举，不用就是抬不起来；脾主升清，清阳实四肢，清阳不升而四肢不养。五脏不安，是因为五脏皆受脾气所化生的气血之濡养，而脾气虚则气血不能濡养五脏，故而四肢不用、五脏不安。那么从这个条文中，我们可以看到补土派存在的意义。尤其是在江浙地区，对脾胃是非常重视的。基本上稍微懂些中医的人士在谈起脾胃之时，都会很慎重地说，临床上一定要重视脾胃，就是这个原因——脾气虚不仅可以四肢不用，还能导致五脏不安。脾之化生津液，化生水谷精微荣养四肢百骸、五脏六腑的作用，对于人的身体健康是非常重要的。

我这里讲一个题外话。在江浙一带，对脾胃特别重视的另一个原因是，江浙地区地处东方，东方属木而木克土，所以江浙地区人的脾胃就特别弱。我记得有一次开会出差，整个浙江省有一百多个医生，在宁夏开会。会议期间的饮食总是以羊肉为主。到了第三天，大多数医生就受不了了。因为他们的脾胃非常柔弱，运化不了，无法承受这样的饮食习惯。这与地域有着密切的关系。但是因为我没有长期在这样的地区当医生，所以我没法肯定地说这个推论一定是正确的。

"实则腹胀，泾溲不利。"腹为脾之外应。脾气实，那么外应于腹，就会出现腹胀。"泾溲不利"就是小便不利。脾的功能异常，就不能运化水液，小便则会出现相应的改变。看到这个条文，就再次明确了一个观点，在遇到任何排尿症状的时候，我们都要想到脾的可能性。"中气不足，溲便为之变"是虚证，而这里"脾气实则腹胀，泾溲不利"是实证。可见无论虚实，脾的病变都会导致二便的变化。

"肺气虚则鼻息利，少气。"肺主气，开窍于鼻。肺气虚而气不足，故见少气。其并无邪实，所以强调鼻息利，以与外邪束肺之鼻塞、咳喘相鉴别。这么解释当然是合乎医理的。不过这是针对校勘以后的条文，如果没有校勘，那就是"肺气虚则鼻塞不利"。就我个人的经验来看，未校勘的原文可能更切合临床所见。很多病人来看其他疾病的时候，诊到右寸脉弱的，问一下有没有鼻塞的症状，往往十有八九中。右寸候肺，右寸弱主肺虚，这算是个比较直接的临床验证。

肺主气，肺气实则逆而不能降，故发生喘证。可以有两个治疗思路，第一是找到肺气实的原因并且消除它；第二是帮助肺气肃降，可以用紫苏子、杏仁之类的药。但不能只用这些肃肺降气药。因为肺气不能肃降，一定有其原因所在，所以找到病因尤为重要。那么有哪些原因可以导致肺气不降呢？大家可以思考一下。

"肾气虚则厥，实则胀。"肾气虚则阳气不温四末，则为厥，这就是四逆汤证。"实则胀"的胀是发生于哪个部位的？因为肾居下焦，我们可能会理解为下腹胀。但其实并非如此。多数注家将"肾气……实则胀"与腹胀、泄泻联系起来，这是因为在《素问·调经论》有"志有余则腹胀飧泄，不足则厥"的条文。《黄帝内经灵枢集注》曰："肾者，胃之关也。故实则关门不利而为胀矣。"另一方面，寒气通于肾，肾气实则必阴寒太甚而水液停潴，出现身体各个部位的水肿，这也是"实则胀"。

三、五脏病的诊治原则

我们前面讲到脾气虚则五脏不安，也讲到五脏的虚实病证都可以称为五脏不安。怎么治疗呢？"必审五脏之病形"，必须了解它的临床表现，这指的是诊法，望闻问切、四诊合参。我们要知道病人有四肢不用，有腹胀，有悲，有笑不休这些临床表现，这是第一步。在获得了临床表现之后，可以达到什么目的呢？这就正是关键所在，"以知其气之虚实"。要明辨脏腑之气的变化，也要搞清六气主客的变化，这就需要搞清楚患者整体的阴阳气血状态，来龙去脉。这样就能够"审察病机，无失气宜"，"以知其气之虚实"。然后才具备"而谨调之"的条件，根据患者的情况"虚则补之，实则泄之"，将其调整至应有状态。所以，辨证就是辨病机，辨病机就是辨气，既要辨脏腑之气，也要辨五运六气。当然，就本段条文的原意来说，重点还是在脏腑之气上。

四、五脏的虚实表现

肝病者，两胁下痛引少腹，令人善怒。虚则目𥅆𥅆无所见，耳无所闻，善恐，如人将捕之。取其经，厥阴与少阳，气逆则头痛。耳聋不聪、颊肿、取血者。

心病者，胸中痛，胁支满，胁下痛，膺背肩胛间痛，两臂内痛。虚则胸腹大，胁下与腰相引而痛。取其经，少阴太阳，舌下血者；其变病刺郄中血者。

脾病者，身重，善肌肉痿，足不收，行善瘈，脚下痛。虚则腹满，肠鸣飧泄，食不化。取其经太阴、阳明、少阴血者。

肺病者，喘咳逆气，肩背痛，汗出，尻阴股膝髀腨胻足皆痛。虚则少气，不能报息，耳聋嗌干。取其经，太阴足太阳之外，厥阴内血者。

肾病者，腹大、胫肿、喘咳身重，寝汗出、憎风。虚则

胸中痛，大腹、小腹痛，清厥意不乐。取其经少阴太阳血者。（《素问·脏气法时论》）

这段文字有两个地方需要校勘。一个是"善肌肉痿"，应当根据《针灸甲乙经》校成"善饥，肌肉痿"。第二个是"寝汗出"，应当是"寖汗出"。这是根据《新校正》改的，主要是"寖汗"在医理上更合经意一些。寝汗，就是睡着了出汗，这并不是肾实证的典型表现。而"寖"，同"浸"。浸汗，就是出汗很多的意思。邪气伤肾之阴寒内证，可以表现为多汗。所以，校成"寖汗"更好一些。

这段条文主要是论述了五脏常见的虚实病证及其针刺法。我们在《灵枢·本神》的条文中已经了解了一些五脏虚实的病证表现。但是那段条文以五脏气机虚实变化及相应神志变化为主要内容。《素问·脏气法时论》这段条文重点则在于五脏虚实功能变化和相应经络所过产生的相关病证，并且提出了针刺治疗的基本原则。

在《内经》里对五脏虚实病变表现的论述，主要集中有本脏功能失调，包括主体功能失调和气化失常；本脏经脉受累；本脏相关的脏腑经脉病变这三大方面。与我们今天讲脏腑辨证时，几乎将所有关注点都放在五脏主体功能失常上是大有区别的。我们可以先逐脏学习本段条文，然后结合《灵枢·本神》的那段"肝藏血，血舍魂……"来看看《内经》所述的五脏虚实变化，和我们现在的一般认识有何异同。

先来看肝。"肝病者，两胁下痛引少腹，令人善怒。虚则目眊眊无所见，耳无所闻，善恐，如人将捕之"。这里所谓的"肝病"，实际上是指肝实，后面的四脏皆同此类。肝实之证会有什么表现呢？肝经过少腹及胁肋，会出现"两胁下痛引少腹"。胁下不适，是肝经病变，尤其是实证的标志性症状。例如《素问·玉机真脏论》："病名曰肝痹，一名曰厥，胁痛出食。"《素问·标本病传论》："肝病头目眩胁肢满。"《灵枢·本脏》："肝小则脏安，无胁下之病；肝大则逼胃迫咽，迫咽则苦膈中，且胁下痛。肝高则上支贲，切胁悗，为息贲；肝下则逼胃，胁下空，胁下空则易受邪。"无论肝小、肝大、肝高、肝下，皆有胁部的相应表现。这样的条文还有很多，数一数，大概可以有20多条。这说明《内经》确实将胁肋的各种不适作为肝病的重要特征。而其根据，当然主要是与经脉循行有关。

肝志为怒，怒则气上，气升则怒。肝气实则升之太过，故见善怒。肝开窍于目，肝气虚则目无所养，故而两目昏花而视物茫茫。张介宾注曰："目为肝之窍，肝脉上入颃颡，连目系，肝与胆为表里，胆脉从耳后入耳中，故气虚则目无所见，耳无所闻也。肝虚则胆虚，故气怯而善恐。"从经脉循行角度对肝虚则目无所见，耳无所闻，善恐等加以解释，当然是很好的。"眊眊"，就是看东西不清楚。"善恐，如人将捕之"，"捕"是指逮捕，肝气虚就会出现容易惊恐，好像有人要抓他似的。为什么肝虚则易恐，《灵枢·本神》中的条文里已经详细讨论过了。

如何治疗呢？"取其厥阴与少阳。"张介宾注曰"取厥阴以治肝，取少阳以治胆"，大略如是。如果是实证，还可以用刺血，也就是针刺放血的方法来治疗。这就是"气逆则头痛耳聋不聪颊肿，取血者"的意思。刺哪儿的血呢？还是张介宾的注：
"当取其经血盛之处，随其左右，有则刺而泻之。"因为是泻实，
所以选在相应经脉的血盛之处以刺血。

接下来"心病者"也是一样，"心病"就是"心实"。整个
这一段条文的特点是以脏概腑。就是在讲脏病的时候，也讲了
相表里的腑病症状。这个在道理上当然非常好懂，既然脏腑互
为表里，那在发病时当然相互影响，而脏腑体系本来就是以五
脏为核心的，所以能够以脏概腑。心气实，则在手少阴心经和
手厥阴心包经所过之处出现相应的症状。火热之气通于心，心
实必是火邪犯之。手少阴心经，从心系却上肺，下出腋下，由
臂内侧下缘前行至掌后锐骨。手厥阴心包经，其支者，循胸出
胁，下腋三寸，上抵腋下，循臑内。"诸痛痒疮，皆属于火"，
"诸胀腹大，皆属于热"。心实可见"胸中痛、胁支满，胁下痛，
膺背肩胛间痛，两臂内痛"。这些症状都是心经和心包经所过之
处的火、热症状。肩胛这个位置有点例外，心病而肩胛痛，是
因为心与小肠相表里，小肠经是过肩胛的。

"心虚"的症状也主要与经脉循行有关。"胁下与腰相引而
痛"，是因为心包经循胸出胁，下腋三寸，上抵腋下。"虚则胸
腹大"的原因，各家解释有所不同。大略有两种思路：一是从
小肠解，小肠居于腹中，心虚则小肠亦郁而不解，故为病胀。
二是从阳虚解。心为阳中之太阳，心虚则阳虚，阳虚而气郁不
行，故为胸腹胀大。持第二种意见以张介宾为主，按他的解释，
不只胸腹大是阳虚引起的，腰胁相引而痛也是因为虚不能养引
起的，只不过是血虚。这也好理解，心主血嘛。不过，按这种

解释，应当不太会同时出现胸腹和腰胁相引而痛了。

其治疗也是取心经、心包经表里二经，所以说"取其经少阴、太阳"。除此之外，因为心开窍于舌，所以取"舌下血"。正如《类经》所注："心主舌，故取舌下血以泻其实。""其变病"，是指心病而不属于上述诸症的，就刺手少阴心经的郄穴，以泻其邪。这些刺血的方法，应该主要还是针对实证的。

湿气通于脾，脾实则多伤于湿，所以脾实则身重。脾主运化水谷，脾实而有热，则能消谷，水谷入胃，就马上被消磨运化了，所以善饥。但是实热之邪并不能运化水谷，所以虽然善饥多食，却不能生气血。气血不养肌肉，清阳不实四肢，则足不收，行善瘈，脚下痛。肢体痿废不用的最重要原因之一就是热邪灼伤，这在《素问·痿论》里是被反复提及的。脾之外应在大腹，所以脾虚则见腹满。脾阳虚不化，则虚寒内生，水饮内停，走于胃肠之间，而见"肠鸣飧泄，食不化"。治疗还是按照前两脏的规律，取太阴脾经和与其相表里的阳明胃经。特殊之处，是多了一个少阴经。这里的少阴经应该指足少阴肾经。因为脾病则水不化，肾主水，所以取少阴之血，以泄寒水之实。

肺主气，肺气实则气上逆，所以会有"喘咳逆气"。肺与大肠相表里，大肠经过肩背，所以肺实则肩背痛。肺合皮毛，肺病则皮毛腠理开泄失常，而为汗出。肺气虚则不能主呼吸，所以"少气，不能报息"。"不能报息"就是呼吸气短而不能接续的意思。这些症状都比较好解释。"尻阴股膝髀腨胻足皆痛"就有点不好理解了。多数注家认为这是由于肾经循行于这些位置，肺肾有金水相生的关系，肺病则母病及子，故而肾经所过之处出现这些疼痛症状。那么肺虚则"耳聋嗌干"又做何解释呢？还是与经络循行有关系。手太阴肺经之络会于耳中，所以"耳聋"；手太阴之正循喉咙，所以"嗌干"。

其治疗与前三脏有所不同。除了取手太阴肺之本经外，并没有取与之相表里的阳明大肠经，而取"足太阳之外，厥阴内"。"外"是指前面，足太阳之外，就是在足太阳膀胱经再前面的位置。"内"是指后面，足厥阴之内就是厥阴肝经后面的位置，大约就是足少阴肾经所过之处了。前面"尻阴股膝髀腨胻足皆痛"也与肾经有关，在治疗上也有所体现。

肾主水，肾病则以寒水太过为特点。水停于腹，则腹大；水流于下，则胫肿；水射于肺，则喘咳；水积于四肢，则身重。王冰认为肾主骨，"骨不用则身重"，这个也有道理，也是后世医家引用较多的观点。寖汗出，是多汗之意。寒水既盛，上攻心肺，心阳受伤，心液出而为汗，所以有多汗之症。张介宾引《素问·脉要精微论》之"阴气有余为多汗身寒"做解，以经解经，也很有助于理解。既然汗出，那肯定是处于腠理开泄的状态，故而恶风。"憎风"就是恶风的意思。

足少阴肾经从肺出络心，注于胸中，所以肾虚则"胸中痛"。肾虚则内寒，况且肾经"其直者，从肾上贯肝膈，入肺中"，正是由小腹而行，经上腹至肺中。所以肾虚还会有"大腹小腹痛"，这也是阴寒内盛的表现。清，是冷的意思；厥，就是四肢厥逆。清、厥都是阳虚内寒的典型症状，更是肾阳虚的常见症状。

"意不乐"是什么原因呢？《黄帝内经素问直解》说："心

有所忆谓之意,心肾不和,故意不乐。"《类经》则从王冰之注,认为"肾之神为志,惟志不足,故意有不乐也"。这两种解释都不错。我们还可以从阳虚的角度来解读。这里的肾虚,主要是指肾阳虚,前面的若干症状如"大腹小腹痛,清、厥"等都已经充分说明了这一点。阳气不足,则必然失于振奋,而表现为郁郁不乐的样子。